Instrumentensiebe
Operationsabläufe

Manfred Wenzel (Hrsg.)

Instrumentensiebe Operationsabläufe

Chirurgische Instrumente
Zusammensetzung der Siebe
Narkose
Lagerung
Abdeckung
Technik

*Biblio*med

CIP-Titelaufnahme der Deutschen Bibliothek

Instrumentensiebe, Operationsabläufe: chirurgische Instrumente, Zusammenstellung der Siebe, Narkose, Lagerung, Abdeckung, Technik / hrsg. von Manfred Wenzel. – Melsungen: Bibliomed, Med. Verl.-Ges., 1989
ISBN 3-921958-56-3
NE: Wenzel, Manfred [Hrsg.]

Hinweis des Verlags

Die in den Siebzusammenstellungen angegebenen Stückzahlen sind keinesfalls verbindlich. Sie können von Haus zu Haus variieren, in Abhängigkeit von der personellen Ausstattung und den Sonderwünschen der Chirurgen.
Auch werden vielerorts die Siebe nach dem Grundsatz zusammengestellt, daß Pinzetten, Klemmen (und Scheren) stets in geradzahligen Stückzahlen in die Siebe gepackt werden müssen. Das ist in der vorliegenden Aufstellung nicht immer der Fall.

Anschrift des Herausgebers:
Dr. med. Manfred Wenzel, Chirurg; Krankenhaus Zehlendorf – Bereich Behring, Gimpelsteig 3 – 5, 1000 Berlin 37

Printed in Germany by VolkeDruck – Helmut Volke –, Baunatal

ISBN 3-921958-56-3

Vorwort

Chirurgische Instrumente haben meist allgemeingültige Bezeichnungen, Operationssiebe werden in jedem Hause etwas unterschiedlich angeordnet, Operationsabläufe variieren nicht selten von Tisch zu Tisch.

In Kenntnis solcher leicht chaotischen Verhältnisse haben wir trotzdem gewagt, Übersichten und Anhaltspunkte zu geben. Wir sind uns klar, daß damit keine absolute Einheitlichkeit herstellbar ist, individuelle Abweichungen immer sein werden und sollen.

Wir wollen Lehrenden, Lernenden und Praktizierenden helfen, durch Vermittlung von Erfahrungen aus langjähriger eigener Tätigkeit. Sollten für den Leser und auch für uns daraus Anregungen zu Ergänzungen und Verbesserungen oder Vereinfachungen entstehen, würde uns das ganz besonders freuen.

Ich bedanke mich bei allen beteiligten Operationsschwestern, Kollegen und Fotografen, die – oft unter erheblichem Termindruck – zum Gelingen des Werkes beigetragen haben. Mein besonderer Dank gilt Frau Helga Weckwerth, die aus ihrer langjährigen Erfahrung als OP-Schwester die Zusammenstellung vieler der in diesem Buch vorgestellten Siebe vorgenommen hat, für ihr vielseitiges Engagement.

Berlin, im Herbst 1988   Manfred Wenzel

Inhaltsverzeichnis

Traumatologie 171

H. Weckwerth, Dr. Th. Stangel

Orthopädie 183

G. Metzner, Dr. M. Walden

Handchirurgie 201

H. Weckwerth, Dr. G. Köster

Allgemeinchirurgie – Darstellung chirurgischer Instrumente

Von Dr. Manfred Wenzel

Fotos: Christiane Wagner

Klemmen und Zangen

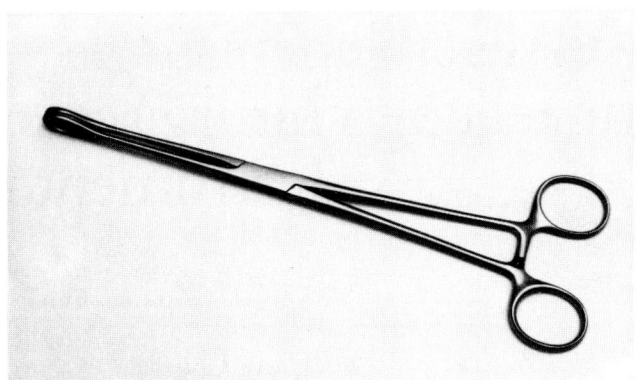

1

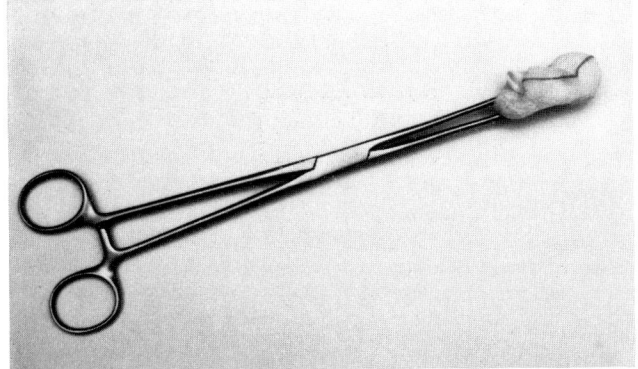

2

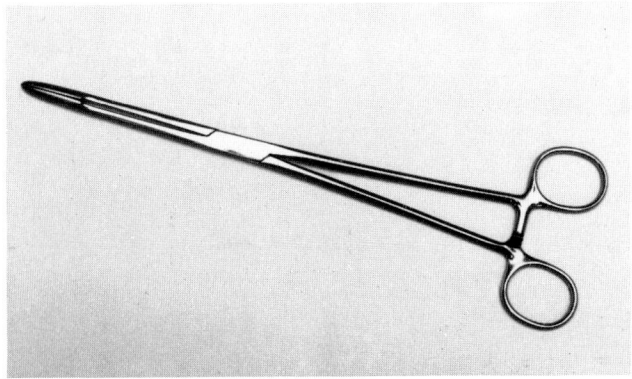

3

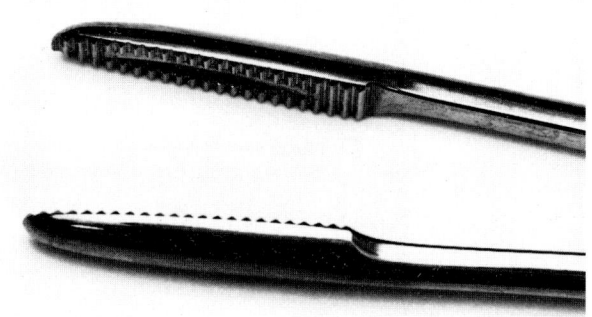

4

1	Klemme nach Krause
2	Tupferstiel
3	Kornzange
4	Kornzange, Detail

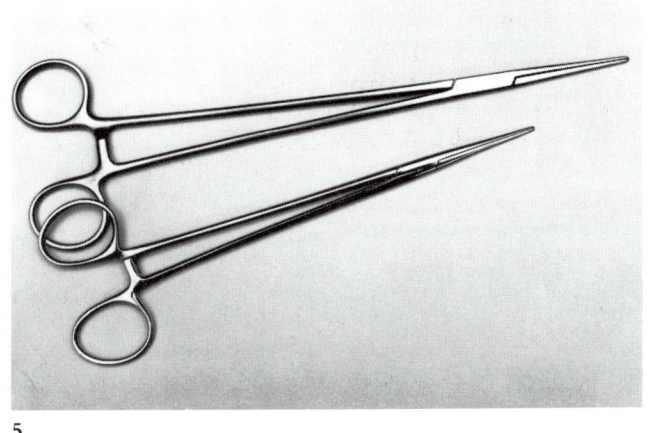

5

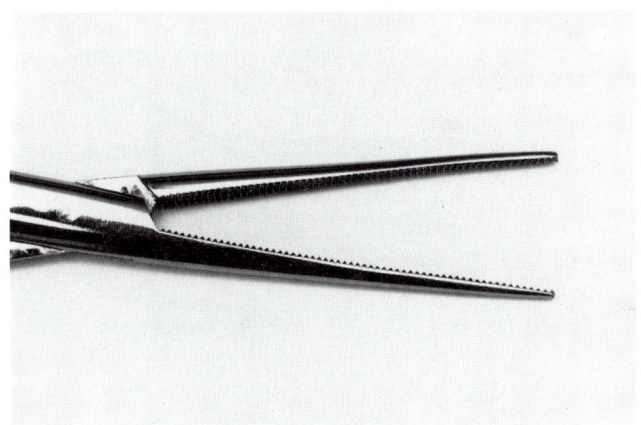

6

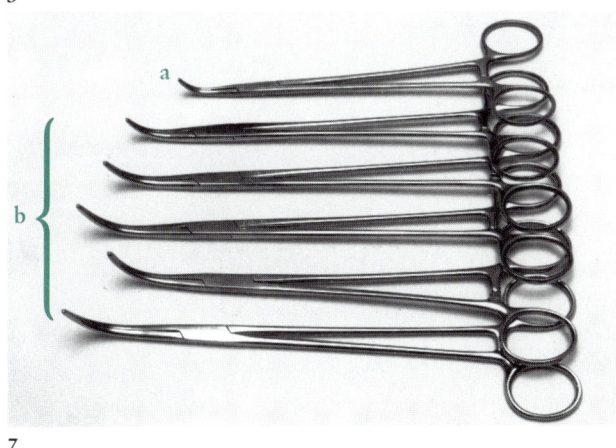

7

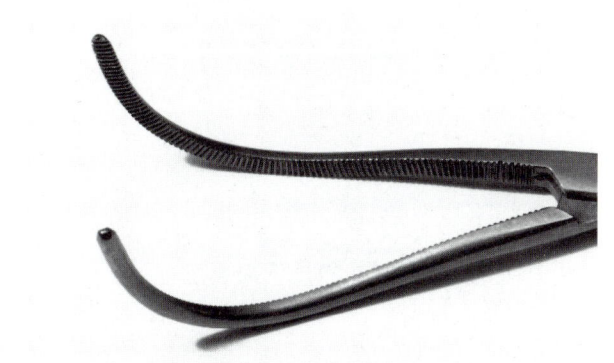

8

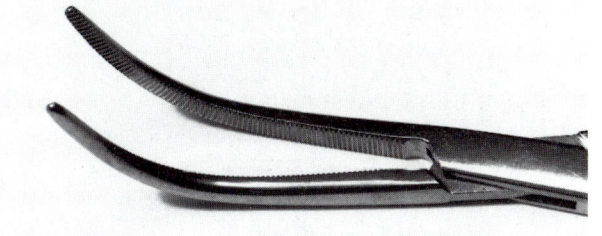

9

5	Lange Mosquitoklemmen nach Halstead
6	Mosquitoklemme, Detail
7	a) Baby-Mixter
	b) Overholts nach Geissendörfer
8	Overholt, Detail
9	Overholt, nach Geissendörfer, Detail

13

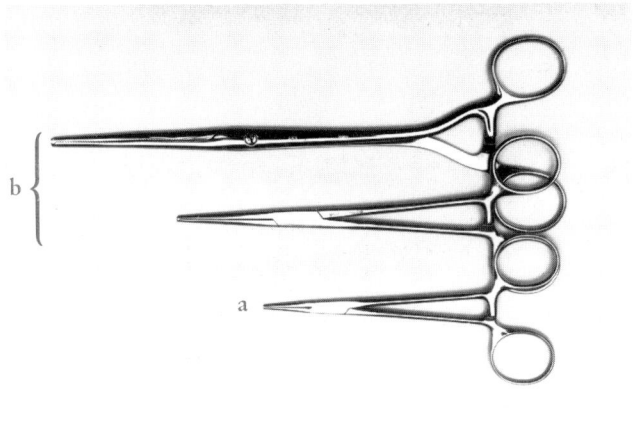

b {

a

10

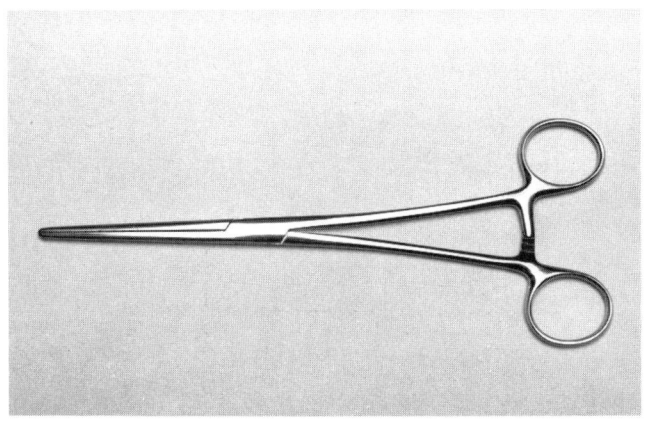

12

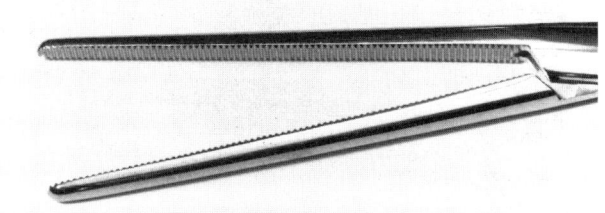

13

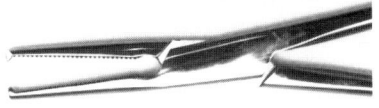

11

10	Mosquitoklemmen scharf
	a) Klemme n. Halstead
	b) Klemme n. Kocher
11	Klemmen nach Kocher, Detail
12	Klemme nach Pean
13	Klemme nach Pean, Detail
14	Klemmen nach Pean

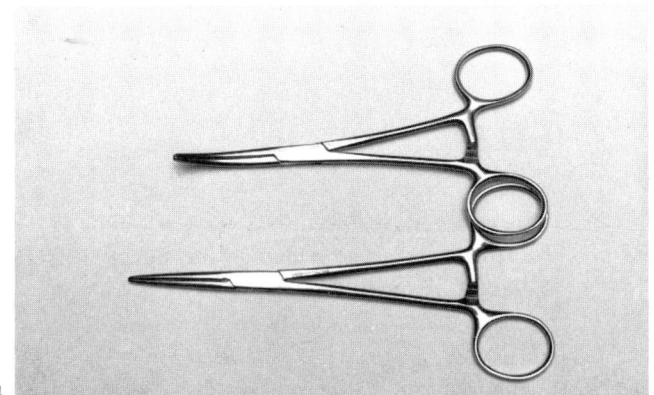

14

14

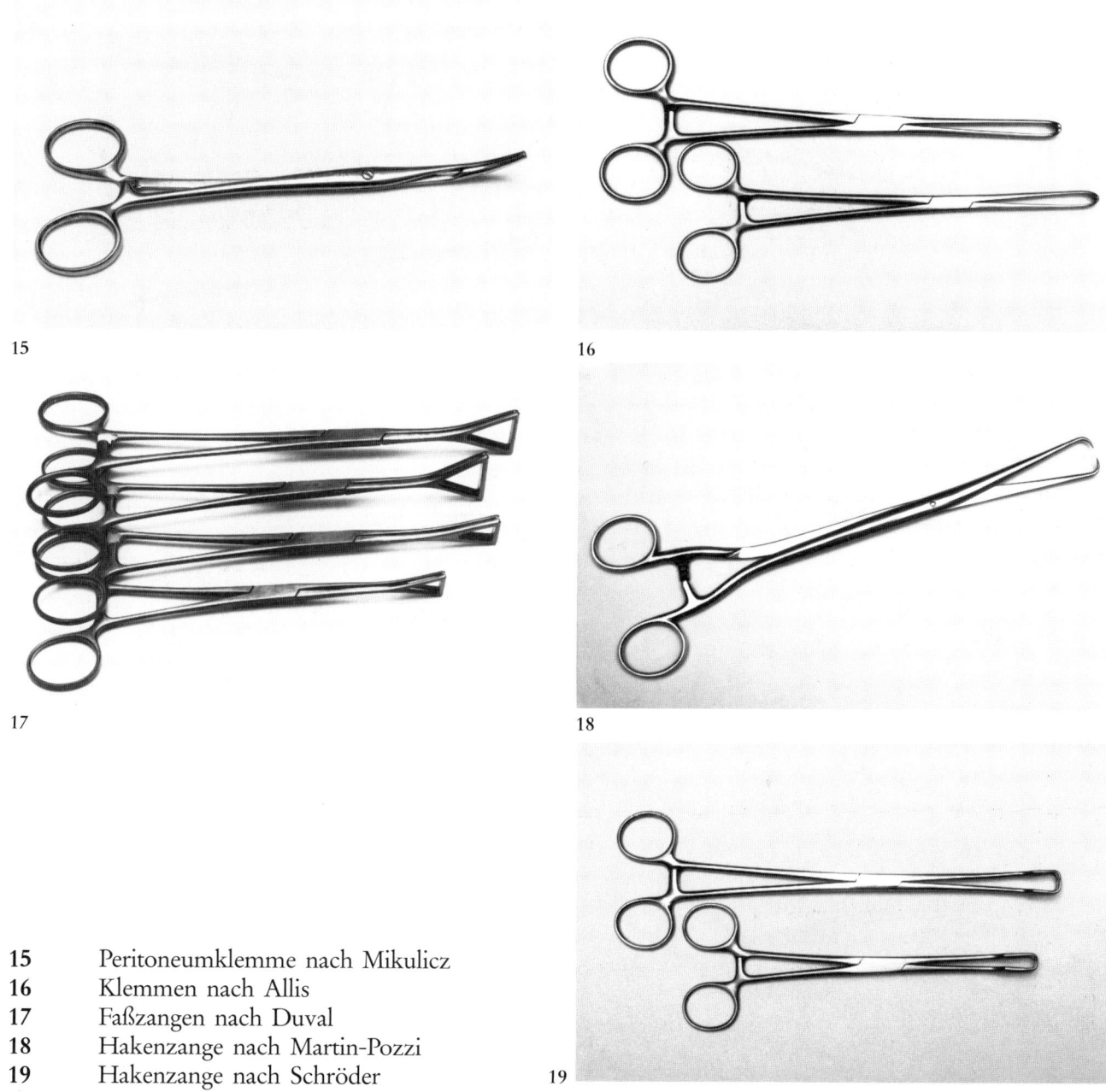

15   Peritoneumklemme nach Mikulicz
16   Klemmen nach Allis
17   Faßzangen nach Duval
18   Hakenzange nach Martin-Pozzi
19   Hakenzange nach Schröder

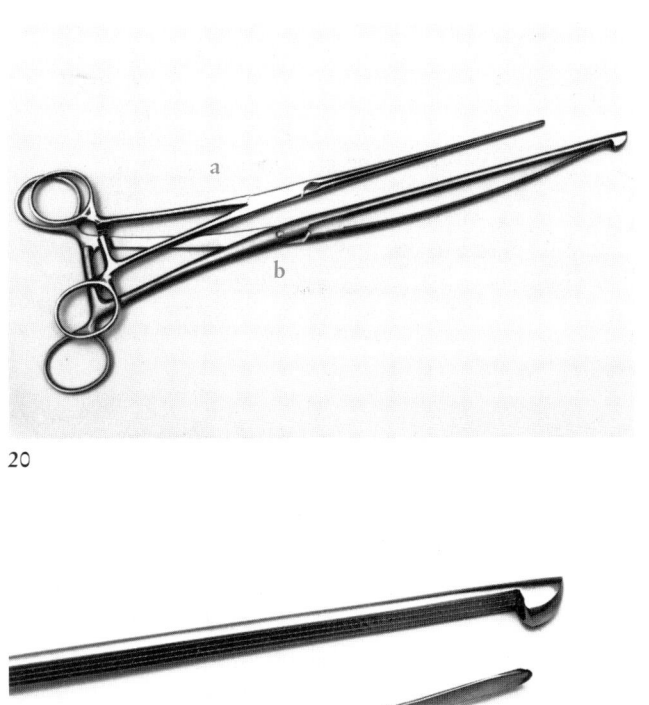

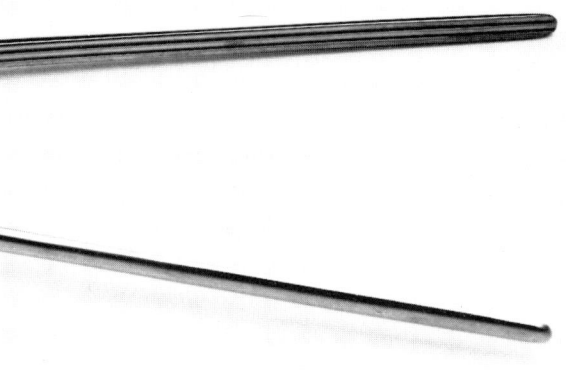

20

21

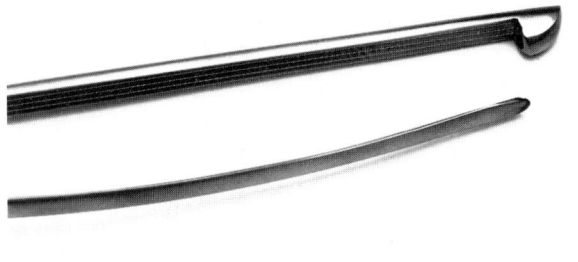

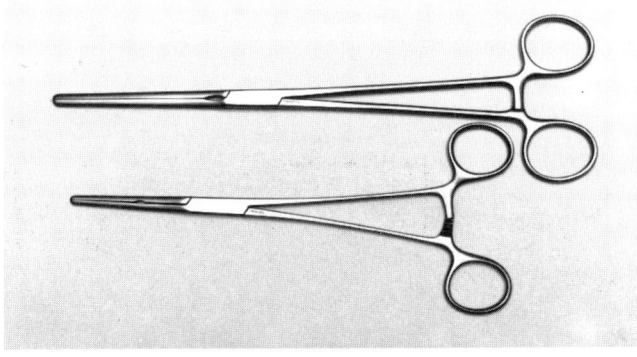

22

23
24

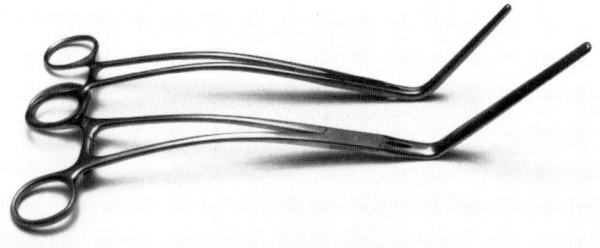

20	Darmklemmen a) nach Kocher, b) nach Nußbaum
21	Darmklemme nach Kocher, Detail
22	Darmklemme nach Nußbaum, Detail
23	Klemmen nach De Bakey
24	Atraumatische Gefäßklemmen mit Zahnung nach De Bakey

16

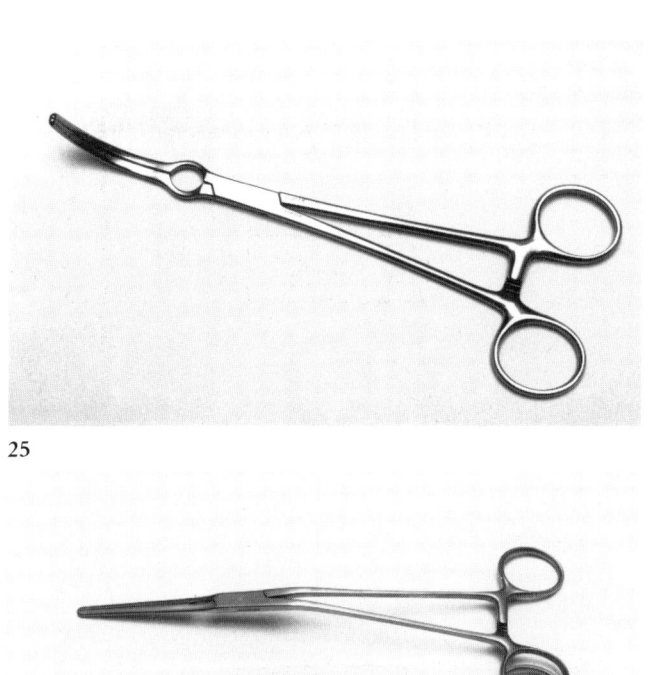

25

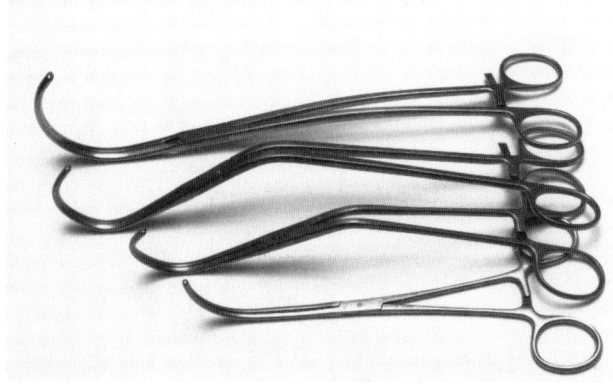

26

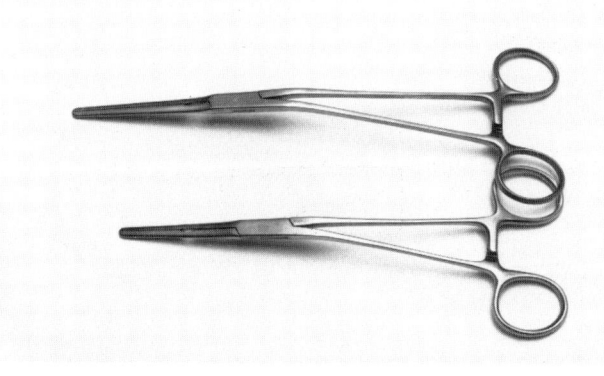

27

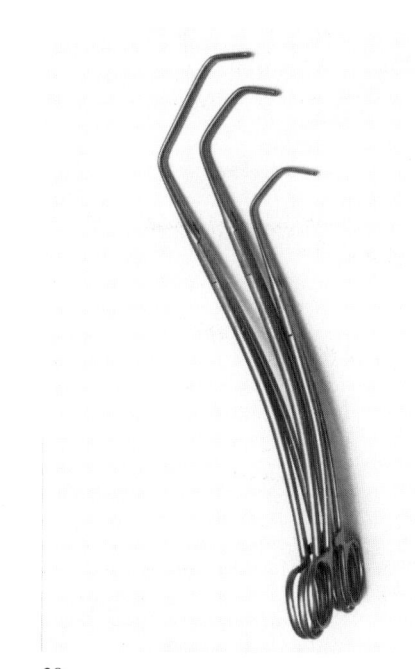

29

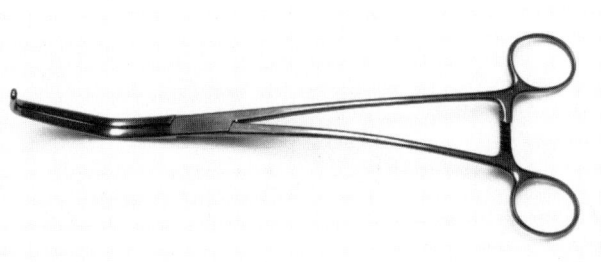

28

25   Klemme nach De Bakey
26   Gefäßklemmen nach Derra und De Bakey
27   Gefäßklemmen nach Cooley
28   Atraumatische Gefäßklemme nach Satinsky
29   Gefäßklemmen nach Satinsky

17

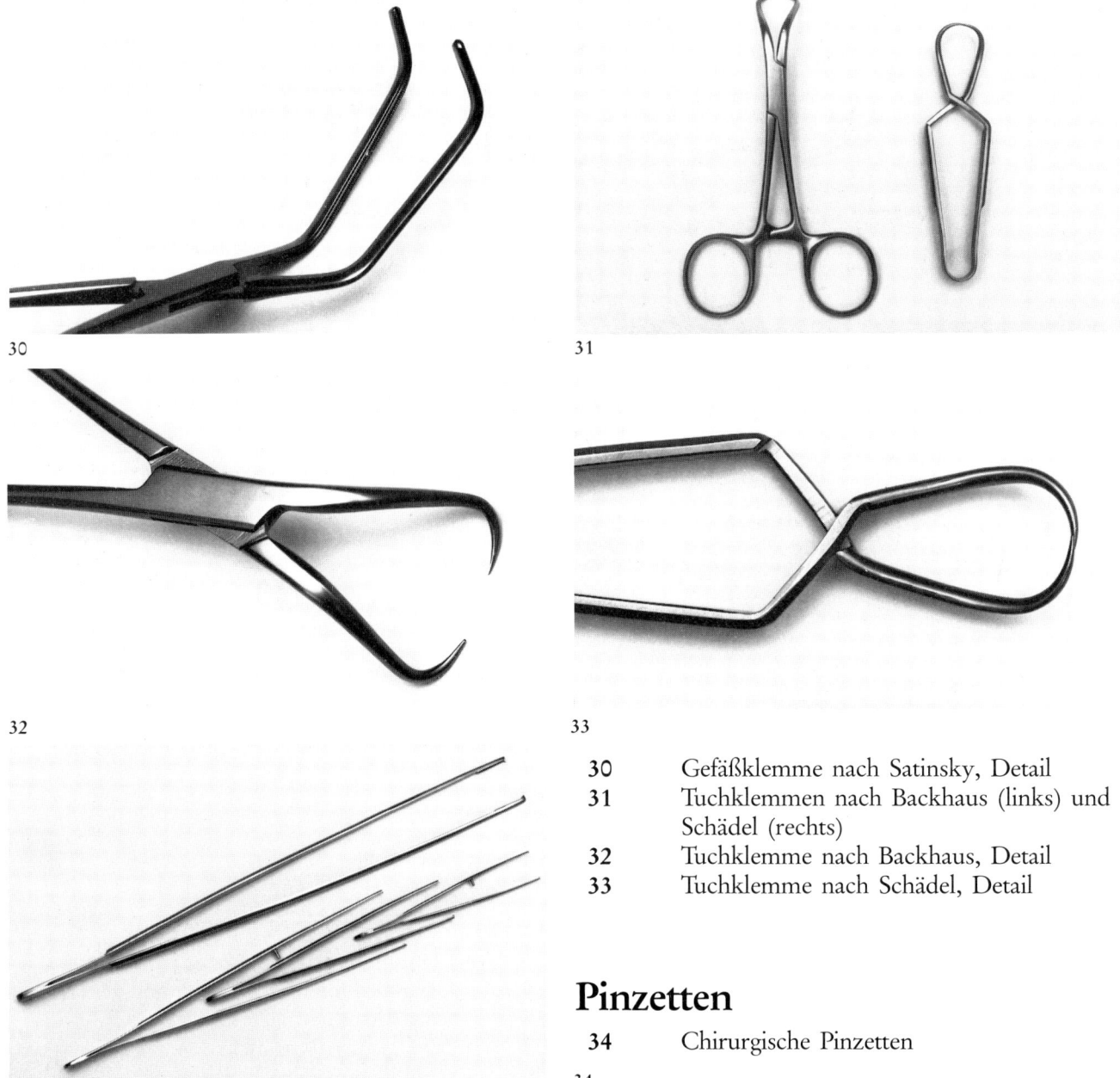

30 Gefäßklemme nach Satinsky, Detail
31 Tuchklemmen nach Backhaus (links) und Schädel (rechts)
32 Tuchklemme nach Backhaus, Detail
33 Tuchklemme nach Schädel, Detail

Pinzetten

34 Chirurgische Pinzetten

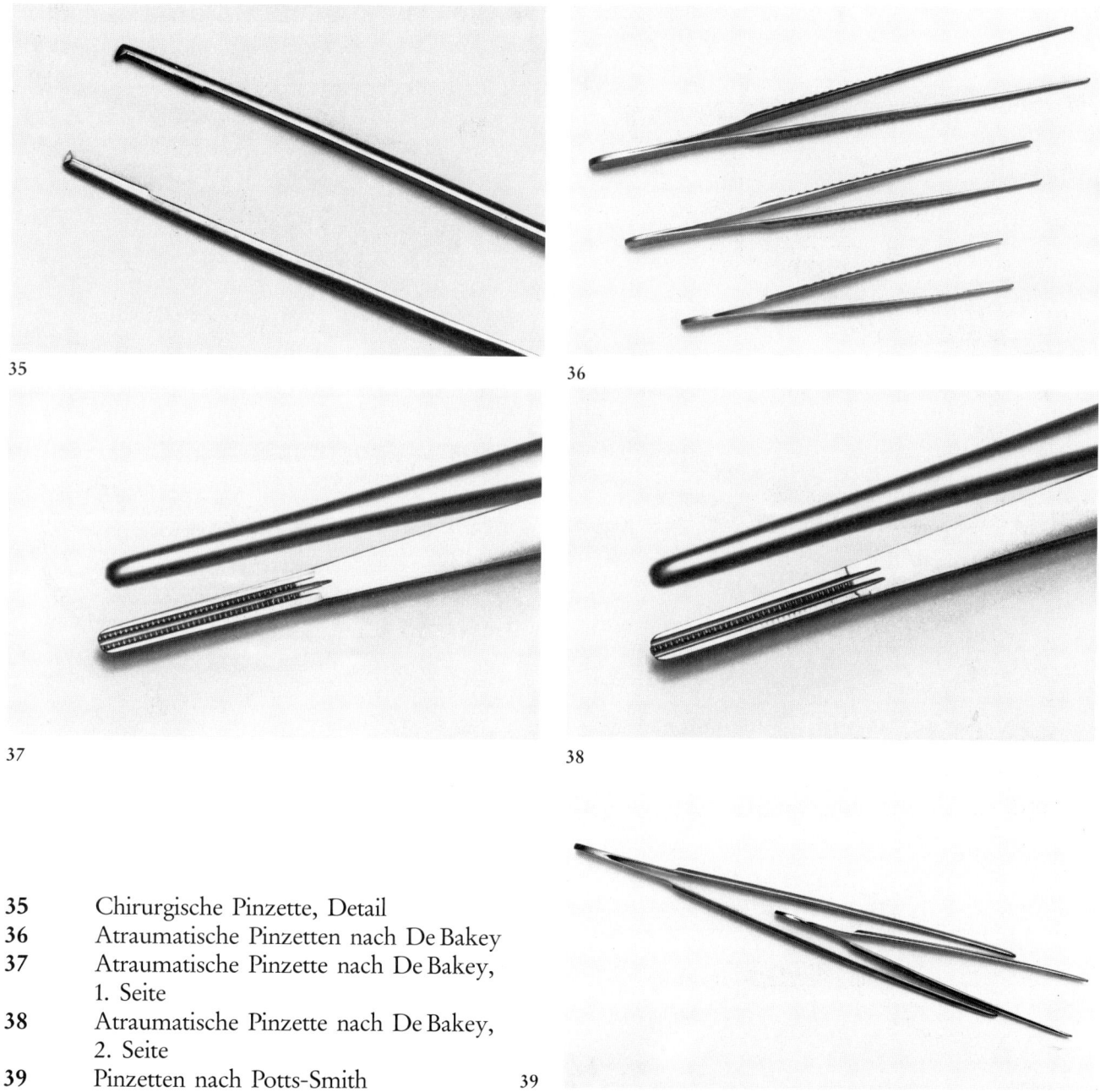

35   Chirurgische Pinzette, Detail
36   Atraumatische Pinzetten nach De Bakey
37   Atraumatische Pinzette nach De Bakey,
      1. Seite
38   Atraumatische Pinzette nach De Bakey,
      2. Seite
39   Pinzetten nach Potts-Smith

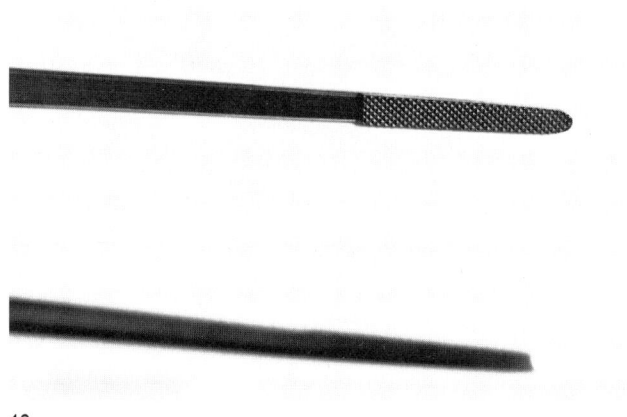

40

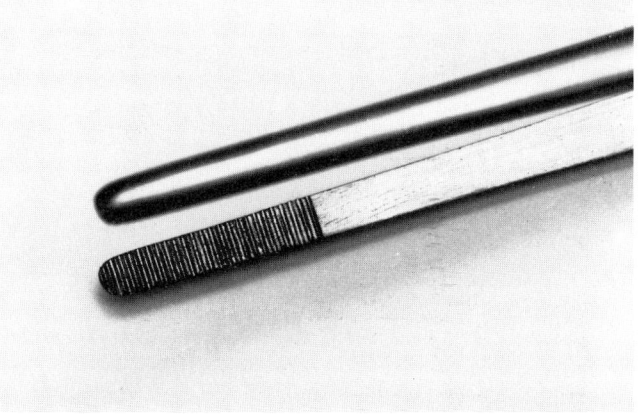

41

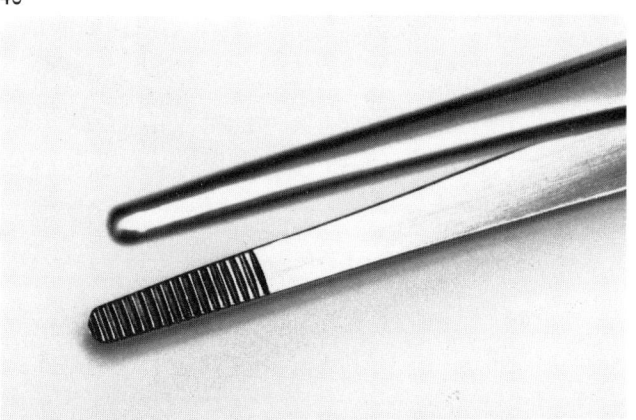

42

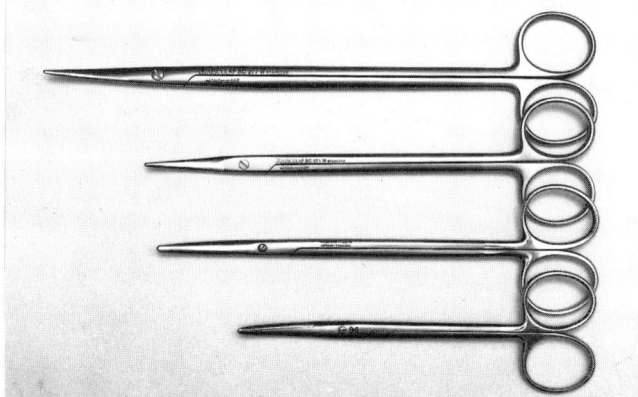

44

43

40	Pinzette nach Potts-Smith, Detail
41	Anatomische Pinzette, Detail: lange, feine Riffelung
42	Anatomische Pinzette, Detail: kurze, grobe Riffelung

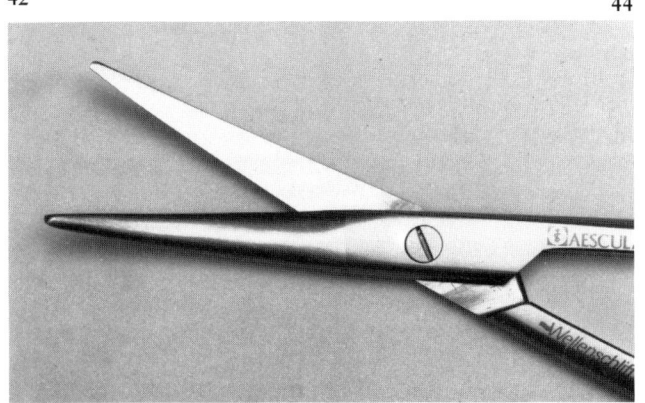

Scheren

43	Schere nach Metzenbaum
44	Schere nach Lexer-Fino

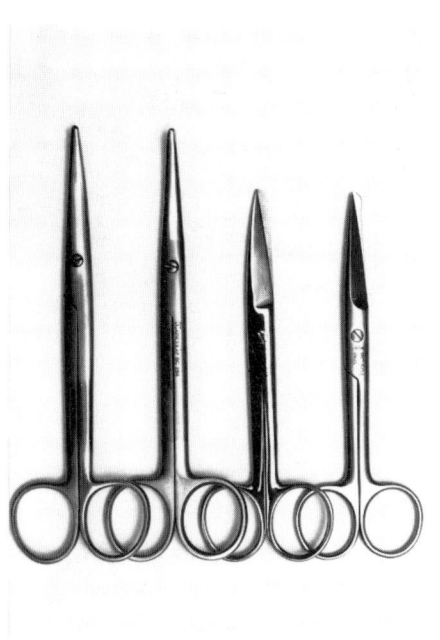

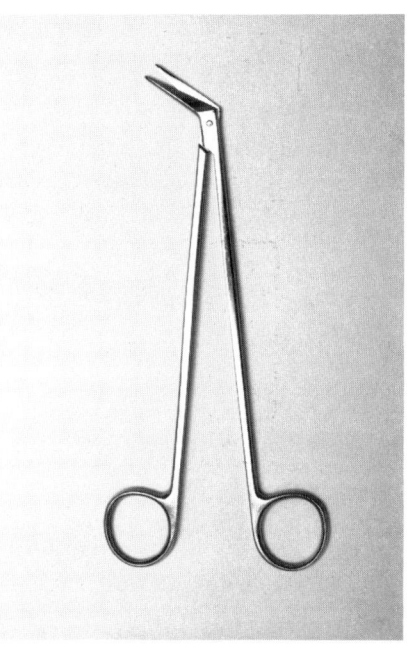

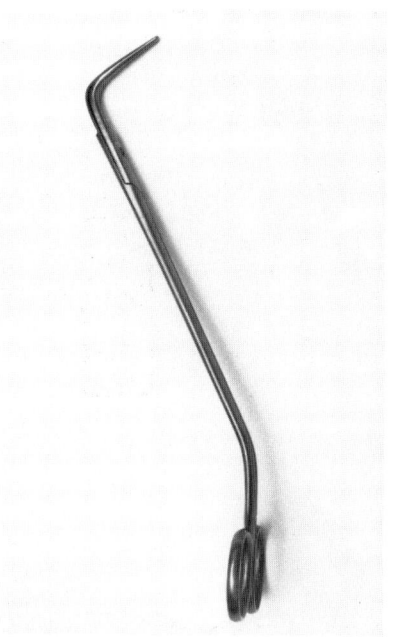

45

46

47

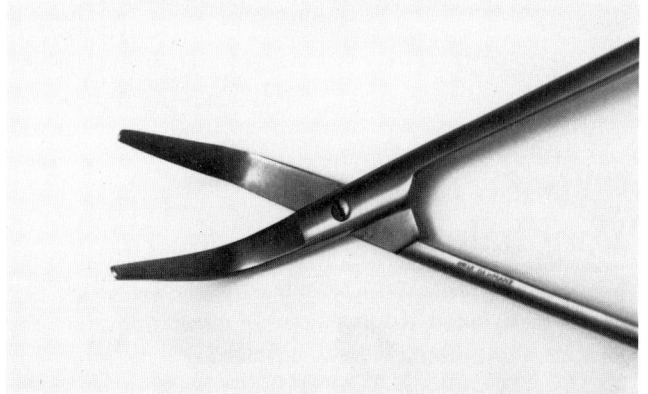

48

49

45	Scheren Standard, gerade und nach Lexer-Fino	47	Schere nach Hösel
46	Schere nach Potts-Smith	48	Knieschere nach Hösel, Detail
		49	Organschere

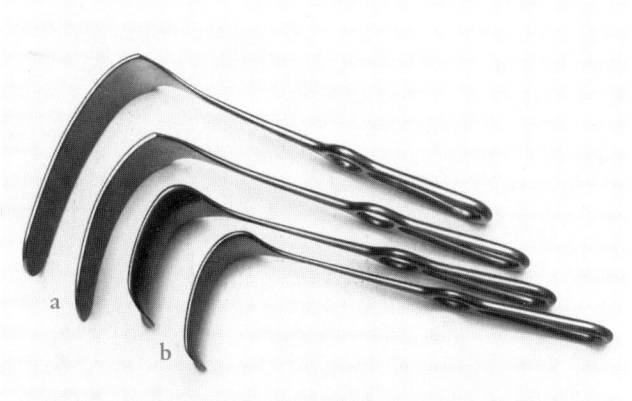

50

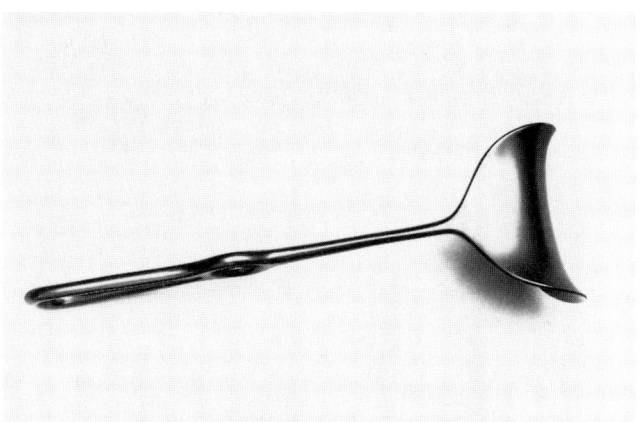

51

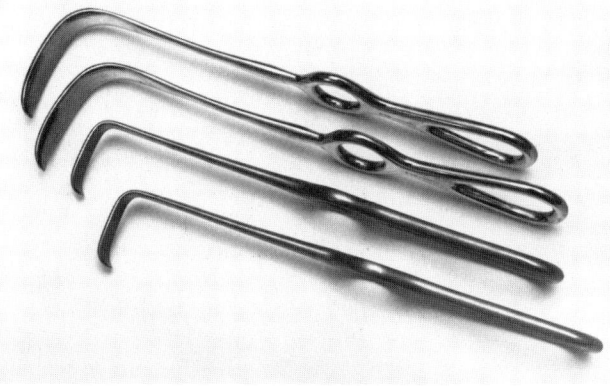

52

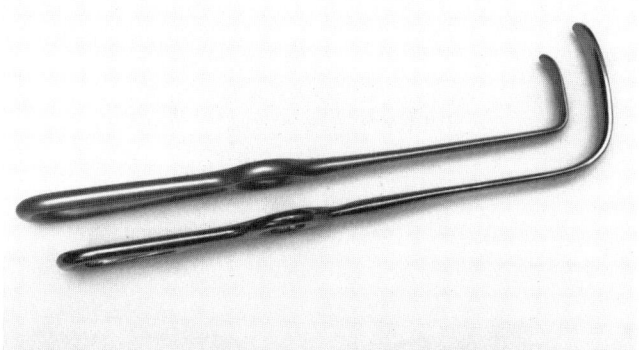

53

Wundhaken

50	Wundhaken a) nach Mikulicz, b) nach Kocher
51	Wundhaken nach Fritsch
52	Wundhaken nach Langenbeck
53	Wundhaken nach Langenbeck
54	Wundhaken nach Olshausen

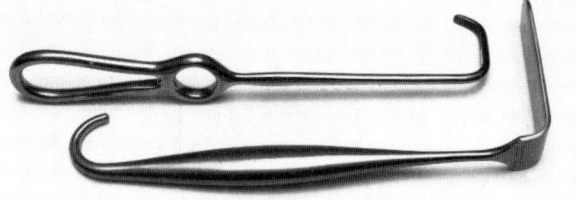

54

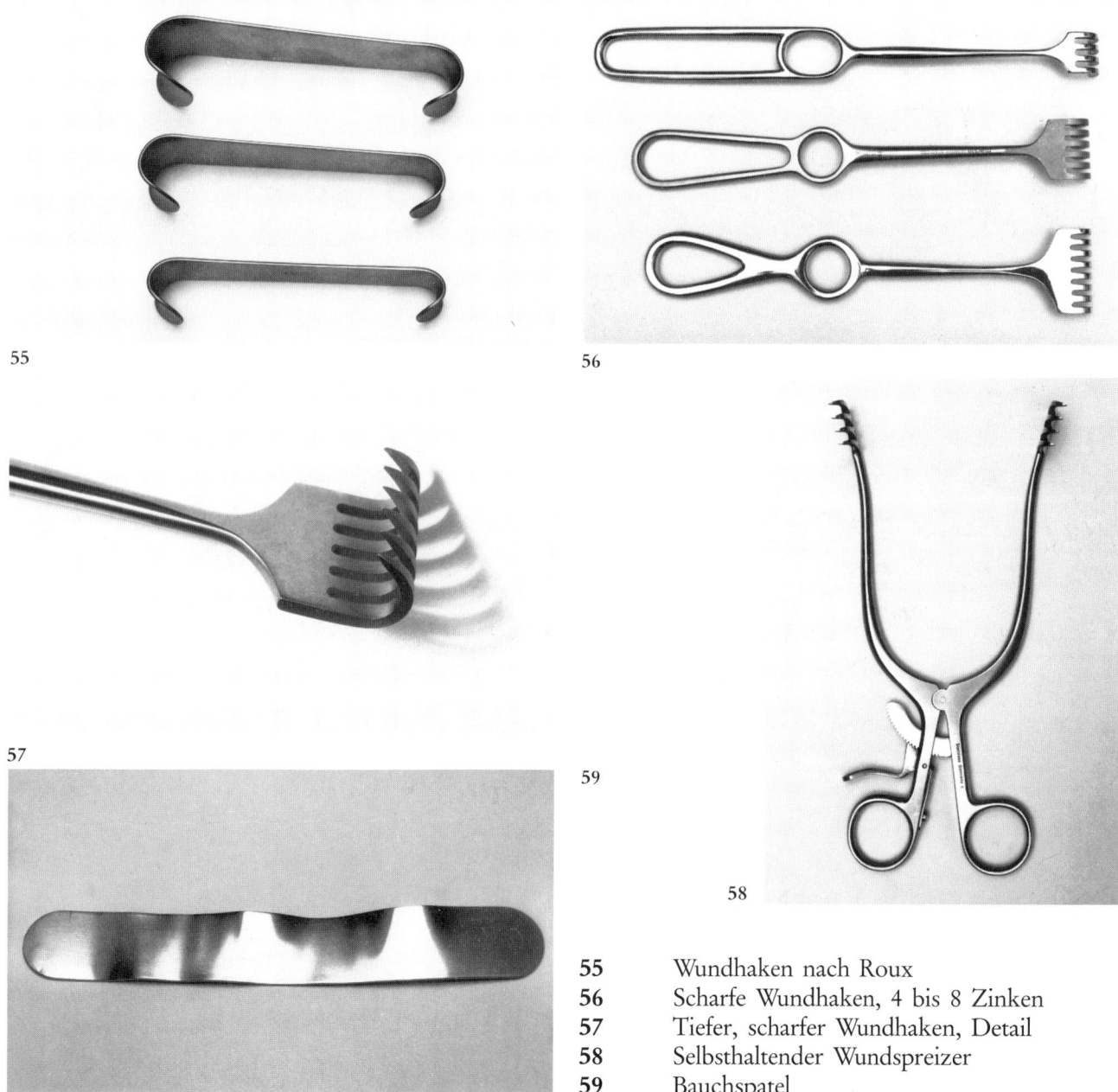

55	Wundhaken nach Roux
56	Scharfe Wundhaken, 4 bis 8 Zinken
57	Tiefer, scharfer Wundhaken, Detail
58	Selbsthaltender Wundspreizer
59	Bauchspatel

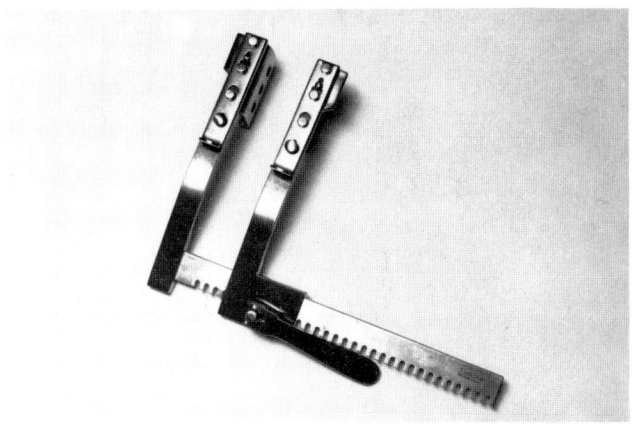

60

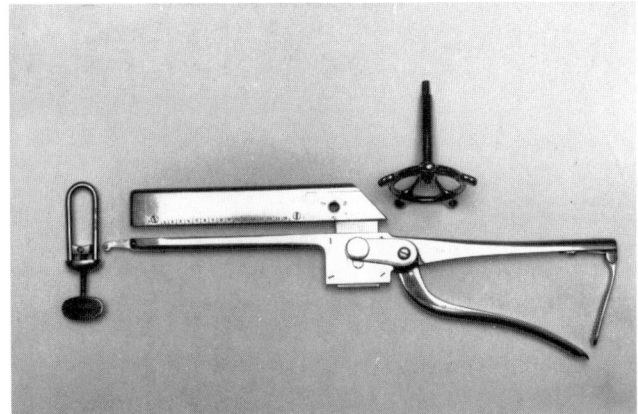

61

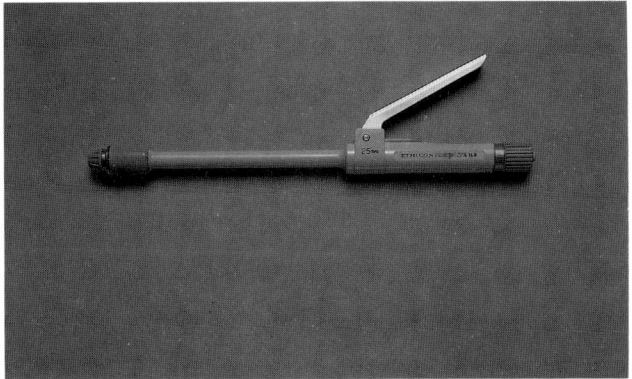

63

62

60   Rippensperrer

Nähapparate

61   Nähapparat nach Petz
62   Nähapparat nach Friedrich
63   Stapler für zirkuläre Anastomosen Proximate ILS (Ethicon)

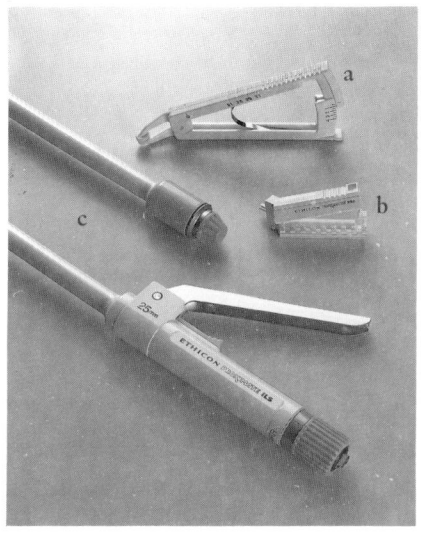

64

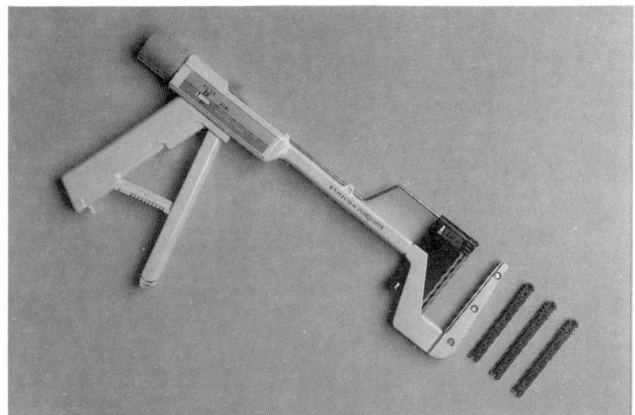

65

66

67

64 Intraluminal Staplerset (Ethicon) von
oben nach unten:
a) Proximate TMD (Gewebsmeßgerät)
b) Proximate PSD (Tabaksbeutelklemme)
c) Proximate ILS (Intraluminaler Stapler)
65 Nachladbarer Linear Stapler Proximate
LS (Ethicon)
66 Nachladbarer Linear Cutter Proximate
PLC (Ethicon)
67 Stapler für zirkuläre Anastomosen (Auto-
Suture Mod. EEA)

25

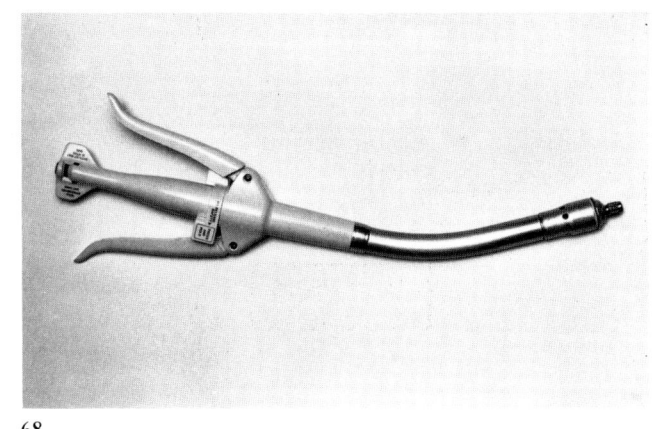

68

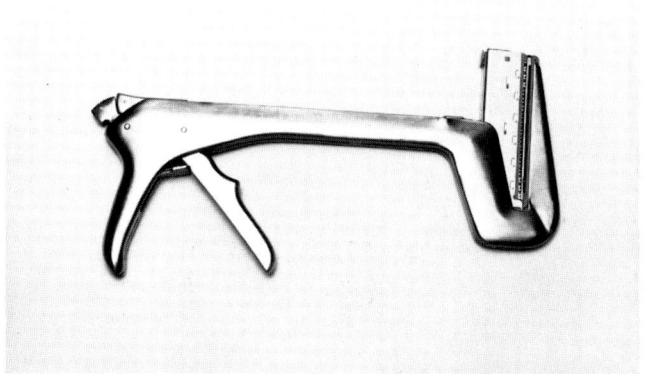

69

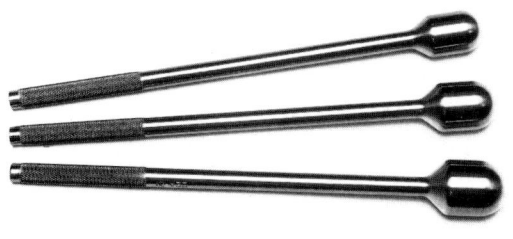

70

71

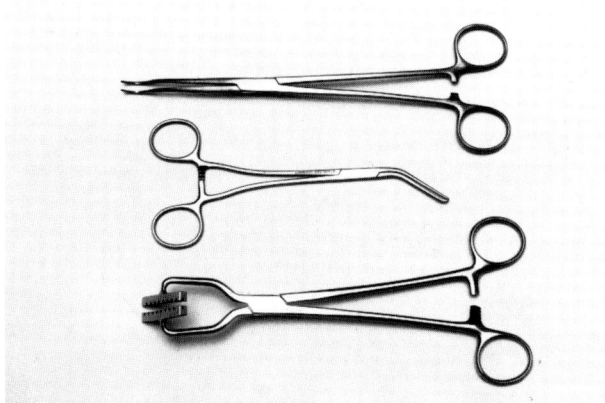

68	Stapler für zirkuläre Anastomosen (Auto-Suture Mod. EEA)
69	Stapler für lineare Anastomosen (Auto-Suture Mod. TA 90)
70	Stapler für lineare Anastomosen (Auto-Suture Mod. TA 55)
71	Probe-Bougies (Auto-Suture)
72	Tabaksbeutelnaht-Set (Auto-Suture)

72

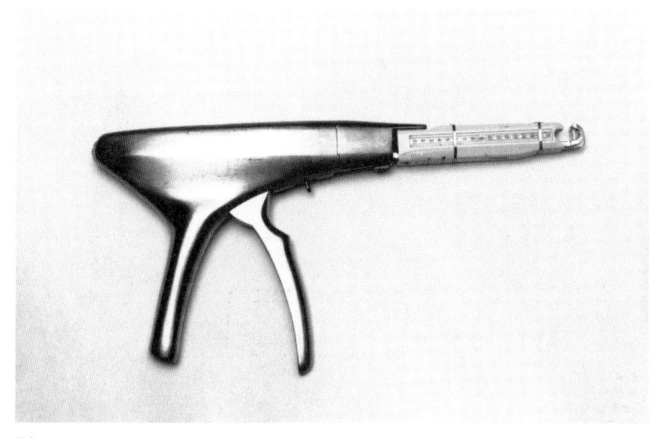

73

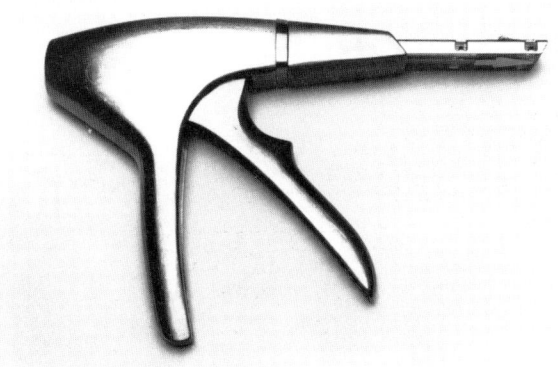

74

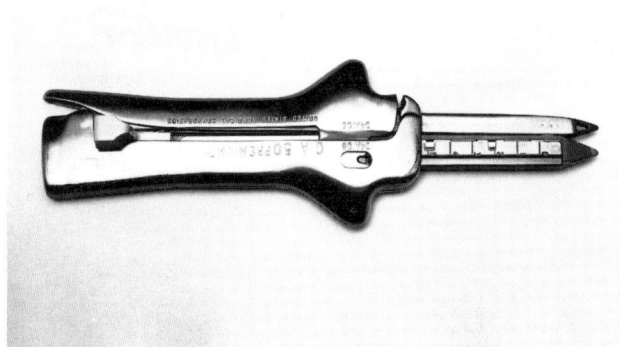

75

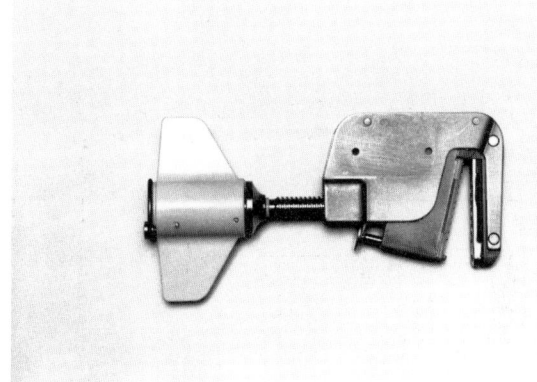

76

73   Ligaturgerät (Auto-Suture Mod. LDS)
74   Ligaturgerät (Auto-Suture Mod. LDS)
75   Gerät für Darmdurchtrennung und lineare
           Anastomosen (Auto- Suture Mod. GIA)
76   Nahtgerät für linearen Verschluß (Magen
           usw.) (Auto-Suture Mod. DMTA Mini)

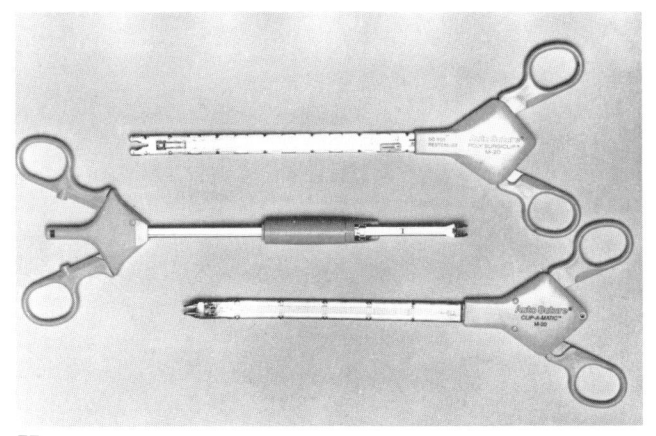

77

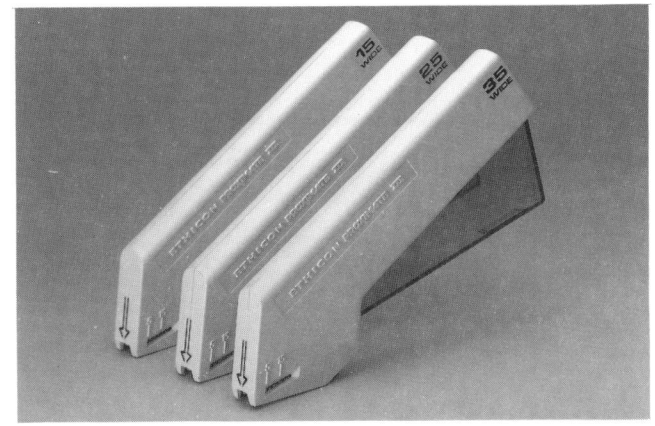

78

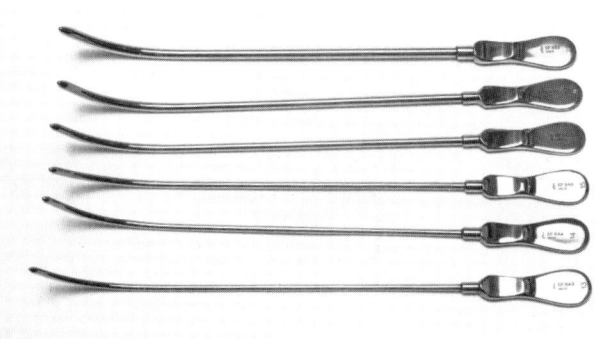

80

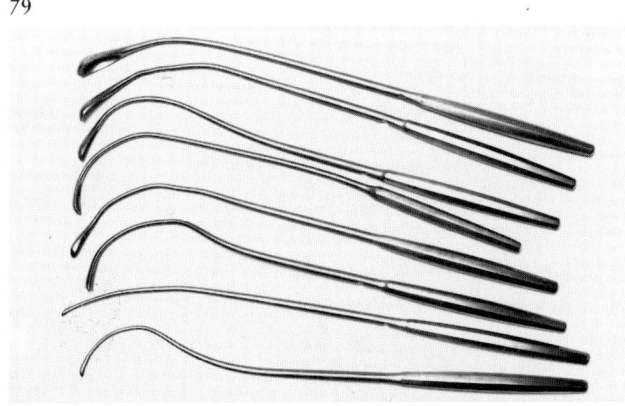

81

79

77   Clip-O-Matic (Auto- Suture)
78   Haut-Stapler Proximate III (Ethicon)

Galleninstrumente

79   Gallengangdilatatoren nach Bakes
80   Gallengangsonden nach Van Buren
81   Gallensteinlöffel nach Luer-Körte

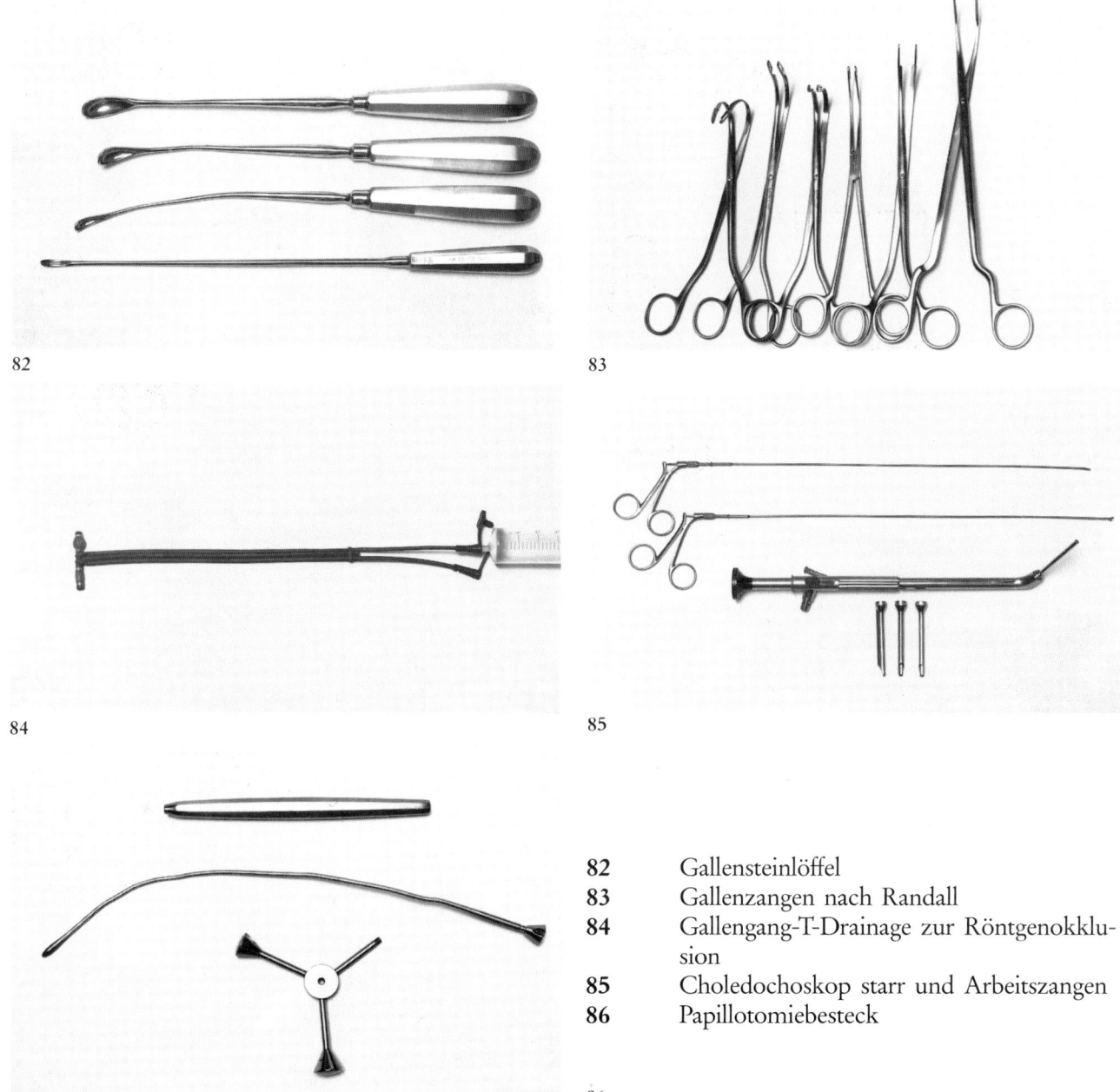

82   Gallensteinlöffel
83   Gallenzangen nach Randall
84   Gallengang-T-Drainage zur Röntgenokklusion
85   Choledochoskop starr und Arbeitszangen
86   Papillotomiebesteck

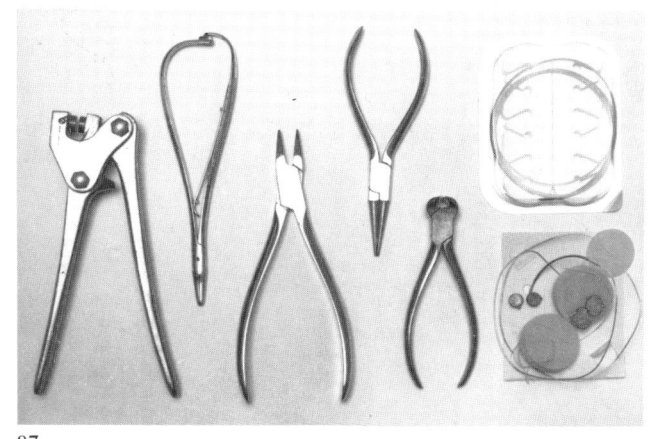

87

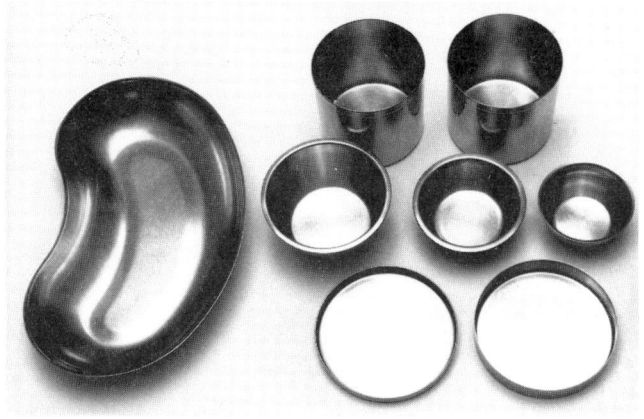

88

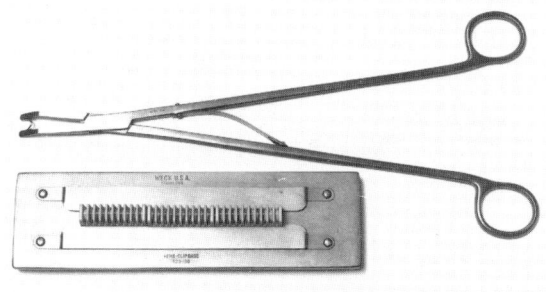

89

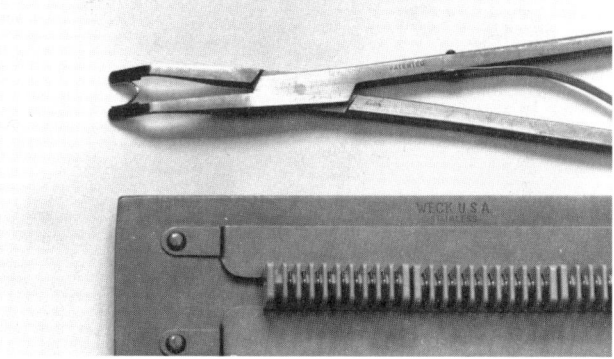

91   90

Diverses

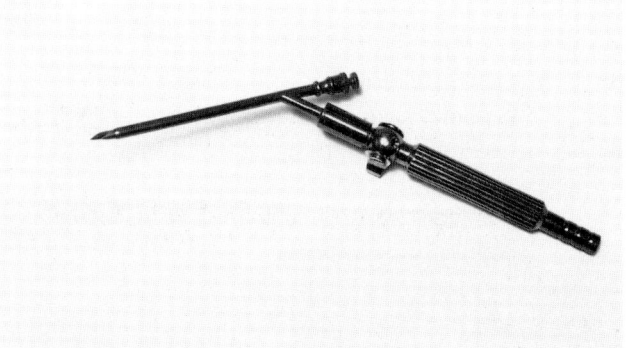

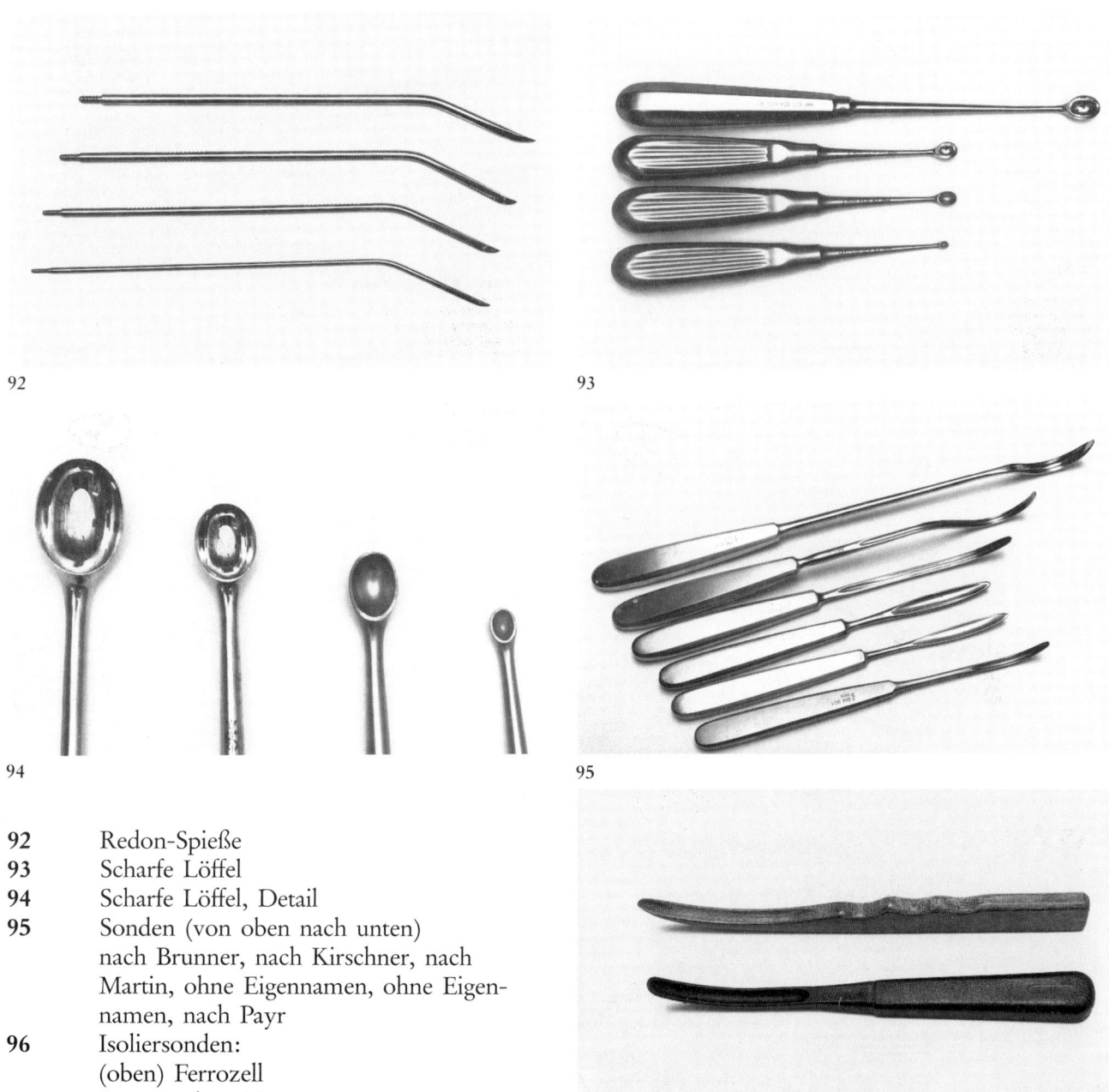

92   93

94   95

92	Redon-Spieße
93	Scharfe Löffel
94	Scharfe Löffel, Detail
95	Sonden (von oben nach unten) nach Brunner, nach Kirschner, nach Martin, ohne Eigennamen, ohne Eigennamen, nach Payr
96	Isoliersonden: (oben) Ferrozell (unten) ohne Eigennamen

96

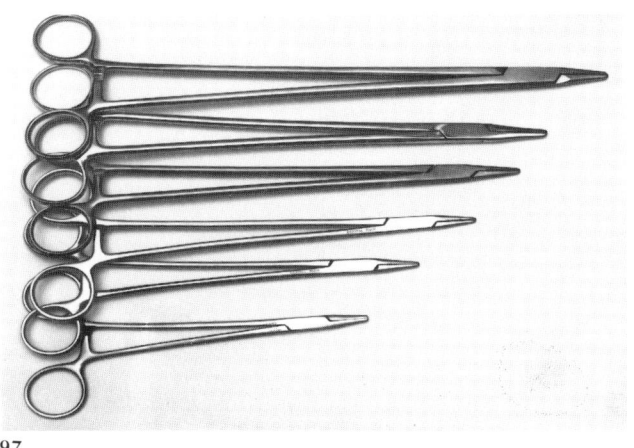

97

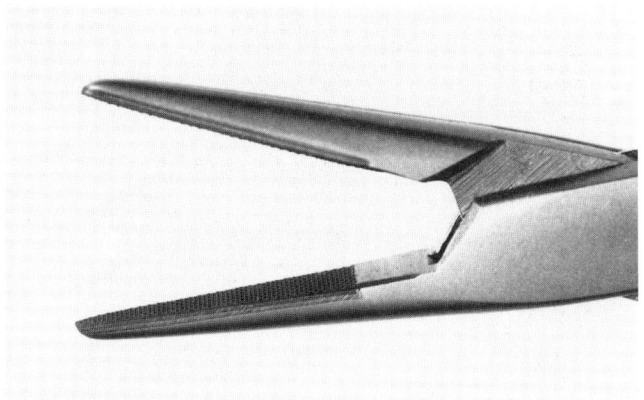

98

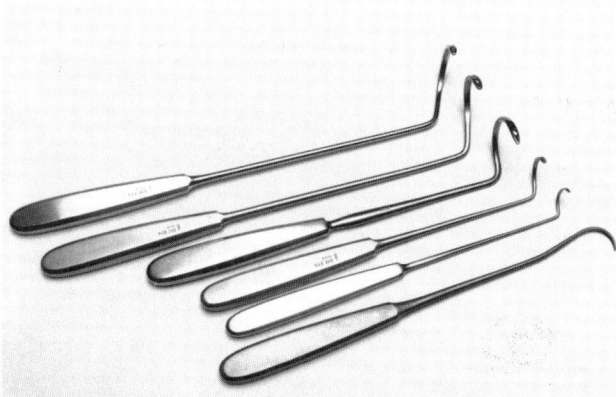

99

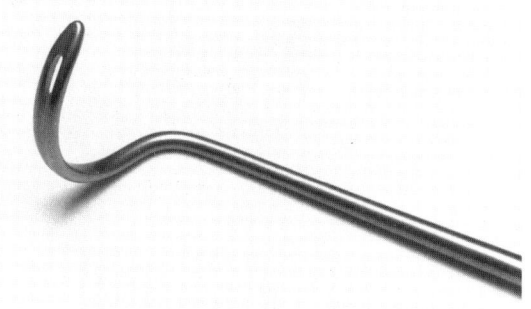

100

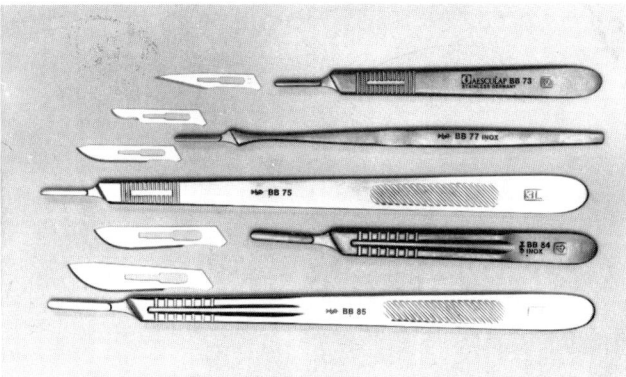

101

97	Nadelhalter nach Mayo-Hegar
98	Nadelhalter nach Mayo-Hegar, Detail
99	Deschamps
100	Deschamps, Detail
101	Skalpellgriffe und Messerformen

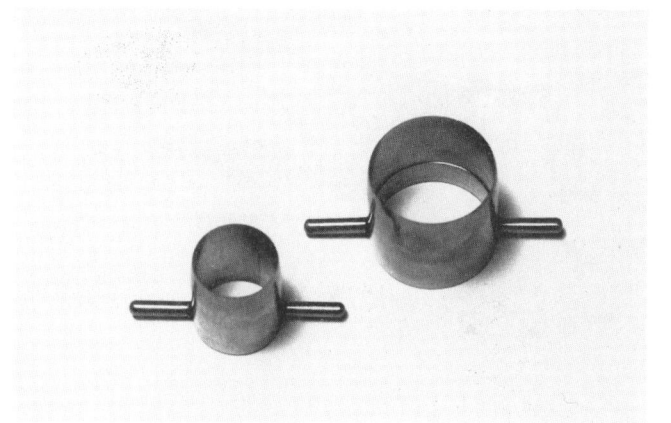

102

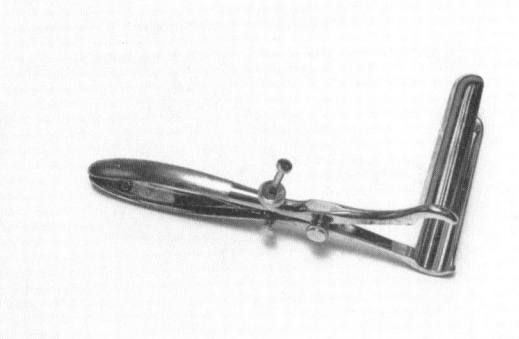

103

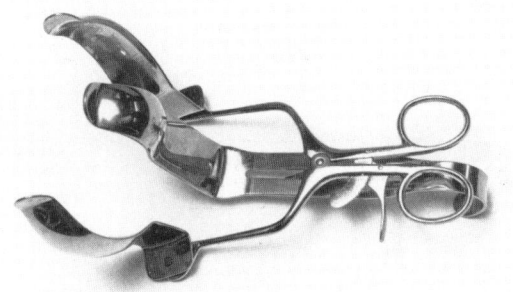

104

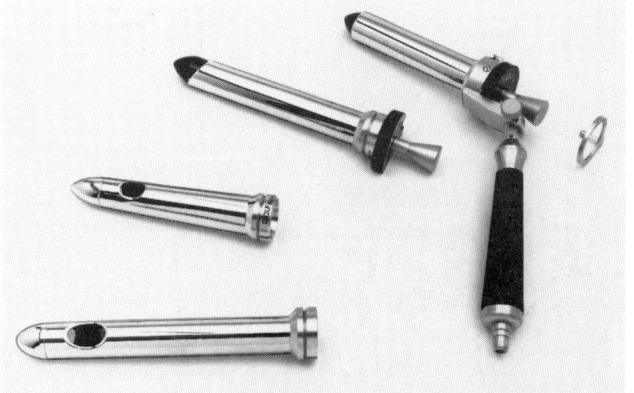

105

102   Rundmesser

Proktoskopie / Rektoskopie

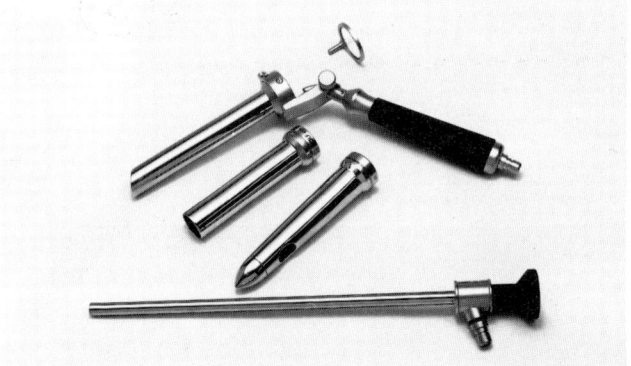

106

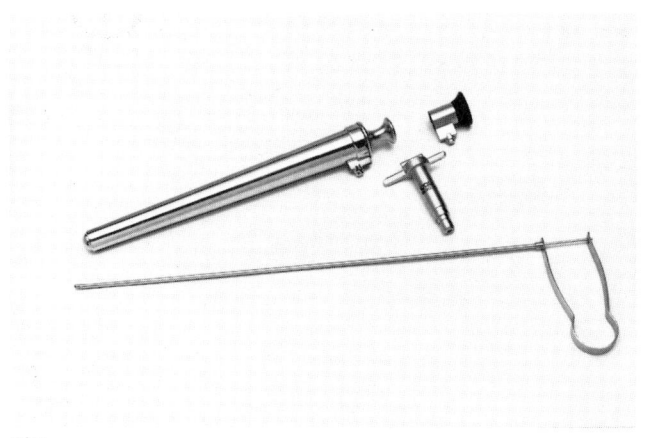

107

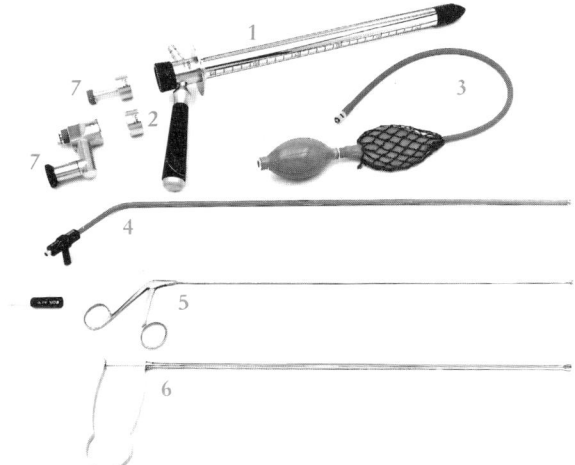

108

107 Anuskop
108 Rektoskopie-Set:
1 Rektoskop, 2 Optik, 3 Doppelgebläse,
4 Koagulations- und Absaugsonde, 5 Ex-
zisionszange, 6 Tupferzange, 7 Opera-
tionsansätze
109 Infrarotkoagulator
110 Hämorrhoidenligator
111 Hämorrhoidenligator, Detail

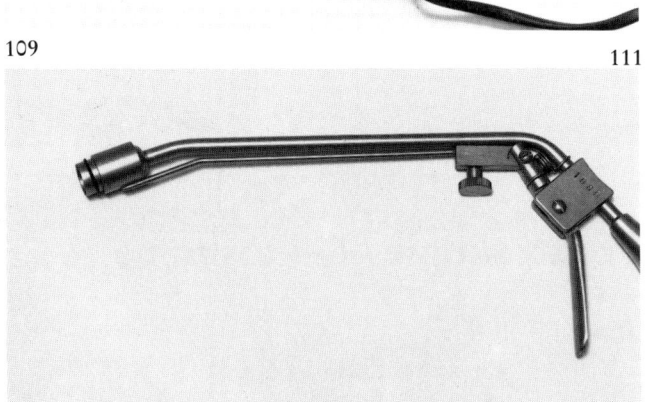

109

111

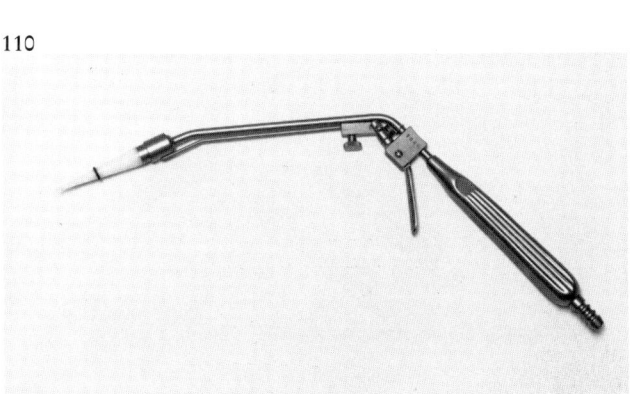

110

34

Allgemeinchirurgie
Abdominalchirurgie

Von Helga Weckwerth und
Dr. Manfred Wenzel

Fotos: Christiane Wagner

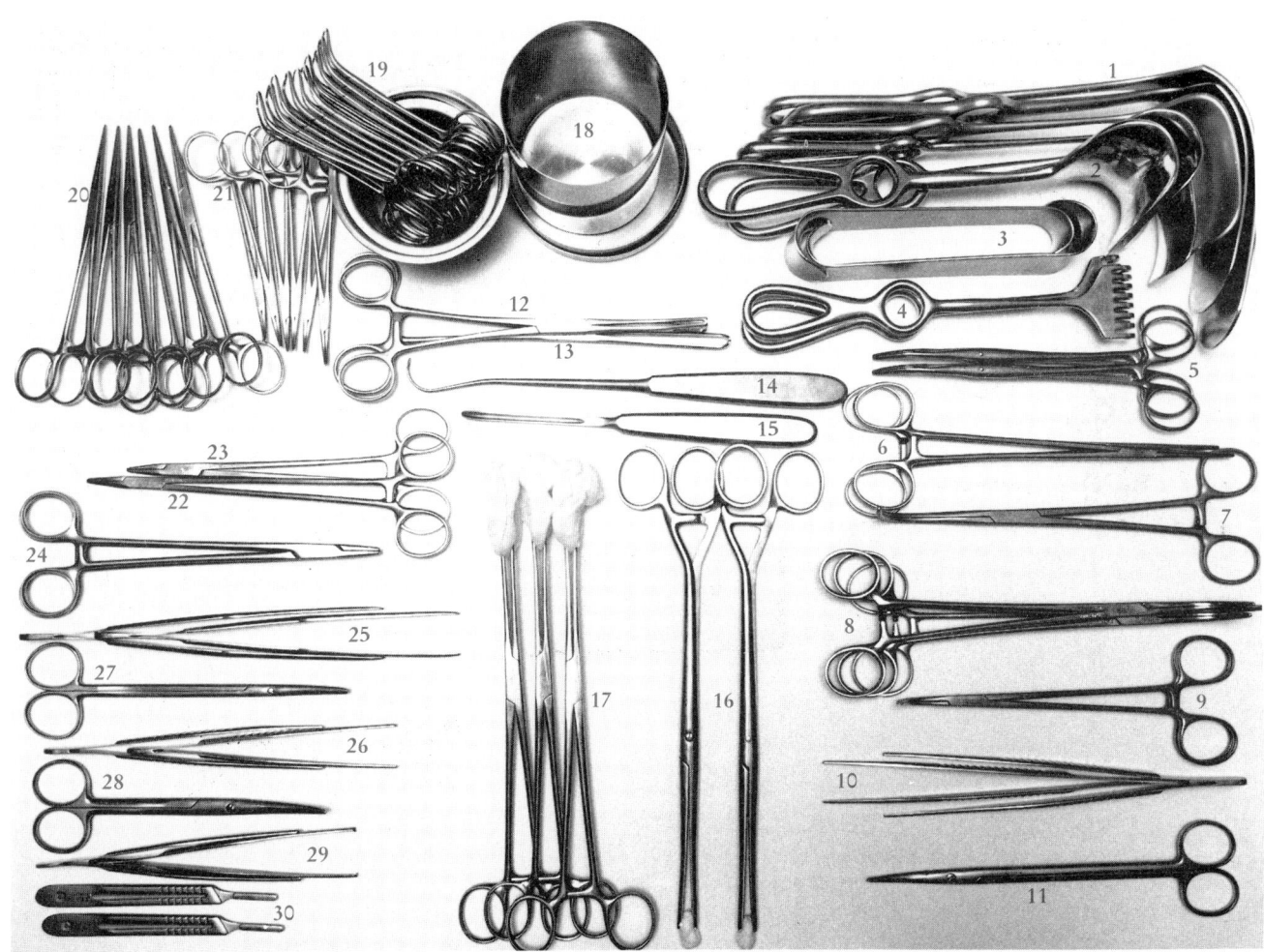

Großer Laparotomie-Tisch

Aus den Laparotomie-Sieben I und II wird der „Große Laparotomie-Tisch" gerichtet. Beide „Rest-Siebe" bleiben – für erforderliche Ergänzungen – in Reichweite der instrumentierenden Schwester.

Großes Laparotomie-Sieb I

21	10	Mosquitoklemmen stumpf gebogen
	5	Mosquitoklemmen stumpf
9	2	Overholt (Baby Mixter)
8	5	Overholt 5/4/3/2/1
7	3	Overholt 6/5/3
6	4	Klemmen lang fein (Mosquito)
	1	Klemme (kräftig, lang nach Pean)
19	20	Tuchklemmen nach Backhaus
20	8	Klemmen nach Pean
15	1	schmale Rinne nach

14	Kocher 2 gerade Deschamps 2 Tuchklemmen nach Schädel (Tupfersackfixierung)
30	5 Messergriffe: (verschiedene Größen) Redonspieße Charr. 10 und Charr. 12 5 anatomische Pinzetten 1 anatomische Pinzette lang
25	2 anatomische Pinzetten halblang 1 chirurgische Pinzette halblang
29	3 chirurgische Pinzetten 2 chirurgische Pinzetten fein
26	2 Pinzetten nach De Bakey, kurz 1 Pinzette nach Potts-Smith, lang 1 Pinzette nach Potts-Smith, kurz jeweils mit Goldgriff
10	2 Pinzetten nach De Bakey, halblang 2 Pinzetten nach De Bakey, lang 5 Mosquitoklemmen scharf nach Halstead 8 Klemmen nach Kocher (davon 2 kräftig)
5	6 Klemmen nach Mikulicz
16	2 Klemmen nach Kocher lang

in die Tüte obenauf:
(Tüte für Abfall wie Fäden, Folien vom Nahtmaterial)

2 scharfe Löffel
2 scharfe Einzinker
1 Nervenhaken
1 Knopfsonde
1 Myrtenblattsonde
1 Rillensonde

Großes Laparotomie-Sieb II

1	1 Leberhaken nach Mikulicz lang 3 Leberhaken nach Mikulicz mittel 1 Leberhaken nach Kocher breit/kurz 2 Leberhaken nach Kocher
	2 Haken nach Langenbeck groß 2 Haken nach Langenbeck klein 4 scharfe Haken Vierzinker
2	2 Haken nach Fritsch 2 scharfe Haken Sechszinker
4	2 scharfe Haken Achtzinker
17	6 Tupferklemmen
12	4 Klemmen nach Duval
13	4 Klemmen nach Allis 2 Darmklemmen nach Kocher

	2 Darmklemmen nach Nußbaum
3	2 Haken nach Roux Gr. 0 2 Haken nach Roux Gr. 1 2 Haken nach Roux Gr. 2 2 Haken nach Roux Gr. 3
	2 gerade Scheren 1 geknöpfte Schere
28	3 Präparierscheren nach Lexer
27	1 Präparierschere nach Metzenbaum fein
11	1 Präparierschere nach Metzenbaum halblang 1 Präparierschere nach Metzenbaum lang 1 Präparierschere nach Metzenbaum ganz lang 1 Organschere
24	2 Nadelhalter nach Hegar kräftig
23	2 Nadelhalter nach Hegar fein
22	2 Nadelhalter nach Hegar fein, mittellang 1 Nadelhalter nach Hegar ganz lang 1 Nadelhalter nach Hegar überlang 1 Nadeldose
18	1 Satz Nirosta-Schalen (3 Stück) 2 Petrischalen
18	2 Nirosta-Töpfe 1 Lampengriff (mit Steristreifen) 1 Nierenschale

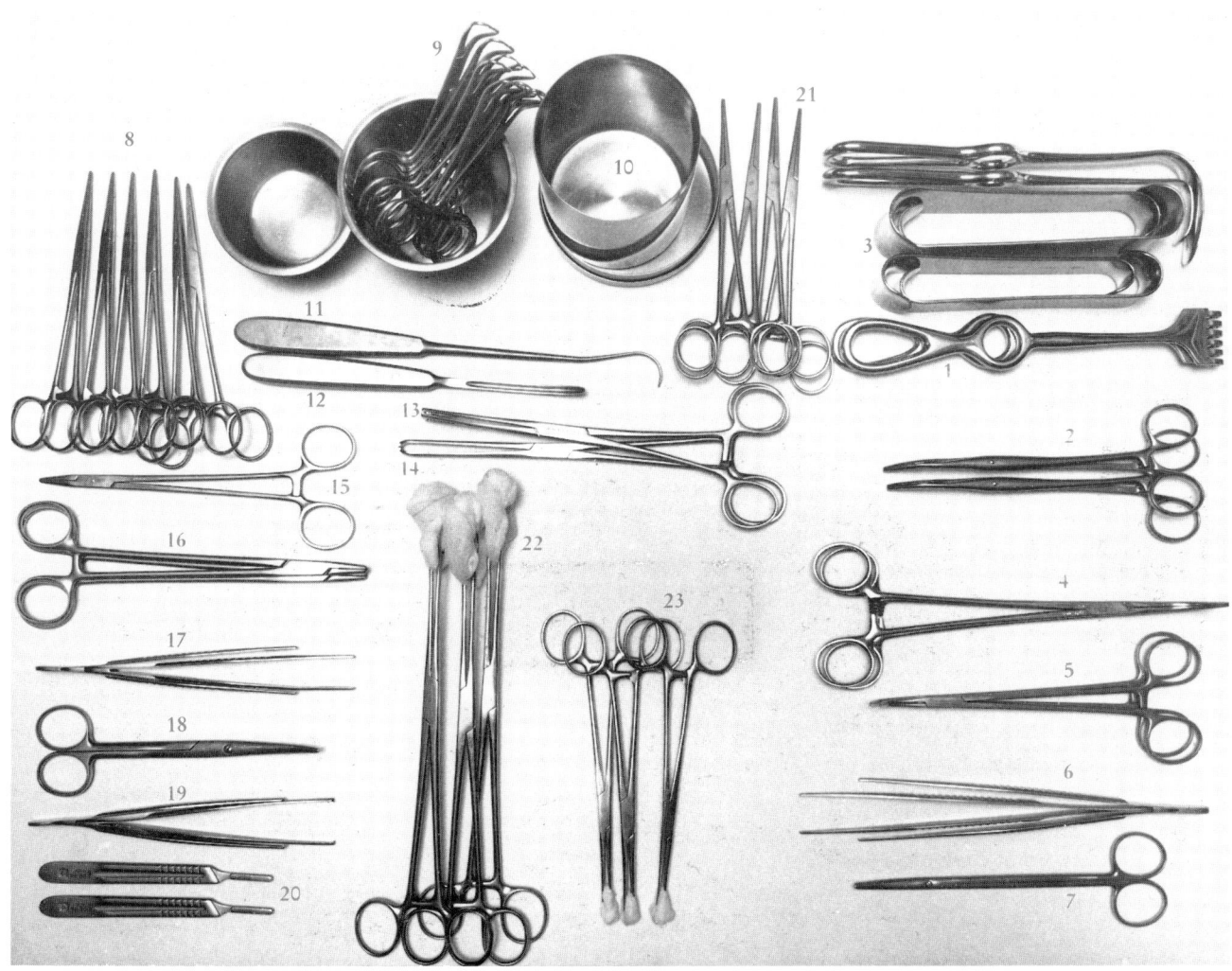

Kleines Laparotomie-Sieb

1 Abwurftüte mit Klammern

1 Koagulationskabel, -griff und Messerelektrode

2 Wundhaken nach Kocher

2 Haken nach Langenbeck groß

2 Haken nach Langenbeck klein

1 2 scharfe Haken Sechszinker

2 scharfe Haken Vierzinker

3 2 Wundhaken n. Roux Gr. 0

3	2 Wundhaken nach Roux Gr. 1
3	2 Wundhaken nach Roux Gr. 2
	2 Tuchklemmen nach Schädel (Tupfersack-fixierung)
9	15 Tuchklemmen nach Backhaus
22+23	Klemmen für Tupfer
13	4 Faßzangen nach Duval
14	4 Klemmen nach Allis°
	2 Darmklemmen nach Kocher
12	1 schmale Rinne nach Kocher
11	1 gerader Deschamps
	1 Nadeldose
	2 Redon-Spieße Ch. 10 + 12
20	5 Messergriffe verschiedene Größen und Längen:
	2 x BB 84
	1 x BB 75
	1 x BB 77
	1 x BB 73
	5 Halstead-Mosquito ge-bogen, stumpf
	5 Halstead-Mosquito ge-rade, stumpf
8	8 Klemmen nach Pean
5	1 Overholt fein (Baby Mixter)
4	5 Overholt 5/4/3/2/1 nach Geissendörfer
	3 Overholt 6/5/3

	2 Klemmen lang fein („Mosquito")
	1 Satz Nirosta-Schalen (3 Stück)
10	2 Petrischalen
	2 Nirosta-Töpfe
	1 Lampengriff (mit Steri-streifen)
	1 Nierenschale
	1 Abwurftüte mit 2 Klammern
	1 Koagulationskabel, -griff und Messerelek-trode
	5 anatomische Pinzetten
	1 anatomische Pinzette lang
	2 anatomische Pinzetten halblang
19	3 chirurgische Pinzetten
	2 chirurgische Pinzetten fein
17	2 Pinzetten nach De Bakey
6	2 Pinzetten nach De Bakey halblang
	1 Pinzette nach De Bakey lang
	1 Schere gerade
	1 Schere „geknöpft"
18	2 Präparierscheren nach Lexer (1 kräftig)
7	1 Präparierschere nach Metzenbaum fein
	1 Präparierschere halblang
16	2 Nadelhalter nach Hegar kräftig

15	2 Nadelhalter nach Hegar fein
17	1 Nadelhalter nach Hegar halblang
	5 Mosquitoklemmen scharf
21	8 Klemmen nach Kocher (davon 2 kräftig)
2	4 Klemmen nach Micu-licz
	1 Klemme nach Kocher lang

in die Tüte obenauf:

1 scharfer Löffel
2 scharfe Einzinker fein
2 stumpfe Einzinker fein
2 scharfe Zweizinker klein
2 scharfe Vierzinker klein
1 Nervenhaken
1 Knopfsonde
1 Myrtenblattsonde
1 Rillensonde

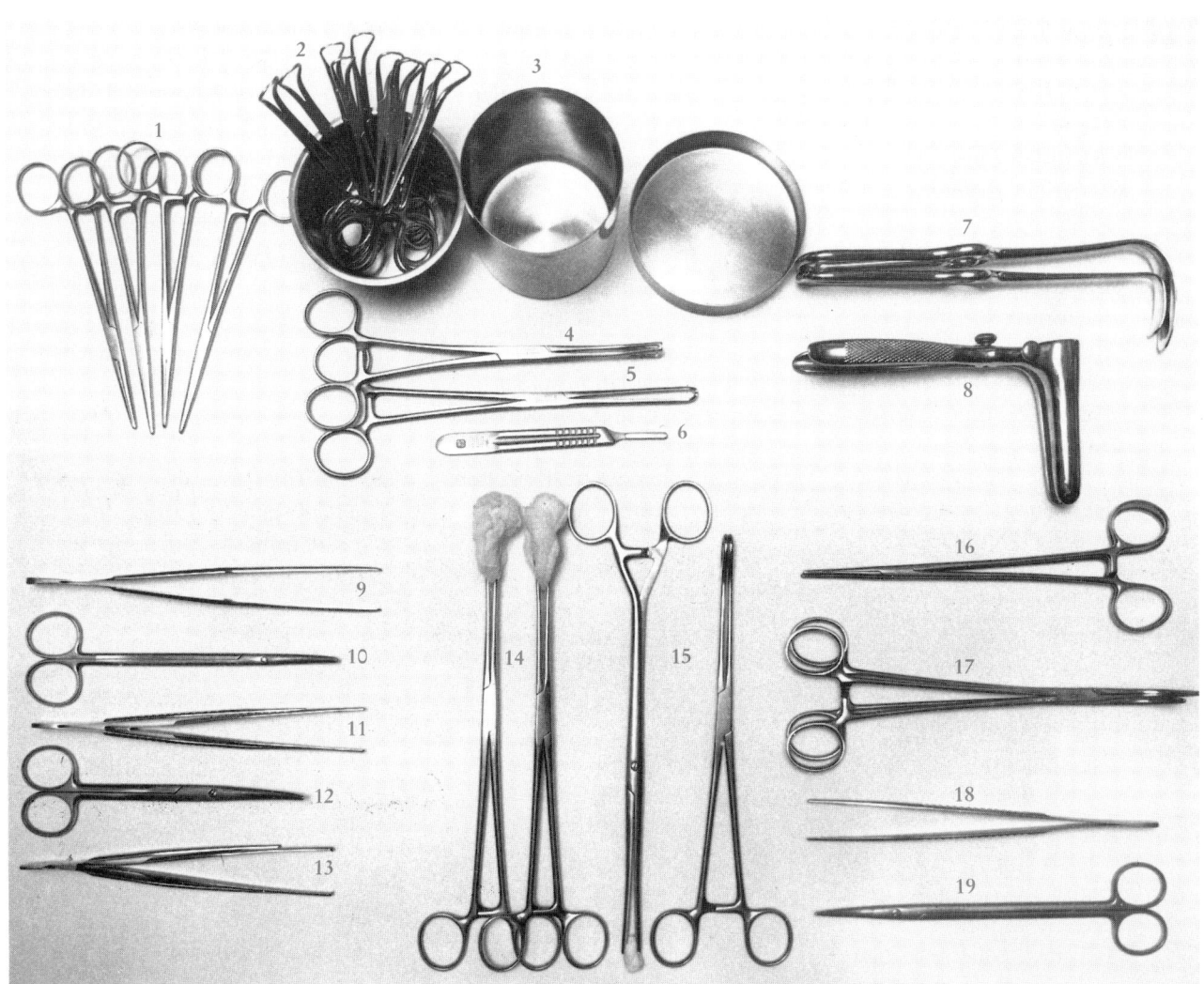

Analsieb

1	8 Klemmen nach Pean	**5**	1 Klemme nach Allis	**8**	1 Analspreizer
2	15 Klemmen nach Back-	**6**	1 Messergriff		(Spekulum) oder Parks-
	haus	**7**	2 Wundhaken nach Lan-		Reaktor
3	2 Petrischalen		genbeck groß	**9**	2 anatomische Pinzetten
4	1 Klemme nach Duval		2 Wundhaken nach Lan-	**10**	Präparierschere nach
			genbeck klein		Metzenbaum kurz

11 2 Pinzetten nach De Bakey

12 2 Präparierscheren nach Lexer (1 kräftig)

13 3 chirurgische Pinzetten

14 5 Klemmen für Tupfer

15 1 Gewebefaßzange

16 2 Mosquitoklemmen lang fein

17 5 Overholt-Klemmen 5/4/3/2/1 nach Geissendörfer

18 2 Pinzetten nach De Bakey halblang

19 1 Präparierschere nach Metzenbaum halblang Cutorkabel und Griff Schlinge, Kegel, Lanzettmesser

Operationen und benötigtes Instrumentarium

Auswahl von Zusatzinstrumenten

Operation	Grundausstattung	Zusatzinstrumente
Strumaresektion	Kleines Laparotomie-Sieb	Isolier-Sonden Redon-Spieße
Parathyreoidektomie	Kleines Laparotomie-Sieb	Isolier-Sonden Redon-Spieße
Mastektomie	Kleines Laparotomie-Sieb	Hakenzange nach Schröder
Ösophagusdivertikelabtragung	Kleines oder großes Laparotomie-Sieb	Thorax-Sieb (siehe dort)
Ösophagusresektion	Großes Laparotomie-Sieb (2x)	eventuell Thorax-Sieb eventuell Häring-Endoprothese
Hiatusherniotomie	Großes Laparotomie-Sieb	
Kardiaresektion	Großes Laparotomie-Sieb	Darmklemmen nach Nußbaum Darmklemmen nach Kocher Näh- und Ligaturapparate
Magenresektion nach Billroth I	Großes Laparotomie-Sieb	Großer Petz-Apparat Klemmen nach Allis
Magenresektion nach Billroth II	Großes Laparotomie-Sieb	Petz-Apparat Darmklemmen nach Nußbaum Organschere Klemmen nach Allis
Gastrektomie	Großes Laparotomie-Sieb	Auto-Suture-Set Proximate-Set
Magenperforation	Großes Laparotomie-Sieb	bei eventueller Resektion siehe Billroth I und II Wundhaken nach Langenbeck Klemmen nach Allis

Operation	Grundausstattung	Zusatzinstrumente
Palliativeingriffe am Magen	Großes Laparotomie-Sieb	Wundhaken nach Langenbeck Klemmen nach Allis
Splenektomie	Großes Laparotomie-Sieb	
Duodenopankreatektomie	Großes Laparotomie-Sieb	Darmklemmen nach Nußbaum Darmklemmen nach Kocher Sonden Gefäßinstrumente (siehe Gefäß-chirurgie)
Pankreatitis, Pankreaszyste	Großes Laparotomie-Sieb	Petz-Apparat (Y-Roux) Darmklemmen nach Nußbaum Darmklemmen nach Kocher
Cholezystektomie	Großes Laparotomie-Sieb	Faßzange nach Duval
Choledochotomie	Großes Laparotomie-Sieb	Schere nach Potts-Smith Gallensteinsonden nach Bakes Gallenlöffel nach Luer-Körte Gallenzangen nach Randall Choledochoskop
Revision der Gallengangstriktur	Großes Laparotomie-Sieb	Gallengangdilatatoren nach Bakes Gefäßinstrumente (siehe Gefäß-chirurgie)
Transduodenale Papillotomie	Großes Laparotomie-Sieb	Papillotomie-Set
Choledochojejunostomie	Großes Laparotomie-Sieb	Darmklemmen nach Nußbaum Darmklemmen nach Kocher
Choledochoduodenostomie	Großes Laparotomie-Sieb	Darmklemmen nach Nußbaum Darmklemmen nach Kocher
Laparotomie nach Gallenplasenperforation	Großes Laparotomie-Sieb	Faßzange nach Duval

Operation	Grundausstattung	Zusatzinstrumente
Gallensteinileus	Großes Laparotomie-Sieb	Wundhaken nach Langenbeck Faßzange nach Duval
Dünndarm-Perforation	Großes Laparotomie-Sieb	Darmklemmen nach Nußbaum Darmklemmen nach Kocher
Appendektomie	Kleines Laparotomie-Sieb	Darmklemmen nach Kocher bei Meckel-Divertikel
Jejunotomie, Ileotomie	Großes Laparotomie-Sieb	Wundhaken nach Langenbeck
Hemikolektomie rechts	Großes Laparotomie-Sieb	Großer Petz-Apparat
Kolon-transversum-Resektion	Großes Laparotomie-Sieb	Darmklemmen nach Nußbaum Darmklemmen nach Kocher
Hemikolektomie links	Großes Laparotomie-Sieb	Darmklemmen nach Nußbaum Darmklemmen nach Kocher
Kolektomie	Großes Laparotomie-Sieb	Wundhaken nach Langenbeck Klemmen nach Allis Darmklemmen nach Nußbaum Darmklemmen nach Kocher
Laparotomie bei Kolonperforation	Großes Laparotomie-Sieb	*Bei Resektion:* Darmklemmen nach Nußbaum Darmklemmen nach Kocher Klemmen nach Allis Wundhaken nach Langenbeck
Sigma-Resektion	Großes Laparotomie-Sieb	*Bei offener Resektion:* Klemmen nach Allis *Bei Resektion:* Darmklemmen nach Nußbaum Darmklemmen nach Kocher
Anus-praeter-Anlage	Großes Laparotomie-Sieb	Großes Rundmesser

Operation	Grundausstattung	Zusatzinstrumente
Anteriore Rektumresektion	Großes Laparotomie-Sieb	eventuell Schere nach Hösel eventuell Klemmen nach Allis eventuell Anastomosengeräte
Kolondurchzug	Großes Laparotomie-Sieb	eventuell Schere nach Hösel eventuell Klemmen nach Allis eventuell Anastomosengeräte
Abdomino-sakrale Rektumamputation	Großes Laparotomie-Sieb Kleines Laparotomie-Sieb	Kleines Rundmesser Stoma-Versorgungs-Set
Proktokolektomie	Großes Laparotomie-Sieb Kleines Laparotomie-Sieb	Kleines Rundmesser
Hämorrhoidektomie	Kleines Laparotomie-Sieb	Anal-Spekulum eventuell Parks-Retraktor
Rektum-Prolaps (Operation nach Sudeck)	Großes Laparotomie-Sieb (nach Thompson) Kleines Laparotomie-Sieb (nach Deldrine, nach Thiersch)	eventuell Anal-Spekulum eventuell Parks-Retraktor
Anal-Fissur	Kleines Laparotomie-Sieb	eventuell Anal-Spekulum eventuell Parks-Retraktor
Ano-rektale Abszeßspaltung	Kleines Laparotomie-Sieb	scharfer Löffel
Pilonidalzystektomie	Kleines Laparotomie-Sieb	
Leistenherniotomie	Kleines Laparotomie-Sieb	
Femoralherniotomie	Kleines Laparotomie-Sieb	
Hydrozelen-Operation	Kleines Laparotomie-Sieb	
Varikozelen-Operation	Kleines Laparotomie-Sieb	
Orchidopexie	Kleines Laparotomie-Sieb	

Operationsbeispiele

Von Dr. Manfred Wenzel

Ösophagus-Tumor

Narkose:
Intubationsnarkose

Unteres Drittel
1. Abdominal

Lagerung:
Rückenlage

Abdeckung:
Tuch und Operationsfolie über den Unterkörper. Laken über Unterkörper längs, Laken über Oberkörper quer. Jeweils zwei Tücher seitlich. Abkleben des Operations-Feldes mit Klebestreifen.

Technik:
Obere Medianlaparotomie, Skelettierung des proximalen Magenanteils, Verschluß im proximalen Drittel mit Petz-Nähapparat oder Stapler. Durchtrennung, Sicherheitsübernähung der Durchtrennung am Magen, eventuell Pyloroplastik. Mobilisation des Ösophagus am Hiatus. Schichtweiser Bauchdeckenverschluß, vorher Sikkerdrainage, die an der Bauchdecke angenäht wird.

2. Thorakal

Lagerung:
halbe Seitenlage

Abdeckung:
Tuch und Operationsfolie über den Unterkörper, Laken längs über den Unterkörper, Laken quer über Kopf, Hals und Schulterpartie. Jeweils zwei Tücher in Höhe der vorderen Medianlinie und Wirbelsäule. Abkleben des Operationsfeldes mit Klebestreifen.

Technik:
Interkostalschnitt, Rippensperrer einsetzen, Präparation des Tumorgebietes, Ösophagusresektion in ausreichendem Sicherheitsabstand. Anastomose zwischen hochgezogenem Magen an der Vorderwand ein- bis zweischichtig, Magenanteile werden manschettenförmig um die Anastomose geschlagen. Vereinfachung der Technik durch Verwendung der Stapler. Thorakale Sicherheitsdrainage, Wundverschluß.

Mittleres Drittel

Wie unteres Drittel oder substernaler Kolondurchzug (abdominal):

Technik:
Median- oder Rippenbogenrandschnitt links. Ausschaltung des linken Hemikolons, Durchtrennung jeweils zwischen Petz-Klammerreihen oder mit Stapler. Zunächst End-zu-End-Anastomose zwischen Colon transversum und descendens – Sigma einreihig, Mesenterialschlitzverschluß. Dann isoperistaltische Kologastrostomie (ein- oder zweischichtig per Hand oder mit Stapler. Hiatuseröffnung, schichtweiser Bauchdeckenverschluß.

Thorakaler Anteil

Lagerung:
siehe unteres Drittel

Technik:
Interkostalschnitt – Rippensperrer. Präparation und Resektion des Tumors mit ausreichendem Sicherheitsabstand. Heraufziehen des ausgeschalteten Kolons, einreihige End-zu-End- oder End-zu-Seit-Anastomose (Ösophagokolostomie) im thorakalen Anteil von Hand oder mit Stapler. Drainage. Schichtweiser Wundverschluß.

Instrumente:
2 x großes Laparotomie-Sieb eventuell Thorax-Sieb und Häring-Endoprothese

Nebenschilddrüsen-exstirpation

Narkose:
Intubation / Woodbridge-Katheter

Lagerung:
Kopf rekliniert, Arme seitwärts ausgestreckt, Oberkörper leicht angehoben

Abdeckung:
Zwei Tücher unter Hals und Kopf, das obere davon wird um den Kopf zusammengeschlagen. Ein weiteres Tuch quer über den Kopf bis Kinnhöhe. Laken über den Körper bis oberes Thoraxdrittel. 2 Tücher seitlich / Halspartie (Auch Klebetücher verwendbar). Abkleben der Tuchränder zum Operationsfeld mit Klebestreifen.

Technik:
Kocherscher Kragenschnitt, Durchtrennung von Haut, Subkutis und Platysma (Blutstillung durch Ligaturen oder Elektrokoagulation). Freilegung der Schilddrüse nach Querspaltung der mittleren Halsfaszie und Muskulatur. Aufsuchen der Epithelkörperchen, die meist an der Rückseite der Schilddrüse liegen (prä- und intraoperative Lokalisierung durch Sonogramm möglich). Ein Epithelkörperchen kann nach Exstirpation subkutan am Arm frei transplantiert werden, wo es im Bedarfsfall leicht wieder zu-

gänglich ist. Wundverschluß wie bei Struma.

Instrumente:
Kleines Laparotomie-Sieb
Isoliersonden (96)
Redon-Spieß (92)

Ösophagus-Divertikel

Narkose:
Intubationsnarkose / Woodbridge-Katheter

Lagerung:
Oberkörper leicht aufgerichtet, Kopf gestreckt nach rechts gedreht

Abdeckung:
Laken bis zur Klavikularhöhe, Op.-Feld mit drei Klebetüchern abkleben

Technik:
Kollares Divertikel: Schräger Hautschnitt linke Halsseite, Freilegung des Divertikels. Präparation und Abtragung an der Basis. Mehrschichtige Naht, schichtweiser Wundverschluß, Redondrainage für 24 Stunden.
Thorakale und epiphrenale Divertikel: Thorakaler Zugang (siehe dort) und entsprechendes Vorgehen wie oben.

Instrumente:
Kleines oder großes Laparotomie-Sieb
Thoraxsieb (siehe „Thoraxchirurgie" – Sternotomie –)

Strumaresektion

Narkose:
Intubation / Woodbridge-Katheter

Lagerung:
Kopf rekliniert, Arme seitwärts ausgestreckt, Oberkörper leicht angehoben.

Abdeckung:
Zwei Tücher unter dem Kopf, das obere wird um den Kopf geschlagen. Körperabdeckung mit Laken bis Thoraxmitte; seitlich je ein Laken, Abklebung des Operationsfeldes.

Technik:
Kocherscher Kragenschnitt, Durchtrennung von Haut, Unterhautgewebe und Platysma, Einsetzen erst scharfer dann Rouxscher Wundhaken, Freilegung der Schilddrüse durch Querspaltung der Halsfaszie und der Halslängsmuskulatur unter sorgfältiger Blutstillung (Ligaturen oder Elektrokoagulation). Stumpfe Präparation bis auf die Kapsel. Aufsuchen, Ligaturen und Durchtrennung der oberen, später auch der unteren Polgefäße. Isthmusdurchtrennung zwischen Ligaturen über der Hohlsonde. Keilförmige Exzision von ca. 4/5 des Drüsenlappens. Blutstillung mit Umstechungsnähten. Kapseladaptionsnähte. Einlage zweier gekreuzter Redon-Saugdrains in das Wundgebiet für ein bis zwei Tage. Schichtweiser Wundverschluß.

Instrumente:
Kleines Laparotomie-Sieb
Isoliersonde (96)
Redon-Spieß (92)

Palliativeingriff bei Ösophagustumor (Bypass-Operation)

Narkose:
Intubation

Lagerung:
Rückenlagerung, Kopf rechts seitlich gewendet

Abdeckung:
Tuch und Operationsfolie Unterkörper. Laken längs auf den Unterkörper, Laken quer über den Kopf. Je zwei Tücher seitlich, Abkleben des Op.-Feldes mit Klebestreifen. Zunächst Oberkörper mit weiterem Tuch abdecken.

Technik:
Mediane Laparotomie. Präparation des linken Hemikolons zur Ausschaltung. Stielung an A. und V. colica sinistra. Proximale und distale Durchtrennung mit Petz- oder Stapler-Gerät. Transverso-Sigmoideostomie mit Nahtgerät oder einreihig per Hand. Mesenterialschlitzverschluß.
„Bohren" eines substernalen Kanals mit Kornzange oder ähnlichem. Ausleitung mittels Hautschnitt links kollar, stumpfe Erweiterung. Isoperistaltischer Durchzug der ausgeschalteten Kolonschlinge. Gastrokolostomie und kollare Ösophagokolosotomie per Nahtgerät

oder per Hand. Drainagen, schichtweiser Wundverschluß.

Instrumente:
2 x großes Laparotomie-Sieb, eventuell Thoraxsieb (siehe "Thoraxchirurgie") oder Endoprothese nach Häring

Tumorpertubation

Narkose:
Intubationsnarkose

Lagerung:
Wie bei Magenoperation

Abdeckung:
Wie bei Magenoperation

Technik:
Oberbauchmedianschnitt Gastrotomie (siehe dort): über liegende Magensonde wird der an dieser befestigte Häring- oder Celestine-Tubus durch den Tumor gezogen und, je nach System, befestigt. Zweireihiger Verschluß der Gastrotomie (oder Nahtgerät), Sicherheitsdrainage, schichtweiser Wundverschluß. Der Eingriff kann auch per endoskopischer Pertubation durchgeführt werden.

Instrumente:
Kleines Laparotomie-Sieb
Häring- oder Celestine-Endoprothese
eventuell Auto-Suture-Set (67 – 72) oder Proximate (Ethicon®) (63 – 66)

Kardiomyotomie

Narkose:
Intubationsnarkose

Lagerung:
Rückenlage, leicht überstreckt

Abdeckung:
1 Tuch und Operationsfolie auf den Unterkörper, Laken längs über den Unterkörper – Laken quer über den Oberkörper. Je zwei Tücher seitlich, Abkleben des Operationsfeldes mit Klebestreifen

Technik:
Oberbauchmedianschnitt. Über einem eingelegten dicken Magenschlauch Spaltung der Ringmuskulatur des distalen Ösophagus auf einer Länge von 5 – 6 cm. Die Myotomie sollte auch etwa 2 cm der Magenvorderwand erfassen. Vielfach gleichzeitig Fundoplicatio (siehe dort). Sicherheitsdrainage, schichtweiser Wundverschluß.

Instrumente:
Kleines Laparotomie-Sieb

Hiatusherniotomie / Fundoplicatio

Narkose:
Intubationsnarkose

Lagerung:
Rückenlage leicht gestreckt

Abdeckung:
Wie Kardiomyotomie

Technik:
Obere Medianlaparotomie oder Rippenbogenrandschnitt links. Spaltung des Peritoneums in Kardiahöhe und Anschlingen des Ösophagus. Darstellung des Hiatus ösophageus, Einengung des Schlitzes mit Einzelknopfnähten. Anschließend Fundoplikation:
Die Hinterwand des Magenfundus wird beidseitig von hinten um den untersten Abschnitt der Speiseröhre nach vorn gezogen, die Ränder durch Einzelknopfnähte miteinander vereinigt. Mitfassen der Ösophaguswand. Sicherheitsdrainage, schichtweiser Wundverschluß.

Instrumente:
Kleines Laparotomie-Sieb

Kardiaresektion

Narkose:
Intubationsnarkose

Lagerung:
Rückenlage leicht überstreckt

Abdeckung:
Wie Magen

Technik:
Obere Medianlaparotomie oder Rippenbogenrandschnitt links. Skelettierung der proximalen Magenhälfte von Hand oder mit Nahtgerät an der großen und kleinen Kurvatur. Präparation des distalen Ösophagus, Durchtrennung des Magens etwa in der Mitte entweder zwischen Petz'schen Klammerreihen oder mit Nahtgerät, sowie des Ösophagus (nach Anlegung von Haltenähten) oberhalb der Tumorabstandsicherheitsgrenze. Implantation des Ösophagus in die Vorderwand der verbliebenen Magenhälfte mit Nahtgerät oder per Hand: Gastrotomie, einreihige Einzelknopfnähte. Sicherung der Anastomose durch Umschlagen der „Magenzipfel" der großen und kleinen Kurvatur über die Anostomose durch adaptierende Einzelknopfnähte. Eventuell Pyloromyotomie erforderlich.
Sicherheitsdrainagen, schichtweiser Wundverschluß.

Instrumente:
Großes Laparotomie-Sieb
Darmklemmen n. Kocher (20/21)
Darmklemmen nach Nußbaum (20/22)
Petz-Klammergerät oder Auto-Suture-Gerät (67 – 72) oder Proximate (63 – 71)

Vagotomie

Narkose:
Intubationsnarkose ohne Vagolytikum vom Adrenalin-Typ

Lagerung:
Rückenlage leicht überstreckt

Abdeckung:
Siehe Magen

Technik:
Obere mediane Laparotomie Superselektive proximale Vagotomie (SPV): Spaltung des Peritonealüberzugs in Kardiahöhe. Darstellung der Vagi oberhalb der Abzweigung der Leberäste, Anschlingen der beiden Vagi und der Leberäste, Identifizierung der Latarget-Nerven und der vom Ramus hepaticus zum Pylorus ziehenden Äste. Schrittweise Dissektion der kleinen Kurvatur schräg auf die vordere Kardia zum Hisschen Winkel übergreifend und der Magenhinterwand. Wenn erforderlich (z. B. Narbenbulbus) anschließend Pyloroplastik: Auf einer Länge von 8 cm über dem Pylorus Längsspaltung der äußeren Wandschichten, dann quer einschichtige Einzelknopfnähte der Myotomie (mehrere andere Varianten möglich) Drainage, schichtweiser Wundverschluß.

Instrumente:
Kleines Laparotomie-Sieb

Billroth I Magenresektion

Narkose:
Intubationsnarkose

Lagerung:
Rückenlage

Abdeckung:
1 Tuch und Operationsfolie auf den Unterkörper. Laken längs über den Unterkörper – Laken quer über den Oberkörper. Je zwei Tücher seitlich, Abkleben des Operationsfeldes mit Klebestreifen

Technik:
Obere Medianlaparotomie, Skelettierung der großen und kleinen Kurvatur über der Sonde oder zwischen Overholtklemmen, oder mittels Ligaturgerät. Durchtrennung des Magens an der Grenze zwischen oberem und mittlerem Drittel durch Nahtgerät oder zwischen Petz'schen Klammerreihen. Die am Magenstumpf verbleibende Petz'sche Klammerreihe wird durch Einzelknopfnähte versenkt. Abtrennung des Präparates im Duodenalbereich. Ein- oder zweischichtige Einzelknopfnahtreihen zur Anastomosierung zwischen Duodenum und Magenstumpf. Anastomosensicherung durch Eckpfeilernähte.
Drainage, schichtweiser Wundverschluß.

Instrumente:
Großes Laparotomie-Sieb
Klemmen nach Allis (16)
Petz-Klammergerät groß oder Auto-Suture (67 – 72) bzw. Proximate (63 – 71)

Billroth II Magenresektion

Narkose:
Intubationsnarkose

Lagerung:
Rückenlage

Abdeckung:
Siehe Magen

Technik:
Obere Medianlaparotomie, Skelettierung der unteren zwei Drittel der großen und der kleinen Curvatur unter Schonung der Arteria pancreaticoduodenalis, des Ductus choledochus und des Ductus pankreaticus. Durchtrennung des Bulbus duodeni offen, mit Naht- oder Petzgerät.

Offen: Verschließen des Duodenalstumpfes mit Einstülpungs- und Überrollungs-Einzelknopfnähten. Bei Versorgung mit Nahtgerät keine weitere Versorgung erforderlich. Bei Versorgung mit Petz: Einzelknopf-Einstülpungsnähte.

a) Retrokolische Gastroenterostomie:
Oberste Jejunumschlinge durch angelegten Mesokolonschlitz ziehen und eine hinten und vorne zweischichtige Anastomose zwischen Magenstumpf und Jejunum End-zu-Seit anlegen. Einstülpen der überstehenden Magenanteile mit Einzelknopfnähten. Einnähen der Anstomose in den Mesokolonschlitz mit Einzelknopfnähten.

b) Antekolische Gastroenterostomie:
Ca. 50 cm vom Treitzschen Band entfernt wird das Jejunum vor dem Querkolon hochgezogen und wie bei a) beschrieben eine Anastomose angelegt. Am Fußpunkt von zu- und abführender Jejunumschlinge zusätzlich zweischichtige Seit-zu-Seit-Enteroanastomose (Braun). Drainage, schichtweiser Wundverschluß.

Instrumente:
Großes Laparotomie-Sieb
Klemmen nach Allis (16)
Darmklemmen n. Nußbaum (20/22)
Petz-Klammergerät (61) oder Auto-Suture-Gerät (67 – 72) bzw. Proximate (63 – 71)
Organschere (49)

Gastrektomie

Narkose:
Intubationsnarkose

Lagerung:
Rückenlage, eventuell leicht links angehoben

Abdeckung:
Siehe Magen

Technik:
Obere Medianlaparotomie oder Rippenbogenrandschnitt links. Skelettierung des gesamten Magens unter Mitnahme des Ligamentum gastrocolicum und des Omentum majus einerseits und Lymphknotendissektion im Bereich des Tripus hallerie andererseits. Resektion von Magen und distalem Ösophagusanteil.

Möglichkeiten zur Wiederherstellung der Passage:

a) Ösophago-Jejunostomie:
Verschluß des Duodenalstumpfes wie bei Magenresektion beschrieben. Ante- oder retrokolisches Hochziehen des Jejunums 50 bis 70 cm vom Treitzschen Band entfernt. End-zu-Seit-Anastomosierung in Nahtgerät-Technik oder von Hand einreihig allschichtig. Entlastung der Anastomose durch Aufhängung am Zwerchfell mit Einzelknopfnähten. Fußpunktanastomose (Enteroanastomose nach Braun)

zweischichtig zwischen zu- und abführender Schlinge.

b) Y-Roux-Anastomose:
Duodenalstumpfverschluß wie oben. Ca. 30 cm vom Treitzschen Band kurzstreckige Jejunumskelettierung, Durchtrennung mit Nahtgerät oder zwischen Petz'schen Klammern. Einstülpungsnähte (Einzelknopf) der distalen Enden im Klammerbereich. End-zu-Seit Ösophago-Jejunostomie (Technik: Nahtgeräte oder einschichtig-allreihig von Hand). Der überstehende Stumpf wird mit Einzelknopfnähten um die Anastomosenvorderwand herumgeschlagen. Dann End-zu-Seit Y-Anastomose Jenuno-Jejunostomie mindestens 30 cm von der Ösophago-Jejunostomie entfernt (Nahtgerät) oder zweireihig von Hand, fortlaufend oder einzeln.

c) Longmire
Ausschaltung einer gut gefäßversorgten ca. 30 cm langen Jejunumschlinge. Retrokolisches Hochziehen durch angefertigten Mesokolonschlitz. Jejuno-Jejunostomie von Hand End-zu-End zweireihig oder per Nahtgerät. End-zu-End-Duodenojejunostomie zweireihig von Hand oder in Nahtgerät-Technik, dann End-zu-End-oder End-zu-Seit-Ösophago-Jejunostomie ebenfalls von Hand einreihig allschichtig oder in Nahtgerät-Technik. Sicherheitsdrainage, schichtweiser Wundverschluß.

Instrumente:
Großes Laparotomie-Sieb
Auto-Suture-Set (67 – 72)
Proximate (63 – 71)

Splenektomie

Narkose:
Intubationsnarkose

Lagerung:
Rückenlage eventuell links leicht angehoben

Abdeckung:
Siehe Magen

Technik:
Rippenbogenrandschnitt links, oder quer oder Transrektalschnitt links. Präparation des Milzstieles. Nach getrennter Doppelligatur von Arteria und Vena lienalis Durchtrennung und Exstirpation. Sorgfältige Blutstillung Sicherheitsdrainage ins Milzlager, schichtweiser Wundverschluß. Bei oberflächlichen oder glatten Läsionen können reparativ Humanfibrin-Kleber und Kollagenvlies zur Anwendung kommen und/oder Netztasche aus resorbierbarem Kunststoff.

Instrumente:
Großes Laparotomie-Sieb

Duodeno-pankreatektomie

Narkose:
Intubationsnarkose

Lagerung:
Rückenlage

Abdeckung:
Siehe Magen

Technik:
Obere Medianlaparotomie, Ligatur und Durchtrennung von Arteria gastrica dextra und Arteria gastroduodenalis. Resektion des distalen Magenanteils. Durchtrennung des Pankreas links der Kreuzung mit den Mesenterialgefäßen, schrittweise Präparation des Pankreashalses. Cholezystektomie. Nach Absetzen des Ductus choledochus Skelettierung und Mobilisierung von distalem Duodenum und proximalem Jejunums hinter den Mesenterialgefäßen. Dann Absetzen des Pankreaskopfes von Pfortader, V. mesenterica superior und Arteria pankreaticoduodenalis inferior.
End-zu-End-Invaginationsanastomose zwischen Pankreasstumpf und Jejunum nach Verödung der Pankreasgänge mit Prolamin, Sicherung mit Humanfibrinkleber. Weiter distal End-zu-Seit-Choledochojejunostomie (evtl. T-Drainage), Wiederherstellung der Passage durch retro- oder antekolische Gastroenterostomie per Nahtgerät oder von Hand.
Dekompression des zuführenden Schenkels durch transgastrische Drainage oder Ableitungssonde. Drainagen der Bauchhöhle, Wundverschluß.

Instrumente:
Großes Laparotomie-Sieb
Darmklemmen n. Kocher (20/22)
Darmklemmen n. Nußbaum (61)
Petz-Klammergerät (67 – 72)
Auto-Suture-Set (63 – 66) oder
Proximate-Set (95)
Evtl. Gefäßsieb (siehe dort)

Pankreasdrainage bei Pankreatitis

Pankreaspseudozysten

Narkose:
Intubationsnarkose

Lagerung:
Rückenlage

Abdeckung:
Siehe Magen

Technik:
Oberbauchquer- oder Oberbauchmedianschnitt: Y-Roux-Anastomose: 30 cm vom Treitz'schen Band entfernt kurzstreckig skelettiertes Jejunum zwischen Petz'schen Klammern, Darmklemmen oder mit Nahtgerät durchtrennen. Distales Ende retrokolisch hochziehen, nachdem das Ligamentum gastrocolicum eröffnet wurde. Einreihig allschichtig Anastomose mit der eröffneten Zyste, nachdem diese entleert wurde. Schlitze im Mesokolon verschließen. Ca. 30 cm von der Anastomose entfernt End-zu-Seit-Anastomose zweireihig zwischen proximalem Jejunumanteil und Cystenableitung (Y). Drainage, schichtweiser Wundverschluß.

Instrumente:
Großes Laparotomie-Sieb
Darmklemmen n. Kocher (20/21)
Darmklemmen n. Nußbaum (20/22)
Petz-Klammergerät (61)
Auto-Suture-Set (67 – 72) bzw.
Proximate (63 – 66)

Cholezystektomie

Narkose:
Intubationsnarkose

Lagerung:
Rückenlage leicht überstreckt, eventuell rechts angehoben

Abdeckung:
Operationsfolie und Tuch auf den Unterleib, Laken längs über den Unterkörper, Laken quer über den Oberkörper, jeweils doppelte Tücher zur seitlichen Abdeckung, Abkleben des Operationsfeldes mit Klebeband

Technik:
Transrektalschnitt, Anklemmen der Gallenblase, Spaltung des Peritoneums über dem Recessus vesicae felleae. Präparation, Ligatur und Durchtrennung der Arteria cystica. Unterbinden des präparierten Ductus cysticus gallenblasennahe. Intraoperatives Cholangiogramm: Nach Inzision des Ductus cysticus Einbinden einer Röntgenkanüle. Nach Bildwandlerkontrolle doppelte Ligatur des Cysticus nahe der Einmündung in den Choledochus. Durchtrennung. Ausschälung der Gallenblase aus dem Leberbett, Reperitonealisierung von Leberbett, Cysticusstumpf und Choledochus. Sicherheitsdrainage ins Foramen Winslowii. Schichtweiser Wundverschluß.

Instrumente:
Großes Laparotomie-Sieb
Faßzangen nach Duval (17)

Choledochotomie

Narkose und Lagerung wie bei Cholezystektomie

Technik:

Transrektalschnitt im rechten Oberbauch, Vorgehen wie bei Cholezystektomie. Nach Darstellung des Ductus choledochus Anlegen zweier atraumatischer Haltefäden, Längsinzision des Choledochus dazwischen unterhalb der Einmündung des Ductus cysticus. Extraktion vorhandener Konkremente mit Zange, Löffel, Fogarty-Katheter, Dormia-Zeiss-Schlinge und / oder Kochsalzspülungen. Eventuell Kontrollcholedochoskopie. Probebougierung der Papilla Vateri. Einlage eines T-Drains in den Ductus choledochus, seitliche Ableitung durch die Bauchdecke. Sicherheitsdrain ins Foramen Winslowii, schichtweiser Bauchdeckenverschluß.

Instrumente:

Großes Laparotomie-Sieb
Schere nach Potts (46)
Gallensteinsonden n. Bakes (79)
Gallenlöffel nach Luer-Körte (81)
Gallenzangen nach Randall (83)
Choledochoskop (85)
Galleninstrumente (79 – 86)

Transduodenale Papillotomie

Narkose, Lagerung und Abdeckung wie Cholezystektomie

Technik:

Transrektalschnitt im rechten Oberbauch, Längseröffnung des Duodenums in Höhe der Papilla Vateri zwischen Haltefäden an der kontralateralen Seite. Spaltung des Sphincter-oddi über einer eingeschobenen Sonde oder einem nach Choledochotomie durch die Papille geleiteten Drain in Gangrichtung. Säumung der Mukosa. Für kurze Zeit Schiene mit einem T-Drainschenkel, der aus dem Choledochus transpapillär in den Darm geleitet wird, empfehlenswert. Zweireihiger Querverschluß des Duodenums, einreihiger Einzelknopfnahtverschluß der Choledochotomie. Seitliche Herausleitung des T-Drains durch die Bauchdecke, Sicherheitsdrainage, schichtweiser Bauchdeckenverschluß.

Instrumente:

Großes Laparotomie-Sieb
Papillotom (86)

Umgehungs-anastomosen der Gallenausführungs-gänge

Narkose:

Abdeckung wie bei Cholezystektomie

Technik:

Cholecysto-Jejunostomie (Y-Roux):
Transrektalschnitt im Oberbauch rechts. Durchtrennung des Jejunums ca. 20 cm hinter dem Treitz'schen Band zwischen weichen Darmklemmen, mit Petzklammern oder durch Nahtgerät. 20 bis 30 cm von dieser Stelle entfernt zweireihige End-zu-Seit-Anastomose zwischen proximalem und distalem Anteil. Anschließend End-zu-Seit- oder End-zu-End-Anastomose zwischen retrokolisch hochgezogenem freien Jejunumstumpf und Gallenblase, Einzelknopfnähte allschichtig einreihig.
Choledocho-Jejunostomie (Y-Roux):
Gleiches Vorgehen wie oben, dann Funktionsanastomose Seit-zu-Seit allschichtig einreihig. Jejunumstumpf vorher nochmals durch Übernähung sichern.
Choledocho-Duodenostomie:
Transrektalschnitt, Präparation des Ductus choledochus, Kocher'sche Mobilisation des Duodenums. Einreihig allschichtige Einzelknopf-

nahtanastomose zwischen Duodenum und Choledochus. Bei allen Eingriffen Sicherheitsdrain hinter die Anastomose, schichtweiser Bauchdeckenverschluß.

Instrumente:
Großes Laparotomie-Sieb
Darmklemmen n. Kocher (20/21)
Darmklemmen n. Nußbaum (20/22)
Petz-Klammergerät (61) oder Nahtgerät (67 – 72) bzw. Proximate (63 – 66)

Appendektomie

Narkose:
Intubation, seltener Maskennarkose

Lagerung:
Rückenlage

Abdeckung:
Weißes Tuch Oberkörper. Laken längs über den Unterkörper, – Laken quer – Oberkörper. Seitliche Abdeckung nach beiden Seiten mit jeweils zwei Tüchern. Abkleben des Operationsfeldes mit Adhäsivband.

Technik:
Quer oder Längsschnitt im rechten Unterbauch, der als pararektaler Kulissenschnitt fortgesetzt wird. Luxation des Zoekums vor die Bauchdecke mit feuchter Mullage. Nach Skelettierung über Overholtklemmen Quetschung der Basis und Ligatur. Abtragung der Appendix an der Basis. Versenkung des Stumpfes mit Z- und Halbmond-Einzelknopfnähten (auch Tabaksbeutelnaht üblich).
Reperitonealisierung des Mesteriolums. Luxieren des Dünndarms vom Zoekum aus auf etwa 1,5 m. (Meckelsches Divertikel?). Schichtweiser Bauchdeckenverschluß.

Instrumente:
Kleines Laparotomie-Sieb
Bei Meckelschem Divertikel:
Darmklemmen n. Kocher (20/21)

Anus praeter Anlage

Narkose:
Intubationsnarkose

Lagerung:
Rückenlage

Abdeckung:
Operationsfolie und Tuch auf den Unterkörper bis zur Symphyse, Laken längs auf Unterkörper, Laken quer auf Oberkörper, je zwei Tücher seitlich, Abkleben des Op.-Feldes mit Adhäsivband.

Technik:
Medianschnitt. Unter Schonung der Arteria colica media kurzstrekkige Skelettierung des Querkolons im Bereich der Insertion des großen Netzes. Je nach Mobilisationsmöglichkeit kleine Extraöffnung der Bauchdecke links oder rechts transrektal im Unter- oder Mittelbauch. Hindurchziehen des Darmes durch diese Öffnung, Einnähen in die Bauchdecke. Um ein Zurückgleiten in die Bauchhöhle zu verhindern, wird der doppelläufige Anus praeter über einen „Balken" (verschiedene Systeme im Handel) geleitet. Unmittelbar postoperativ Eröffnung des Darmes und Versorgung mit Ausstreifbeutel. Schichtweiser Wundverschluß.

Anus praeter naturalis sigmoideus:
Unterer Medianschnitt, Mobilisierung des Sigmas, Herausleitung durch eine kleine Extraöffnung transrektal im linken Unterbauch. Einnähen in die Bauchdecke. Ein doppelläufiger Anus praeter wird durch einen zusätzlichen Balken gesichert. Sofortige Eröffnung des Darmes, Versorgung mit Stomaausstreifbeutel. Schichtweiser Wundverschluß.

Instrumente:
Großes Laparotomie-Sieb
Rundmesser (102)
Stoma-Set

Rechtsseitige Hemikolektomie

Narkose:
Intubationsnarkose

Lagerung:
Rückenlage, eventuell rechts leicht angehoben

Abdeckung:
Operationsfolie und Tuch über Unterkörper. Laken längs über den Unterkörper – Laken quer über Oberkörper – doppelte Tücher beidseitig, Abkleben des Operationsfeldes mit Klebeband

Technik:
Para- oder Transrektalschnitt im Ober-Mittelbauch rechts. Spaltung des Peritoneums lateral etwa 10 bis 15 cm von der Ileo-Zoekalklappe am Ileum beginnend, entlang dem Colon ascendens bis ins rechte Querkolondrittel. Dabei Durchtrennung und Ligatur des Ligamentum gastrocolicum mit Schonung der Magengefäßarkade. Skelettierung medial. Arteria und Vena colica dextra wurden vorher ligiert und durchtrennt. Durchtrennung der Absetzungsstelle mit Nahtgerät oder Petzklammern. End-zu-End-Anastomose (Ileotransversostomie) mit Einzelknopfnähten einreihig von Hand oder mit Nahtgerät-Technik, auch Seit-zu-Seit-Anastomose möglich. Verschluß der Me-

senterialschlitze intraabdominelle Drainage. Schichtweiser Wundverschluß.

Instrumente:
Großes Laparotomie-Sieb
Großes Petz-Klammergerät (61)
Auto-Suture-Set (67 – 72) bzw.
Proximate (63 – 66)

Kolon-Transversum-Resektion

Narkose:
Intubationsnarkose

Lagerung:
Rückenlage

Abdeckung:
Operationsfolie und Tuch über Unterkörper, Laken längs über Unterkörper, Laken quer über Oberkörper, je zwei Tücher an den Längsseiten, Abkleben des Operationsfeldes mit Klebeband

Technik:
Oberbauchmedian- oder Querschnitt. Abbinden des Darmes links und rechts vom Tumor, Ligatur und Durchtrennung von Arterie und Vene colica media. Spaltung des Peritoneums im Bereich des Mesokolon zwischen den Absetzungsstellen, Durchtrennung des Ligamentum gastrocolicum unter Schonung der Magenarkade in gleicher Ausdehnung. Spaltung des Peritoneums, das die Hinterwand der Bursa omentalis bildet, Skelettierung des betroffenen Darmabschnittes. Durchtrennung des Querkolons in weitem Sicherheitsabstand zwischen weichen Darmklemmen, Petzklammerreihen oder in Nahtgerät-Technik. End-zu-End-Anastomose je nach Schule ein- bis dreireihig. Verschluß des

Peritonealschlitzes und der Bursa omentalis. Drainage. Schichtweiser Wundverschluß.

Instrumente:
Großes Laparotomie-Sieb
Darmklemmen n. Kocher) (20/21)
Darmklemmen n. Nußbaum (20/22)
Auto-Suture-Set (67 – 72) oder
Proximate (63 – 66)

Linksseitige Hemikolektomie

Narkose:
Intubationsnarkose

Lagerung:
Rückenlage

Abdeckung:
Siehe Transversumresektion

Technik:
Pararektalschnitt im linken Ober- und Mittelbauch, Spaltung des Peritoneums lateral vom beweglichen Sigmaanteil in die linke Flexur bis zum linken Kolondrittel. Nach Durchtrennung und Ligatur der Arteria colica sinistra Abbinden des Darmes proximal und distal vom Tumor mit „Nabelbändern". Spaltung des Peritoneums medial, Skelettierung. Zwischen weichen Darmklemmen, Petzklammerreihen oder in Nahtgerät-Technik Absetzen der skelettierten Darmanteile (linkes Querkolondrittel, linke Flexur, Colon descendens und Teile des Sigmoids). End-zu-End-Anastomose einreihig (Transversosigmoideostomie). Reperitonealisierung, Drainage, schichtweiser Wundverschluß.

Instrumente:
Großes Laparotomie-Sieb
Darmklemmen n. Kocher (20/22)
Darmklemmen n. Nußbaum (20/21)
Auto-Suture-Set (67 – 72) bzw.
Proximate (63 – 66)

Sigmaresektion

Narkose:
Intubationsnarkose

Lagerung:
Rückenlage

Abdeckung:
Operationsfolie und Tuch auf den Unterkörper bis zur Symphyse. Laken längs über Unterkörper. Laken quer über Oberkörper. Je zwei Tücher seitlich, Abkleben des Op.-Feldes mit Adhäsivband.

Technik:
Unterer Median- oder Trans- bzw. Pararektalschnitt links. Abbinden des Darmes proximal und distal vom Tumor mit Nabelbändchen, Spaltung des Mesoperitoneums lateral und medial bis zu den vorgesehenen Absetzungsstellen, Ligatur und Durchtrennung der zu- und abführenden Blutgefäße und der Lymphbahnen dieses Gebietes (No-Touch-Technik). Resektion des Darmes zwischen weichen Darmklemmen, oder in Nahtgerät-Technik, End-zu-End-Anastomose einreihig. Sicherheitsdrain, schichtweiser Wundverschluß.

Instrumente:
Großes Laparotomie-Sieb
Bei offener Resektion:
Klemmen nach Allis (16), sonst
Darmklemmen n. Kocher (20/22)
oder

Darmklemmen n. Nußbaum (20/21)
Auto-Suture-Set (67 – 72) bzw.
Proximate (63 – 60)

Anteriore Rektumresektion

Narkose:
Intubationsnarkose

Lagerung:
Rückenlage

Abdeckung:
Siehe Sigmaresektion

Technik:
Unterer Medianschnitt, Spaltung des Mesoperitoneums, die peritoneale Umschlagfalte am Rektosigmoid umkreisend medial und lateral. Unterbindung und Durchtrennung der zu- und abführenden Blutgefäße und der Lymphbahnen. Skelettierung des zur Resektion vorgesehenen Darmabschnittes und damit gleichzeitig Mobilisation des Rektosigmoids. Resektion mit ausreichendem Sicherheitsabstand zum Tumor, einreihige End-zu-End-Anastomose. Diese liegt nach Reperitonealisierung mit Einzelknopfnähten retro- und extraperitoneal. Sicherheitsdrainage, schichtweiser Wundverschluß.

Instrumente:
Großes Laparotomie-Sieb
Klemmen nach Allis (16)
Schere nach Hösel (47/48)
Auto-Suture-Set (67 – 72) bzw.
Proximate (63 – 66)

Abdomino-sakrale Rektumamputation

Narkose:
Intubationsnarkose

Lagerung:
Abdominal: Rückenlage, Beine gespreizt, leicht hängend.
Sakral: Steinschnittlage oder Westhues-Lage

Abdeckung:
Operationsfolie unter das Gesäß, Beine einwickeln („Tüten"), Laken über den Unterkörper längs – Laken über den Oberkörper quer, seitliche Abdeckung mit je zwei Tüchern, Abkleben des Operationsfeldes mit Adhäsivverband oder / und Op.-Folie.

Technik:
Unterer Medianschnitt, Spaltung des Peritoneums lateral und medial des Sigma sowie der peritonealen Umschlagfalte. Skelettierung des Sigmoids und des Rektums möglichst weit hinunter. Durchtrennung des Rektums zwischen Ligaturen oder Petzklammern.
Steinschnittlagerung: Tamponade des Rektumrestes, Tabaksbeutelnaht, Verschluß des Anus. Spaltung der Rima ani den Anus umkreisend. Auspräparation des Rektumstumpfes teils stumpf, teils scharf. Zwei Redondrainagen in die Wundhöhle, schichtweiser Wundverschluß. Dann erneut von abdominal her Verschluß der Sakralhöhle durch Reperitonealisierung, Anlegen einer Stomaöffnung an vorbezeichneter Stelle in der Bauchdecke. Transrektale Implantation des proximalen Sigmaanteils in Form eines endständigen Anus praeter sigmoideus. Einzelknopfnahtverschluß des Schlitzes zwischen Sigmoid, seitlicher Bauchwand und Bauchdecke, schichtweiser Bauchdeckenverschluß.

Instrumente:
Großes und kleines Laparotomie-Sieb
Kleines Rundmesser (102)
Stomaversorgungs-Set

Proktokolektomie

Narkose:
Intubationsnarkose

Lagerung:
Siehe Rektumamputation

Abdeckung:
Siehe Rektumamputation

Technik:
Medianschnitt, Spaltung des Mesenterialüberzugs von der Absetzungsstelle im terminalen Ileum Schritt für Schritt über das Colon ascendens bis hinter die peritoneale Umschlagfalte am Rektosigmoid. Durchtrennung des skelettierten Darms im Bereich von terminalem Ileum und Rektosigmoid in Nahtgerät-Technik oder zwischen Petz-Klammerreihen. Sorgfältige Reperitonealisierung des freigelegten Retroperitonealraumes mit Einzelknopfnähten. Verlagerung des Rektumstumpfes dabei in die Sakralhöhle. Implantation des Ileum schräg durch den rechten Musculus rectus abdominis in den rechten Mittel / Unterbauch. Sofortige Eröffnung des Stomas und Versorgung mit Ausstreifbeutel. Amputation des Rektums siehe dort.

Instrumente:
Großes und kleines Laparotomie-Sieb
Kleines Rundmesser (102)
Stoma-Versorgungsset

Hämorrhoidektomie

Narkose:
Intubationsnarkose oder Periduralanästhesie

Lagerung:
Steinschnittlage

Abdeckung:
Operationsfolie und Tuch unter das Gesäß, „Tüten" über die Beine, je ein Laken links und rechts über den ganzen Körper, 3. Laken quer über den Oberkörper. Abkleben des Op.-Feldes mit Adhäsivbändern, zirkoanaler Klebebeutel

Technik:
Umstechungsligatur der Äste der Arteria rectalis superior bei 3, 7 und 11 Uhr. Submuköse keilförmige Exzision der Knoten mit oder ohne Spaltung des Musculus internus. Adaptionsnähte der Schleimhaut unter Belassung eines Drainagedreiecks im Anokutanbereich.

Instrumente:
Analsieb

Leisten-Herniotomie

Narkose:
Intubationsnarkose oder Peridural-Anästhesie

Lagerung:
Rückenlage

Abdeckung:
Operationsfolie und Tuch über den Unterkörper, Laken längs über den Unterkörper, Laken quer über den Oberkörper jeweils zwei Tücher seitlich, Abkleben des Operationsfeldes mit Klebebändern.

Technik:
Querschnitt etwa von der Mitte des Leistenbandes aus, Spaltung der Faszie über dem Leistenkanal in Faserrichtung, Präparation des Bruchsacks: Ductus deferens, Plexus pampiniformis und die übrigen Gebilde des Funiculus spermaticus werden isoliert. Bei indirekter (lateraler) Hernie wird der Bruchsack abgetragen und verschlossen, der Stumpf unter die Muskulatur versenkt. Rekonstruktion des bei der Präparation gespaltenen Musculus cremaster. Plastischer Verschluß nach Bassini: Mit Nähten zwischen Musculus obliquus internus, Musculus transversus, Falx inguinalis sowie Fascia transversalis und dem Leistenband wird die Hinterwand des Leistenkanals rekonstruiert, durch Naht der Externusaponeuro-

se die Vorderwand. Bei direkter (medialer) Hernie wird der Bruchsack nicht eröffnet, sondern nur zurückgedrängt und darüber dann die Bruchpforte verschlossen.

Instrumente:
Kleines Laparotomie-Sieb

Femoral-Herniotomie

Narkose, Lagerung, Abdeckung wie Leistenherniotomie

Technik:
Querschnitt in Höhe der Mitte des Leistenbandes oder etwa zwei Querfinger weiter medial parallel zum Leistenband. Präparation der Aponeurose des Musculus obliquus externus, stumpfe Auslösung des Bruchsackes bis zu seiner Austrittsstelle, dem Hiatus saphenus. Eröffnung des Bruchsackes und Revision. Resektion des Bruchsackes, Naht und Reposition in die Bauchhöhle. Die Bruchpforte kann mit einer Naht zwischen Leistenband und Fascia pectinea, gegebenenfalls unter Mitnahme oberflächlicher Anteile des Musculus pectineus, geschlossen werden.

Instrumente:
Kleines Laparotomie-Sieb

Versorgung der Hydrozele

Narkose, Lagerung, Abdeckung wie Herniotomie

Technik:
Querschnitt von der Mitte des Leistenbandes aus. Präparation des Funiculus spermaticus. Herausluxieren des Hydrozelensacks durch vorsichtigen Zug. Längsdurchtrennung der äußeren Hodenhüllen bis auf das parietale Blatt der Tunica testis et funiculi spermatici. Umschlag der Hüllen. Nach Resektion der überschüssigen Bruchsackanteile Vernähung der Ränder hinter dem Nebenhoden (Methode nach Winkelmann). Reposition des Hodens in das Skrotum, schichtweiser Wundverschluß.

Instrumente:
Kleines Laparotomie-Sieb

Gefäßchirurgie

Von Helga Weckwerth und
Dr. Horst Loch

Fotos: Christiane Wagner

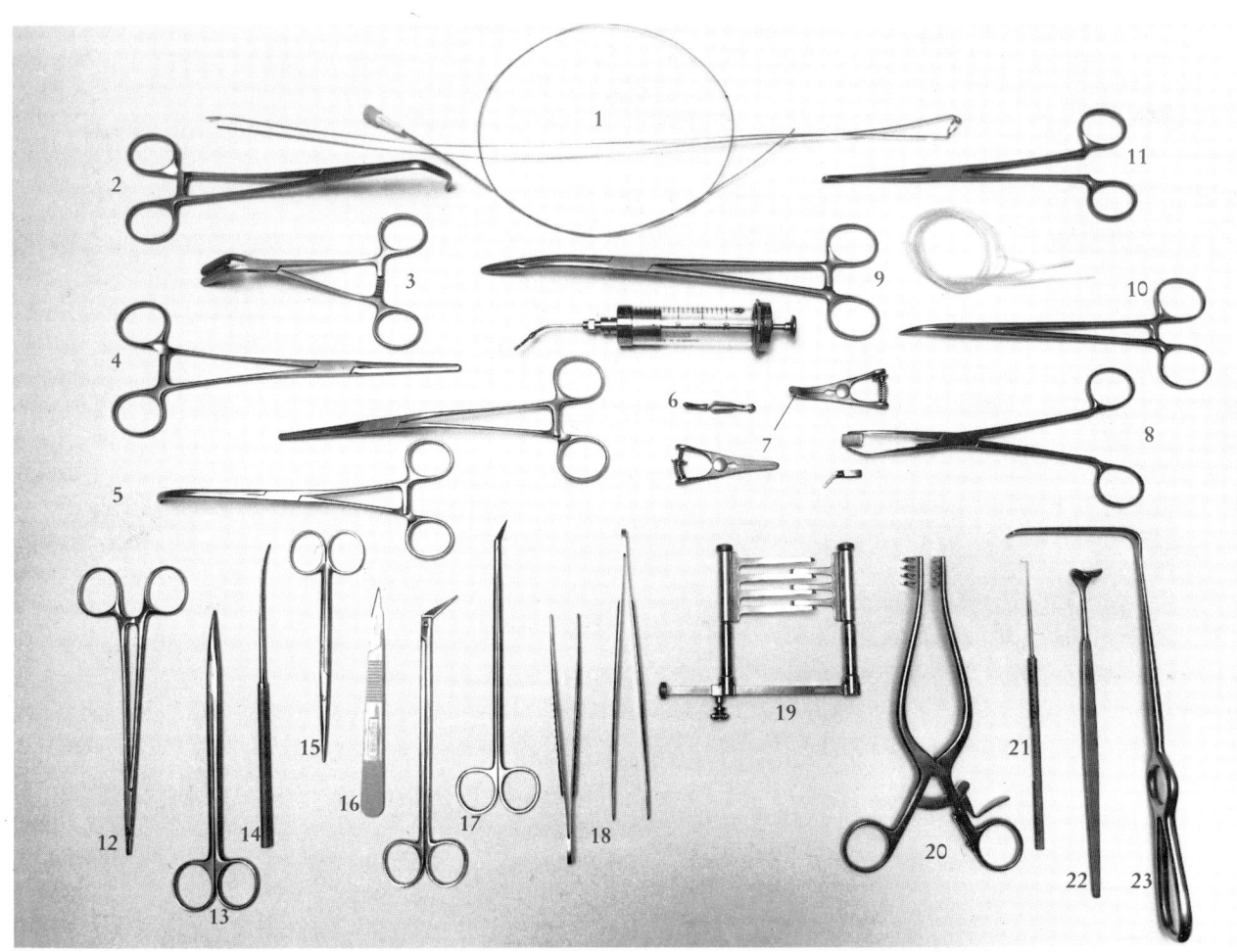

Abb. 1: Gefäßsieb

1	Ballonkatheter nach Fogarty	5	Gefäßklemmen nach Cooley	10	Klemme nach Overholt
2	Gefäßklemmen nach Satinsky	6	Bulldogklemmen nach Diefenbach	11	Embolusfaßzange (Klemme nach Krause)
3	Hydragrip n. Fogarty	7	Bulldogklemmen mit Feder, gerade und gebogen	12	Gefäßnadelhalter
4	Gefäßklemmen nach De Bakey	8	Gefäßclip und Zange	13	Schere n. Metzenbaum
		9	gebogene Kornzange	14	Dissektionsmesser
				15	gerade Schere
				16	Skalpell

(Fortsetzung gegenüber)

17	Gefäßschere n. Potts-Smith
18	Gefäßpinzetten nach De Bakey
19	Karstensensperrer
20	Wundspreizer, selbsthaltend
21	Schielhaken
22	Lidhaken
23	Wundhaken nach Hösel

Gefäßklemmen (rechts)

1–3	Bulldogklemmen
4	Gefäßclip mit Zange
5	Klemme nach Cooley
6	Hydragrip nach Fogarty
7	Klemmen nach De Bakey mit Schloß
8	Gefäßklemme nach Satinsky

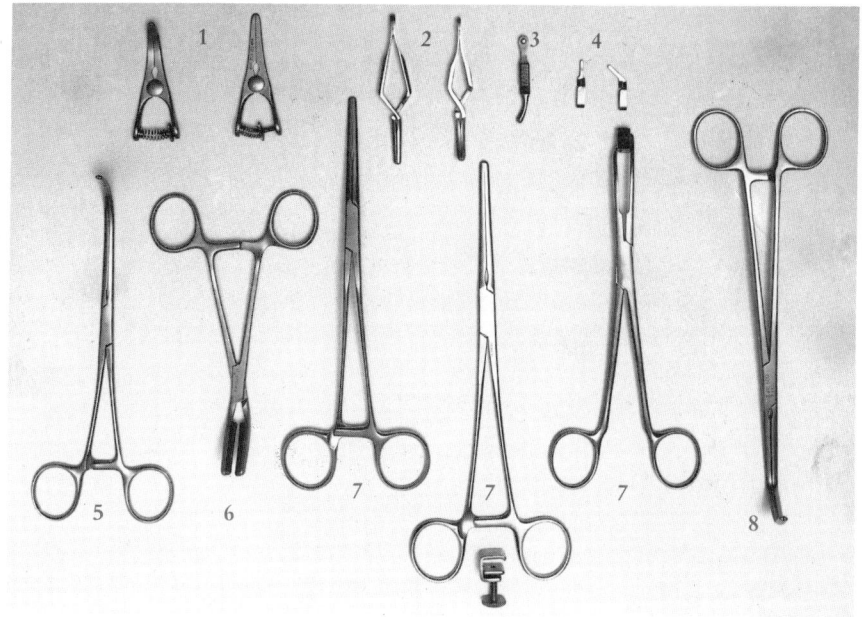

Präparierscheren

1	Irisschere
2	gerade Schere
3	Schere nach Metzenbaum
4	Gefäßscheren nach Potts-Smith

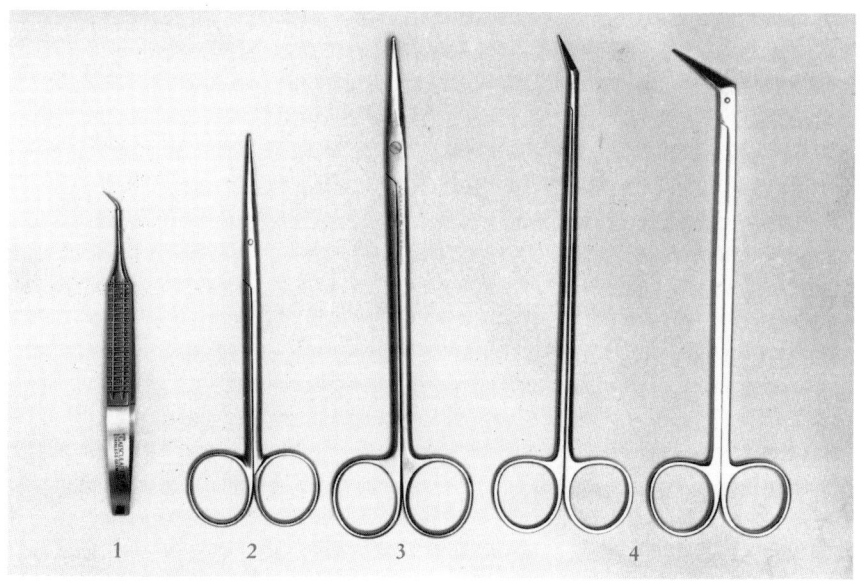

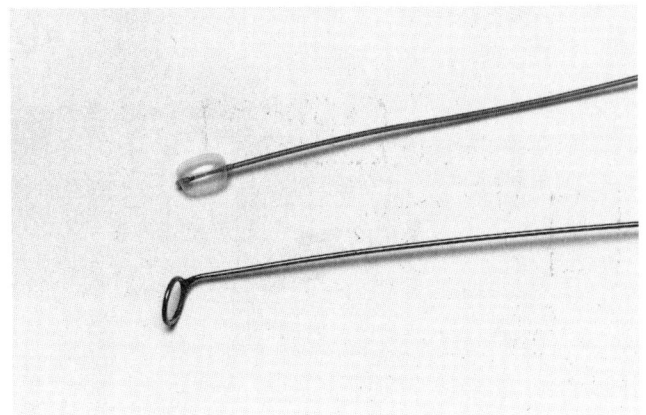

Abb. 2: 1 Fogarty-Ballonkatheter (oben), 2 Ring-
stripper (unten)

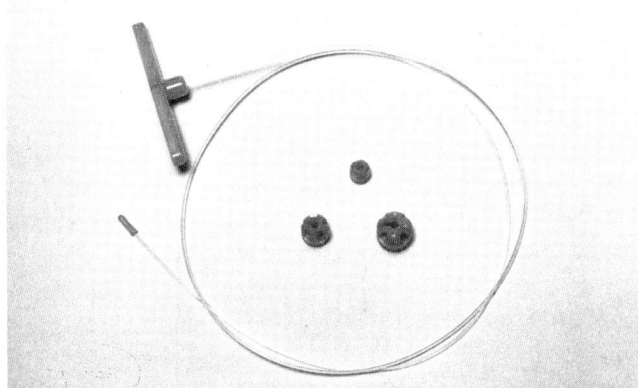

Abb. 3: Ballonkatheter nach Fogarty

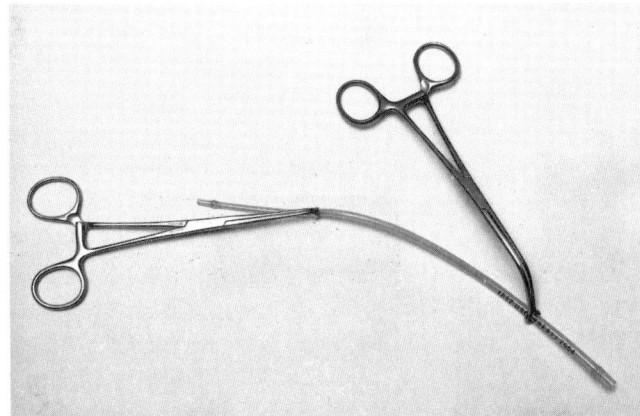

Abb. 4: Intraluminaler Shunt, zwei Carotis-Klemmen

Abb. 5: Venenstripper

Aneurysma der Aorta abdominalis

Narkose:
Intubationsnarkose

Lagerung:
Rückenlagerung; Operations-Tisch leicht nach rechts gedreht

Technik:
Mediane Laparotomie vom Xiphoid bis zur Symphyse. Die Dünndarmschlingen werden in einem Plastiksack nach rechts vor die Bauchdecke gelagert. Spaltung des Retroperitoneums über dem Aneurysma. Die Aorta wird vor dem Aneurysma mit einem Mersileneband, die Iliacaschenkel werden distal des Aneurysmas mit Silikonzügeln angeschlungen. Ligatur der Arteria mesenterica inferior. Abklemmen der Gefäße proximal und distal des Aneurysmas. Mobilisierung des Aneurysmas. Quere Durchtrennung der Beckenarterien und Injektion von Liquemin®-Lösung nach peripher.
Ventrale Spaltung des Aneurysmas bis in beide Iliacae. Ausräumung thrombotischen Materials. Umstechung von blutenden Arteriae lumbales. Eine Bifurkationsprothese wird in der Länge zurechtgeschnitten. Vorgerinnung der Prothese. Anlage der zentralen Anastomose mit fortlaufender Naht mit einem 3 – 0 Faden. Anlage der distalen Anastomosen, erst rechts, dann links, unter mäßiger Längsspannung der Prothese mit einem 4 – 0 Faden und fortlaufender Naht.
Kurz vor Fertigstellung der Naht wird die freie Durchgängigkeit der zentralen und peripheren Strombahn überprüft. Abtragung überschüssiger Teile der Aneurysmawand. Nach Freigabe des Blutstromes wird die Prothese mit den Resten der Aneurysmawand eingescheidet. Verschluß des Retroperitoneums und schichtweiser Bauchdeckenverschluß.

Instrumentarium:
Gefäßsieb
Großes Laparotomie-Sieb

Femoropoplitealer Venenbypass

Bei Gefäßverschlüssen mit umschriebenen oder auch langstreckigen Obliterationen haben sich Bypass-Operationen zur Verbesserung der peripheren Durchblutung bewährt. Sie haben den Vorteil, daß der vorhandene Kollateralkreislauf nicht beschädigt wird. In der Peripherie werden dazu autologe Venen bevorzugt. Als Beispiel wird der femoropopliteale Venenbypass mit Anschluß im proximalen Drittel der Arteria poplitea beschrieben.

Narkose:
Intubationsvollnarkose oder Regionalanästhesie

Lagerung:
Rückenlage: Bein außenrotiert, im Kniegelenk leicht gebeugt und außenrotiert

Technik:
Über einen Längsschnitt am proximalen Oberschenkel, ca. zwei Querfinger lateral des tastbaren Leistenpulses, werden die Arteria femoralis communis, die Arteria femoralis superficialis und die Arteria profunda femoris freipräpariert und angeschlungen.
Über einen zweiten Längsschnitt an der Medialseite des distalen Oberschenkels wird zwischen Musculus vastus medialis und Musculus sar-

torius eingegangen, die Arteria poplitea freigelegt und angeschlungen. Nun wird die Vena saphena magna über eine zusätzliche Hautinzision am proximalen medialen Oberschenkel, ca. drei Querfinger lateral des ersten Hautschnittes freigelegt. Nach Ligatur der Nebenäste wird sie kurz vor der Einmündung in die Vena femoralis abgetrennt. Von mehreren kleinen Inzisionen aus wird die Vene bis zum Knie entnommen, die abgehenden Äste werden sofort ligiert. Durch Spülung mit Heparinlösung wird die Vene aufgeweitet und auf Dichtigkeit kontrolliert. Die Arteria poplitea wird nach Abklemmung an der Vorderseite längs inzidiert, der Rückstrom wird überprüft und Heparinlösung injiziert. Das Venentransplantat wird wegen der Klappen umgedreht und angeschrägt. Mittels 5 – 0- oder 6 – 0-Faden erfolgt eine End-zu-Seit-Anastomose in fortlaufender Naht. Mit einer Kornzange wird ein Gewebetunnel angelegt und das Transplantat mit dieser Kornzange durch den Adduktorenkanal ohne Torquierung in die Leiste hochgezogen. In Höhe des Profunddabganges wird die zentrale Anostomose angelegt, die End-zu-Seit oder End-zu-End plus Patchplastik erfolgen kann.

Instrumentarium:
Gefäßsieb
Kleines Laparotomie-Sieb

Embolektomie

Der Eingriff erfolgt in der Regel nach dem Prinzip der indirekten Fernembolektomie mit dem Ballonkatheter nach Fogarty. Das Gefäß wird an einer gut zugänglichen Stelle eröffnet und der proximal oder distal davon gelegene Embolus mit dem Fogarty-Katheter extrahiert. Als Beispiel wird eine Embolie in der Arteria brachialis beschrieben.

Narkose:
Lokalanästhesie

Lagerung:
Der entsprechende Arm wird auf dem Handtisch seitlich ausgelagert.

Technik:
Hautschnitt im Bereich der Ellenbeuge medial der Bizepssehne. Freipräparation der Arteria brachialis. Das Gefäß wird nach proximal und distal mit einem Silikonzügel angeschlungen und quer eröffnet. Nun Eingehen mit dem Fogarty-Katheter nach proximal und Extraktion des Embolus. Nachdem das Gefäß desobliteriert ist, wird geflusht, Liquemin®-Lösung instilliert, nach proximal und distal abgeklemmt und die Arteriotomie mit 5 – 0 Einzelknopfnähten verschlossen. Anschließend Naht der Subkutis und der Haut.

Instrumentarium:
Gefäßsieb
Fogarty-Katheter
Kleines Laparotomie-Sieb

Die Thrombend-arteriektomie der Carotis

Als Beispiel für eine offene Desobliteration die Thrombendarteriektomie (TEA) der Carotisgabel:

Narkose:
Vorzugsweise Intubationsvollnarkose, auch Regionalanästhesie ist möglich.

Lagerung:
Rückenlage, Kopf rekliniert und zur Seite gedreht. Das Gesicht ist vom Operationsfeld abgewendet.

Technik:
Hautschnitt am Vorderrand des Musculus sternocleidomastoideus. Durchtrennung des Platysmas und der oberflächlichen Halsfaszie. Sorgfältige Freipräparation und Anzügelung von Carotis communis, -externa und -interna. Arteriotomie über der Carotis communis in die Carotis interna hinein.
Einführung eines intraluminalen Shunts. Desobliteration der Carotisgabel mit dem Dissektor. Fortlaufende Naht der Arteriotomie mit 5 x 0 Nähten.
Bei kleinkalibriger Carotis interna empfiehlt sich eine Erweiterungsplastik mit Venenpatch.
Vor Fertigstellung der Naht wird der intraluminale Shunt entfernt.

Einlage einer Redon-Saugdrainage und schichtweiser Wundverschluß.

Instrumentarium:
Gefäßsieb
Kleines Laparotomie-Sieb
Intraluminaler Shunt und Carotis-Klemmen (Abb. 4)

Varizenstripping

Vor der Operation werden die varikös veränderten Venen und die Durchtrittsstellen der insuffizienten Perforansvenen mit einem auch mit Alkohol nicht abwaschbaren Stift am stehenden Patienten angezeichnet.

Narkose:
Vollnarkose oder Regionalanästhesie

Lagerung:
Rückenlage

Abdeckung:
Das zu operierende Bein bleibt frei bis zur Inguinalregion. Über den Fuß wird ein Gummihandschuh gestülpt.

Technik:
Ca. fünf Zentimeter langer Querschnitt zwei bis drei Zentimeter unterhalb des Leistenbandes, medial des tastbaren Pulses der Arteria femoralis. Freilegung der Einmündungsstelle der Vena saphena magna in die Vena femoralis. Unterbindung und Durchtrennung aller Äste des „Venensterns". Die Vena saphena magna wird nahe der Einmündungsstelle ligiert und durchtrennt. Freilegung der Vena saphena magna vor dem Innenknöchel durch einen kleinen Querschnitt. Die Vene wird nach peripher unterbunden, nach zentral angeschlungen. Über eine kleine Venotomie wird die Strippingsonde eingeführt und bis zur Leiste vorgeschoben. Die Sonde wird mit einem entsprechend großen Knopf versehen, hinter dem eine Ligatur erfolgt. Die Vene wird distal durchtrennt und langsam herausgezogen. Gelingt es nicht, die Sonde bis zur Leiste hochzuschieben, so werden mehrere Inzisionen über den jeweils stärksten varikösen Konvoluten gelegt und das Strippen in mehreren kleinen Portionen vorgenommen. Restvarizen werden von Extrainzisionen aus aufgesucht und durch Aufdrehen auf eine Klemme herausgelöst. Insuffiziente Perforansvenen werden isoliert aufgesucht, durchtrennt und subfaszial versenkt. Verschluß der Hautwunden und Kompressionsverband.

Instrumentarium:
Kleines Laparotomie-Sieb
Venenstripper (Abb. 5)

Lumbale Sympathektomie

Die Entfernung von zwei bis drei Lumbalganglien führt zu einer sympathischen Denervierung des Beines. Der periphere Gefäßwiderstand wird gesenkt, die Ausbildung des Kollateralkreislaufs angeregt und somit die Durchblutung des Beines, unter anderem der Haut, verbessert.

Narkose:
Intubationsvollnarkose

Lagerung:
Rückenlage, lumbal überstreckt, Operations-Tisch ca. 20 Grad zur Gegenseite gekippt

Technik:
Verschiedene Hautschnitte sind möglich. Wir bevorzugen einen lateralen Querschnitt im Oberbauch, zwei Querfinger oberhalb des Nabels. Durchtrennung der Muskulatur in Faserrichtung. Der Peritonealsack wird nach medial abgeschoben, bis die Wirbelsäule erreicht ist. Der sympathische Grenzstrang wird dargestellt, und das zweite und dritte Ganglion werden reseziert. Die distale und proximale Abtragungsstelle werden mit Metallclips markiert. Sorgfältige Blutstillung und schichtweiser Wundverschluß.

Implantation eines Herzschrittmachers

Die Implantation eines Herzschrittmachers ist bei gewissen Herzrhythmus- und Reizleitungsstörungen angezeigt. Heute wird die endokardiale Stimulation bevorzugt. Es wird ein Schrittmachergerät implantiert, und die Elektroden werden transvenös in die rechte Herzkammer eingeführt.

Narkose:
Lokalanästhesie

Lagerung:
Rückenlage, Kopf leicht rekliniert

Operation:
Hautschnitt über dem Sulcus deltoideopectorale. Freipräparation der Vena cephalica. Die Vene wird nach peripher ligiert, nach zentral angeschlungen. Die Vene wird inzidiert, die Elektrode eingeführt und unter Bildwandlerkontrolle in den rechten Ventrikel eingeführt und dort fixiert. Wenn die entsprechenden Messungen zufriedenstellend sind, wird die Elektrode in der Vene eingebunden. Der Schrittmacher wird dann mit der Elektrode, die über dem M. pectoralis eine Schlinge bildet, verbunden und von der Inzision aus entweder subkutan oder subpectoral implantiert. Unter Umständen wird in die Schrittmachertasche eine Saugdrainage eingelegt.

Instrumentarium:
Kleines Laparotomie-Sieb
Wundsperrer

75

Thorax-Lungen-Chirurgie

Von Charlotte Gerullis
und Dr. Siegfried Liebig

Fotos: Christiane Wagner

Zur Thoraxchirurgie werden alle Operationen im Thoraxraum gezählt, die nicht zur Kardio- oder Gefäßchirurgie gehören, also sämtliche Eingriffe im knöchernen Thoraxbereich, an der Brustwand, an der Trachea, den Bronchien, der Lunge und dem Mediastinum. Die Ösophaguschirurgie wird der gastrointestinalen Chirurgie zugerechnet. Isolierte Eingriffe am Zwerchfell, soweit sie thorakalen Zugang erfordern, können ebenfalls der Thoraxchirurgie zugerechnet werden.

Anders als in der Bauchchirurgie sind die Operationsverfahren nicht vollkommen standardisiert, so daß keine verbindlichen Instrumentierungsrichtlinien gegeben werden können. Die Operationsverfahren werden von Klinik zu Klinik, oft von Operateur zu Operateur, recht unterschiedlich gehandhabt. Grundsätzlich läßt sich sagen, daß der weniger routinierte Operateur viel, der routinierte hingegen wenig Instrumente benötigt.

1. Diagnostische Eingriffe in der Thoraxchirurgie:

Bronchoskopie

Endoskopisches Verfahren zur Spiegelung von Trachea und Bronchien. Zur Zeit konkurrieren zwei Varianten:
– die starre Bronchoskopie,
– die flexible Bronchoskopie,
wobei die letztere zunehmend angewandt wird. Die Routinemethode ist heute zweifellos die Bronchoskopie mit dem flexiblen Fiberbronchoskop („Fibroskop", „Fibroskopie").

Eingriffe mit dem starren Rohr sollten, bis auf ganz wenige Ausnahmen, nur noch in allgemeiner Narkose durchgeführt werden. Die Fibroskopie kann man – von Kindern und sehr ängstlichen Erwachsenen abgesehen – in lokaler Anästhesie durchführen.

Fibroskopie (Abb. 1)

Das Fibroskop kann durch ein Nasenloch oder durch den Mund (Plastikmundstück [Abb. 1/6], damit unabsichtliches Zerbeißen des empfindlichen Fibroskops vermieden wird) eingeführt werden.

Lokalanästhesie:

Es wird ein oberflächenanästhesierendes Lokalanästhetikum auf die Schleimhaut gesprüht. Meist ist es Lidocain (gebräuchlichster Handelsname Xylocain®). Dieses Mittel hat eine erhebliche Herzwirkung. Mehr als 500 Milligramm – das entspricht etwa 12 ml einer 4%igen Lösung – sollten nicht verwendet werden. Das Mittel wird in ein Nasenloch gesprüht. Der Patient soll dabei zum „Schnüffeln" ermuntert werden. Danach wird der Rachen und der Kehlkopfbereich besprüht. Mit einem in Xylocain® getauchten Wattestieltupfer kann man dann prüfen, ob die Rachenschleimhaut ausreichend anästhesiert ist. Die Fibroskopspitze muß – um Feuchtigkeitsbeschlag zu verhindern – vor dem Benutzen mit Silikon betupft und danach mit einem Tupfer abgewischt werden. Danach erfolgt die Einführung des Fibroskops über die Nase oder den Mund. Drei mit 2 ml Lokalanästhetikum und 5 ml Luft gefüllte Spritzen müssen bereitliegen, um Kehlkopf und Trachea während des Einführens bei Bedarf zusätzlich zu anästhesieren (das Mittel wird über den Arbeitskanal eingespritzt, mit der Luft wird das im Arbeitskanal verbliebene Anästhetikum herausgeblasen). Weitere Medikamente: Sultanol®, falls Bronchialverengungen (Bronchospasmen) während des Eingriffs auftreten. Prämedikation: 30 Minuten vor Eingriffsbeginn.

Lagerung:

Der Patient wird halb sitzend gelagert, er kann aber auch flach auf dem Rücken liegen, je nach Gewohnheit des Operateurs.

Technik:

Über das Bronchoskop können unter Sicht Absaugungen, Probeexzisionen oder, für die zytologische Untersuchung, Bürstenabstriche vorgenommen werden. Die dazu erforderlichen Instrumente (Zangen, Absaugkatheter, Abstrichbürsten, Abb. 1) werden durch den gesonderten Arbeitskanal des Bronchoskops geführt. Diese Instrumente sind, ebenso wie das Bronchoskop, flexibel und können sich jeder Bewegung des Geräts anpassen; das Einführen in das Fibroskop ist dadurch etwas schwieriger als beim starren System. Man sollte vor der Bronchoskopie am nicht gebrauchten Gerät üben. Prüfen sollte man ebenfalls vorher, in welcher Griffposition die Branchen der Zange geöffnet und in welcher sie geschlossen sind. Aufgrund der Besonderheit des flexiblen Bronchoskops wird in der Regel die instrumentierende Schwester die Zange bedienen.

Der Arbeitskanal muß nach jeder Bronchoskopie mit reichlich Wasser gereinigt werden. Danach erfolgt die Desinfektion nach Vorschrift.

Das Fiberbronchoskop muß sehr vorsichtig behandelt werden. Quetschungen oder Knickungen sind auf jeden Fall zu vermeiden, weil sie das empfindliche Lichtleitsystem fast immer zerstören.

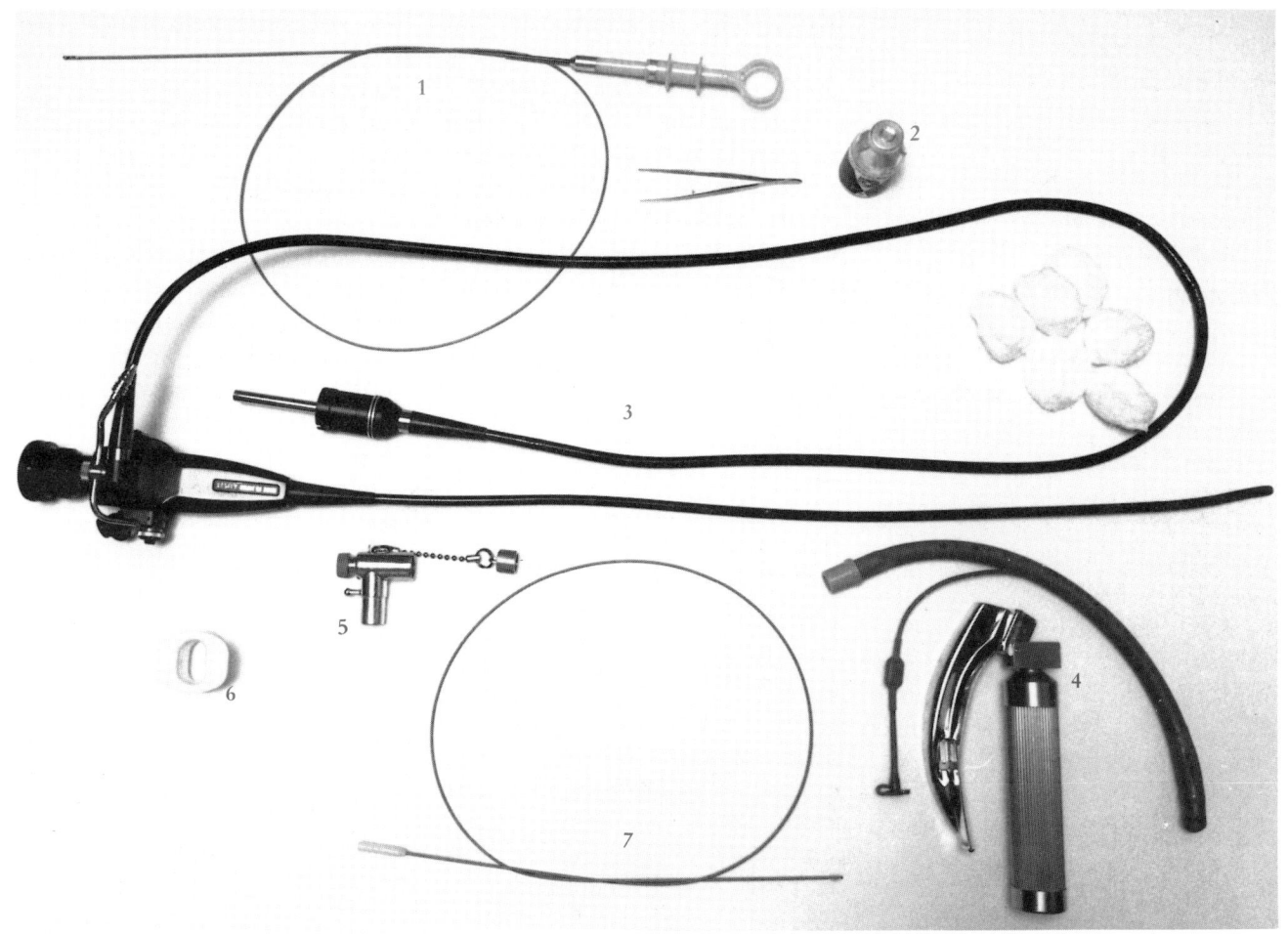

Abb. 1: Instrumentarium für die flexible Bronchoskopie

1	flexible Zange	
2	Silikon	
3	Fibroskop	
4	Intubationsset*	

5 Konnektor für Trachealtubus zum Einführen des Bronchoskops

6 Mundstück

7 flexible Bürste

Nicht abgebildet, aber notwendig:
2–3 10-ml-Spritzen
3 Sauggläser
3 Absaugkatheter
Lokalanästhesie

* Ein komplettes Intubationsbesteck sollte immer bereitliegen.

Starre Bronchoskopie

Bei der starren Bronchoskopie (Abb. 2) müssen stets mehrere Optiken mit unterschiedlichem Lichtleitwinkel benutzt werden, um eine Einblicksmöglichkeit in die abgewinkelten Bronchien zu gewährleisten. Diese Optiken haben zwar einen starren Mantel, bestehen aber innen aus Glas, so daß ebenfalls größte Vorsicht bei ihrer Handhabung geboten ist (niemals biegen!). Die Optiken müssen vor dem Benutzen mit heißem Wasser angewärmt werden, um Beschlagen zu vermeiden. Objektträger für zytologische Abstriche und Sauggläser für abgesaugtes Gewebe müssen immer bereitliegen.

Thorakoskopie

Verfahren insbesondere zur Diagnostik pleuraler Krankheiten. Wird gelegentlich auch benutzt, um aus dem Lungenparenchym Gewebeproben zu entnehmen. Thorakale Sympathektomien und Fremdkörperentfernungen können ebenfalls mit diesem Instrument durchgeführt werden.

Voraussetzung für die Thorakoskopie ist die Anlage eines Pneumothorax (Luftansammlung zwischen beiden Pleurablättern).

Technik:

Nach Anlage eines Pneumothorax mit Pneumothoraxapparat und Denekennadeln unter Verwendung von Kohlendioxid (zur Vermeidung von Gasembolien) wird an der Stelle der Wahl ein neun Millimeter starker Trokar (Technik wie bei Drainageanlage) eingebracht. Die Trokarhülse ist hier besonders gestaltet. Sie hat ein Ventil, um das Entweichen des vorher eingegebenen Gases zu verhindern. Durch diese Trokarhülse werden die Optiken eingeführt. Meist nimmt man geradeaus gerichtete Optiken, nur in seltenen Fällen braucht man gewinkelte, ähnlich wie bei der starren Bronchoskopie (siehe dort). Wichtig ist, daß diese Optiken vor dem Anreichen und Einführen in heißem (60°) Wasser angewärmt werden, weil sie sonst beschlagen. In die Optiken können Zangen eingebaut sein. Mit diesen Zangen werden Biopsien entnommen.

Die Technik der Thorakoskopie ähnelt sehr stark der Laparoskopie. Im Gegensatz zu dieser muß aber nach Beendigung der Operation – von Ausnahmefällen abgesehen – eine Drainage (siehe unter Drainageeinlage) eingelegt werden.

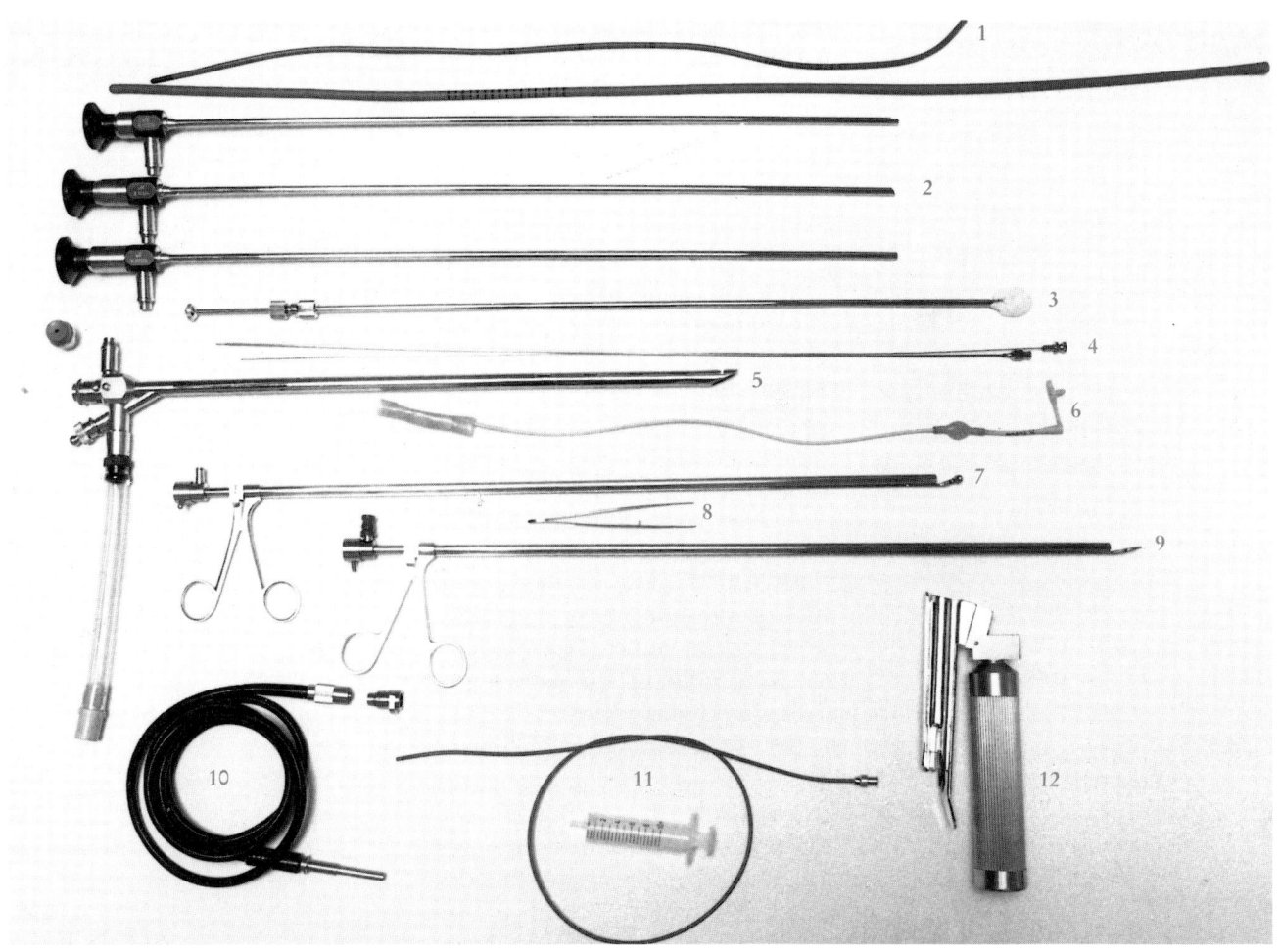

Abb. 2: Instrumentarium für die starre Bronchoskopie*

1	Absaug-Katheter	**5**	Bronchoskop
2	3 Optiken mit unterschiedlichem Blickwinkel	**6**	aufblasbare Abdichtungsmanschette für das Bronchoskoprohr
3	gestielter Mulltupfer	**7**	optische Zange
4	Punktionskanülen	**8**	Pinzette
		9	optische Zange
		10	Lichtleitkabel
11	dünner Katheter zum „gezielten" Absaugen		
12	Laryngoskop		

* Ein komplettes Intubationsbesteck sollte immer bereitliegen.

82

Mediastinoskopie

Methode zur Diagnostik mediastinaler Krankheiten, von Carlens eingeführt. Sie galt früher als unabdingbar, wird aber heute in der präoperativen Diagnostik des Bronchuskarzinoms nur noch in bestimmten Fällen eingesetzt. Wichtig zur Klärung von Lymphknotenkrankheiten des Mediastinums (zum Beispiel Morbus Hodgkin, Sarkoidose, Tuberkulose). Wird nur in allgemeiner Narkose durchgeführt.

Op.-Team:

Ein Operateur, ein Assistent (kann entfallen, wenn die instrumentierende Schwester einen Wundhaken hält), eine instrumentierende Schwester, eine unsterile Hilfe

Instrumentarium (Abb. 3)

Vorgehen:

Der Raum für die Mediastinoskopie muß abgedunkelt werden, weil das Mediastinoskop nicht mit Optiken bestückt ist, sondern der direkte Blick durch das Rohr des Gerätes notwendig ist. Am vom Griff abgewandten Ende des Mediastinokopierohrs befindet sich ein Lämpchen, das über eine Zuleitung von einer Kaltlichtquelle versorgt wird. Es beleuchtet den Operationssitus.

Lagerung:

Rückenlagerung mit Erhöhung der Schulterpartie – ähnlich wie bei der Tracheotomie – durch Unterlegen eines halbzylindrischen Kissens („Brot"), so daß der Hinterkopf gerade noch aufliegt.

Technik:

Nach Anlage eines drei Zentimeter langen Hautschnitts wird die Trachea stumpf freipräpariert. Danach wird mit dem Finger das Mediastinum eröffnet und das Mediastinoskop eingeführt.
Durch das Gerät wird mit dem Saugstab (Abb. 3/3) präpariert und unter Sicht mit einer Biopsiezange (Abb. 3/4) Gewebe entnommen. Es ist ständige Saugung notwendig, da sowohl durch das Präparieren wie auch durch das Entnehmen von Probegeweben Blutungen entstehen, die in dem kleinen Gesichtsfeld des Gerätes erhebliche Störungen verursachen.
Am Ende der Operation werden Muskeladaptionsnähte, Subkutannähte und Hautnähte gelegt.

Offene Lungen- und Pleurabiopsie

Sehr treffsicheres Verfahren zur diagnostischen Gewinnung von Lungengewebe bei unterschiedlichen Lungenkrankheiten.
Nach Anlage eines fünf bis sechs Zentimeter langen Hautschnitts (werden längere Schnitte benutzt, sollte das Verfahren nicht als offene Lungenbiopsie, sondern als diagnostische Kleinthorakotomie bezeichnet werden), meist über dem 5. bis 6. ICR (ICR = Interkostalraum = Zwischenrippenraum), wird stumpf die Thoraxwandmuskulatur in Faserrichtung präpariert und die Interkostalmuskulatur scharf eröffnet.
Nach Einsetzen eines kleinen Sperrers (Abb. 4) wird über einer Gefäßklemme (Satinsky, Derra – Abb. 5) Lungengewebe abgesetzt und die Läsion unter Verwendung von resorbierbarem Material mit einer doppelten, fortlaufenden Naht verschlossen. Danach wird eine Saugdrainage eingelegt, die in der Regel direkt durch den Hautschnitt oder – seltener – durch einen gesondert angelegten kleinen Schnitt nach außen geführt wird. Einige Operateure saugen während des Verschließens die Luft aus dem Pleuraspalt und entfernen nach dem Thoraxverschluß die Drainage.

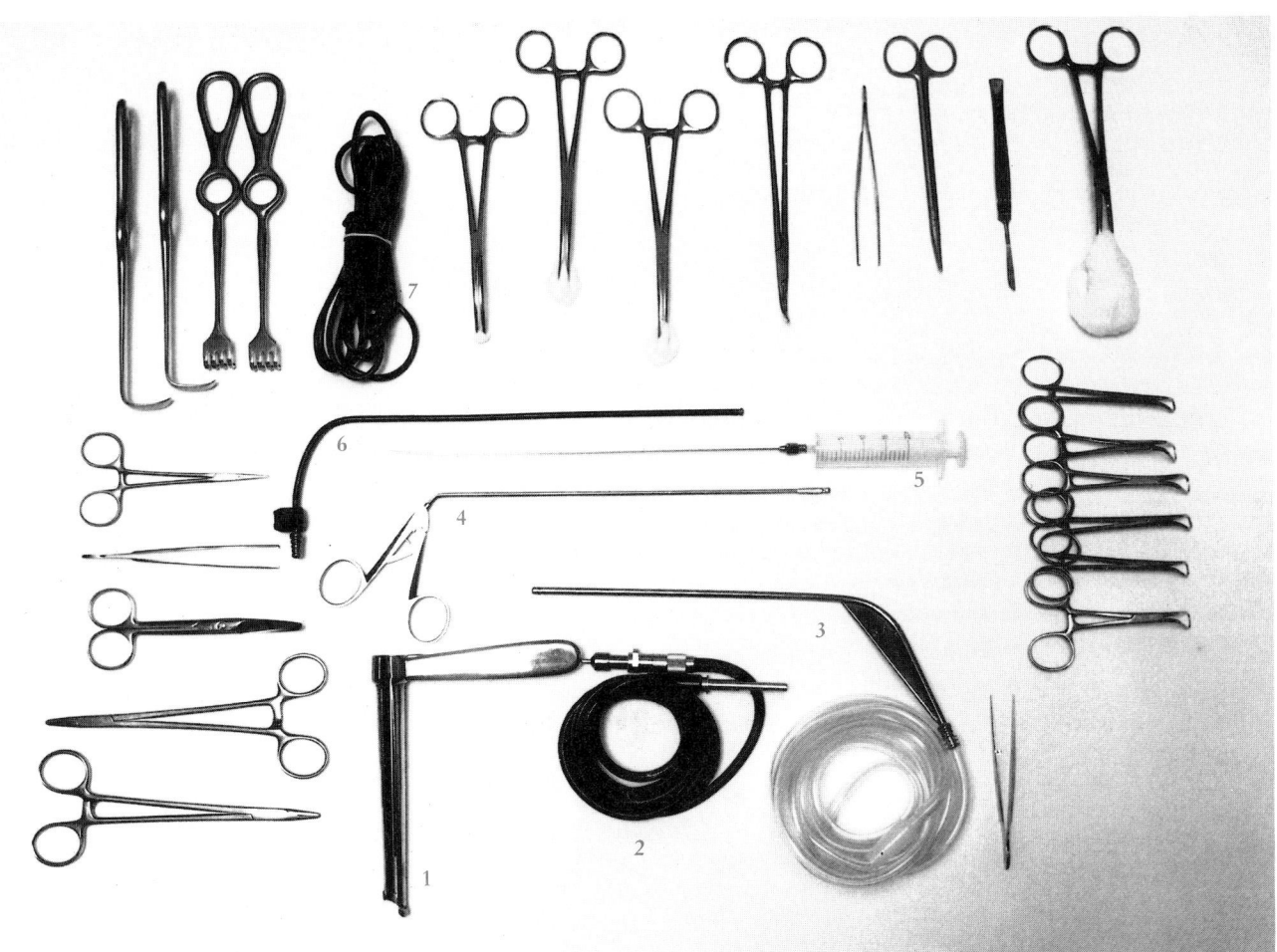

Abb. 3: Instrumentarium für die Mediastinoskopie (neben den üblichen Instrumenten für chirurgische Eingriffe)

1	Mediastinoskop
2	Kanal zur Verbindung mit der Kaltlichtquelle
3	Saugsieb
4	Biopsiezange
5	Injektionsspritze mit langer Kanüle – länger als verwendetes Mediastinoskop! – (für zytologische Probeentnahme, zum Unterscheiden zwischen Gefäß und Gewebe)
6	Über die ganze Länge isolierter Metallstab zum Elektrokauterisieren
7	Kabel

Instrumente:
Haight-Sperrer (Abb. 4)
Klemmen nach Satinsky (Abb. 5)
Klemme nach Derra (Abb. 5)

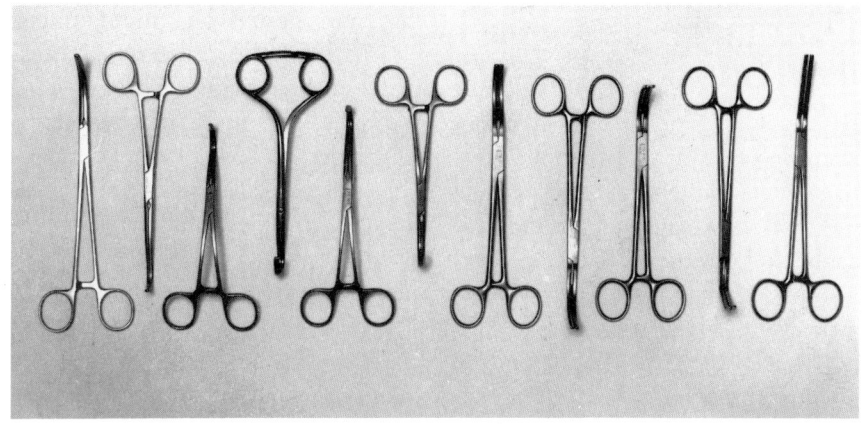

Abb. 5: Verschiedene Gefäßklemmen zur Anwendung bei Keilresektionen und offenen Lungenbiopsien

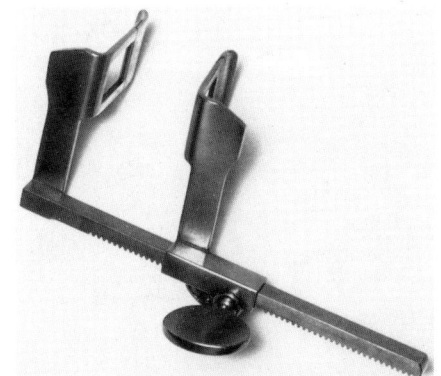

Abb. 4: Haight-Sperrer

Abb. 6: Instrumentarium zur Schlaucheinlage

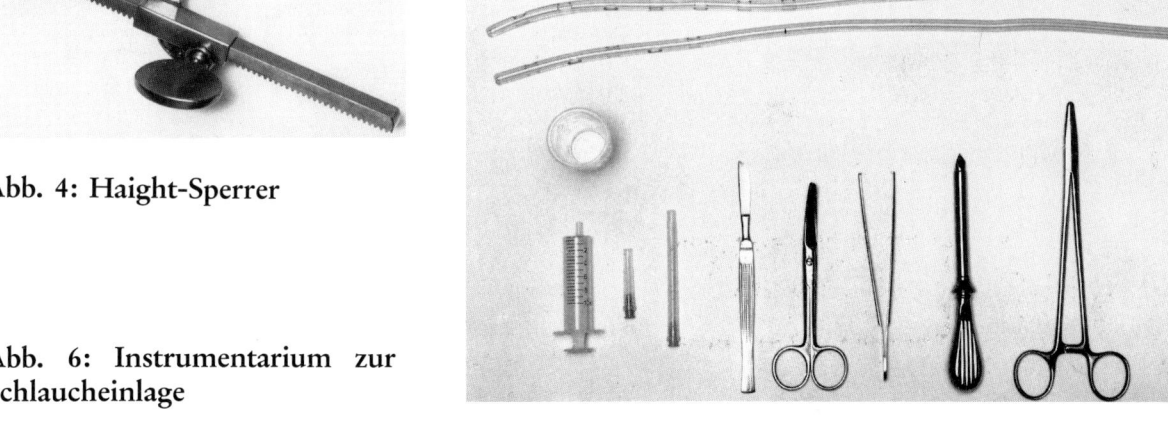

Drainagen im Thoraxraum (Abb. 6)

Fast kein Eingriff im Thorax kommt ohne anschließende Drainage aus. Außerdem gibt es eine Vielzahl von Krankheiten, die ausschließlich mittels Einlage einer Drainage behandelt werden. Nach Anlage einer lokalen Anästhesie (zum Beispiel Scandicain® 1%) wird über einen 1,5 Zentimeter langen Hautschnitt ein Trokar (Abb. 7) in den Pleuraraum eingestochen. Durch die Trokarhülse wird ein Schlauch eingeführt, die Hülse über den Schlauch gezogen und entfernt. Der Schlauch wird mittels kräftiger Naht (zum Beispiel Mersilene® 1,0) fixiert. An den Schlauch wird ein Saugsystem angeschlossen. Diese Saugsysteme sind sehr unterschiedlich, am besten ist eine einfache Glasflasche, die an einen Unterdruckerzeuger angeschlossen wird (Abb. 8). Wichtig ist, daß der einzuführende Teil des Drainageschlauches durch die Trokarhülse hindurchgeht. Dies muß vorher geprüft werden.

Da bei verschiedenen Krankheiten sofortige Saugung notwendig ist, muß die Funktionstüchtigkeit des Saugsystems (Saugleitung, Zusammenpassen der Konnektoren und Schläuche, Unterdruckerzeuger – Abb. 8) unbedingt vorher geprüft werden. Gelegentlich werden konfektionierte Drainageeinlagesysteme benutzt. Das bekannteste funktioniert etwa nach dem Braunülenprinzip.

Diese Systeme haben erhebliche Nachteile (leicht abknickbarer Schlauch, zu kurze perforierte Partie, technisch schwierige Einlage für Ungeübte).

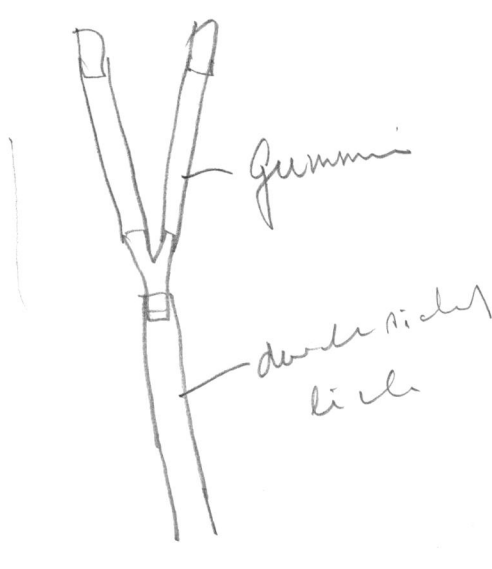

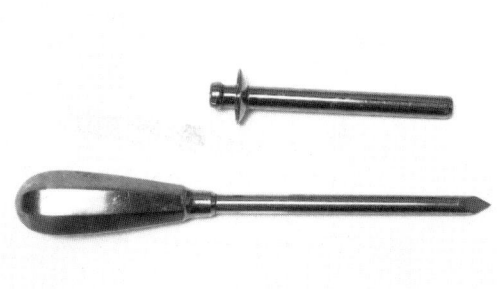

Abb. 7: Trokar mit abgestreifter Hülse

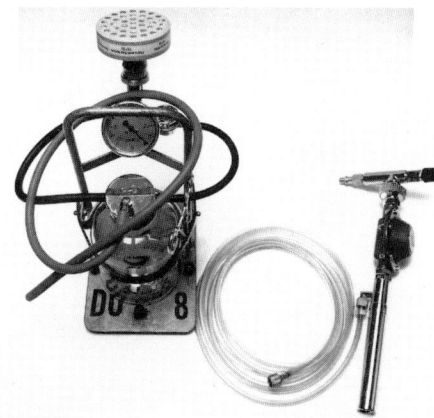

Abb. 8: Saugsystem; links: Flüssigkeitssammelflasche mit Manometer und Überdruckentil; rechts: Unterdruckerzeuger

Lungenresektionen

Nahtmaterial:

Die Lungenparenchymnähte werden immer mit resorbierbarem, atraumatischem Material ausgeführt. Das gleiche gilt für die Bronchusnähte. Nur beim Bronchusverschluß nach Pneumektomie weichen die Ansichten ab. Einige Kliniken benutzen resorbierbares Material, andere nicht resorbierbares. Sehr selten werden auch noch Drahtnähte, die man früher allgemein bevorzugte, benutzt. Zunehmend werden Nahtmaschinen („Stapler") verwendet; auf der linken Seite macht es wegen der Aorta einige Schwierigkeiten, mit ihnen die Naht wirklich zentral zu setzen. Für jedes Verfahren gibt es gute Gründe. Im wissenschaftlichen Sinne ist aber für keines dieser Verfahren ein Vorteil oder Nachteil nachgewiesen. Zur Sternaladaption nach medianer Sternotomie wird Draht verwendet.

Zum Brustwandverschluß werden einfache resorbierbare Nähte benutzt.

Wundhaken:

Für jeden Eingriff sind Roux-, Langenbeck- und scharfe Haken in unterschiedlichen Größen notwendig.

Sperrer:

Zum Auseinanderdrängen der Rippen werden kräftige Sperrer benötigt. Es gibt unterschiedliche Ausführungen, die im Prinzip gleich sind (Abb. 4, 9). Gelegentlich wird zum primären Auseinanderdrängen der Rippen ein sogenannter „Pneumolysesperrer" (Abb. 10) benutzt (besonders bei Rippenfellverschwartungen).

Passagere (zeitweilige) Gefäßverschlüsse:

Bei sehr zentralen Tumoren (besonders bei Resektion des linken Oberlappens) werden zum zeitweiligen Gefäßverschluß Nabelbändchen und Tourniquets oder auch „Vesselloops" benötigt. Diese Materialien sollten stets bereitgehalten werden. Die Tische werden sehr unterschiedlich bestückt, so daß pauschale Instrumentenanordnungen nicht zu geben sind. Vielfach werden – je nach Operationsphase – unterschiedliche Tische benutzt. Die Abbildungen 11 und 11 a zeigen Anordnungsbeispiele. Zum Thoraxverschluß benötigte Instrumente – Drainagen, Kontraktor (Abb. 12) – werden von der unsterilen Schwester („Springer") gesondert gereicht.

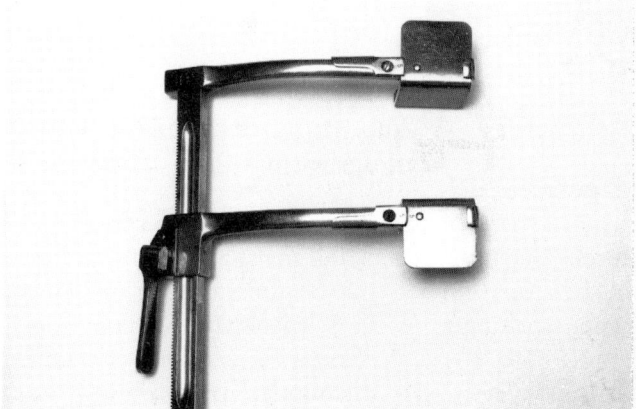

Abb. 9: Großer Rippensperrer

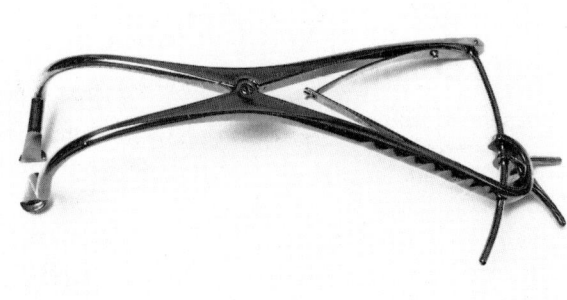

Abb. 10: Pneumolysensperrer

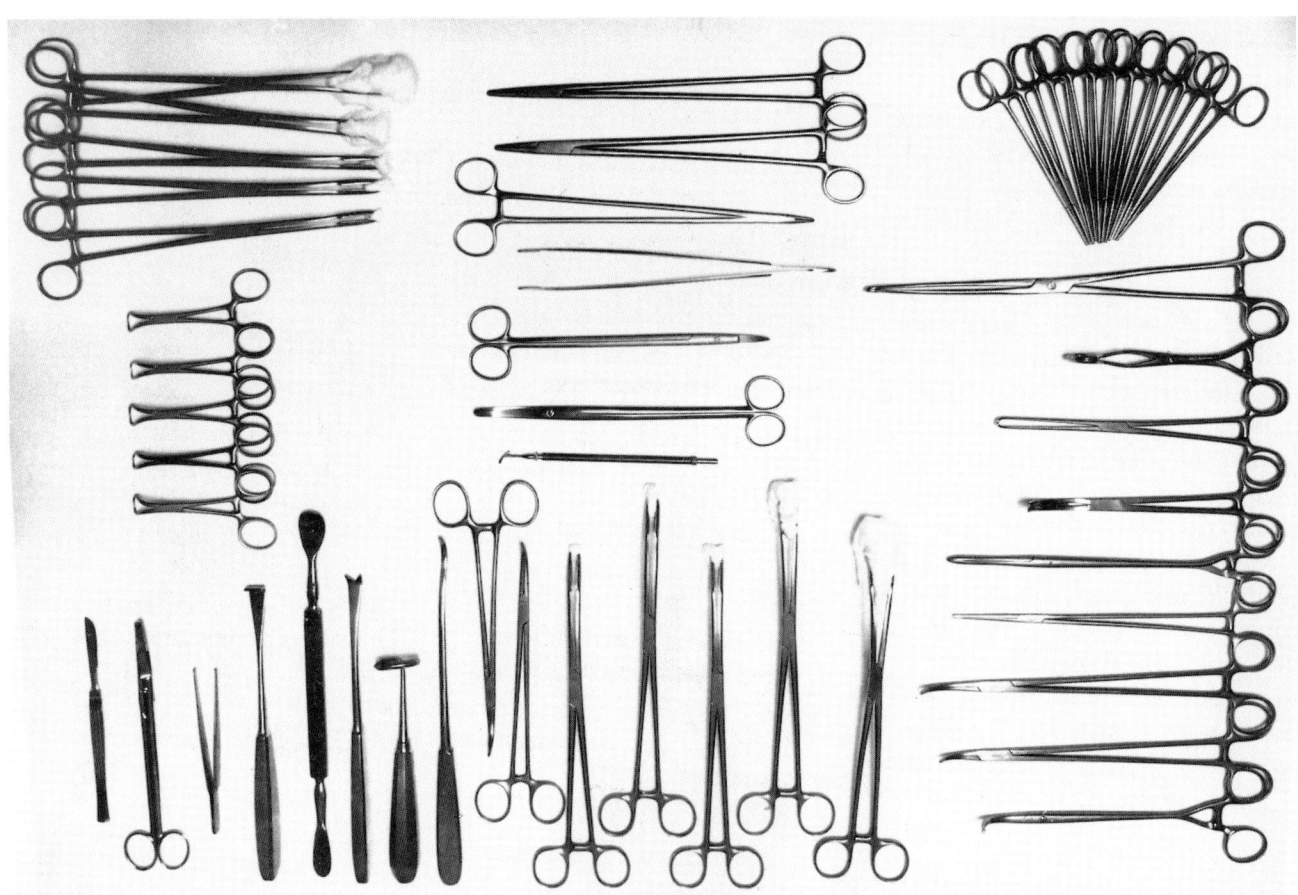

Thorakotomie

(Thoraxeröffnung)

Allgemeines:
Der Thorax kann in zwei grundsätzlich unterschiedlichen Weisen eröffnet werden:

- einmal über die Zwischenrippenräume („laterale" = seitliche Zugänge), eventuell unter Teil-

resektion einer Rippe (meist der fünften oder sechsten).
- zum anderen durch Spaltung (bis auf unerhebliche Ausnahmen nur noch Längsspaltung) des Sternums

Bei den seitlichen Zugängen können vier Varianten unterschieden werden:

Abb. 11: Instrumentenanordnungsbeispiel

1. der Zugang an der Stelle der Wahl, meist als Kleinthorakotomie bei Operationen an kleinen, umschriebenen Arealen (bleibt also ganz speziellen, seltenen Indikationen vorbehalten)

2. die antero-laterale (vorn seitliche)

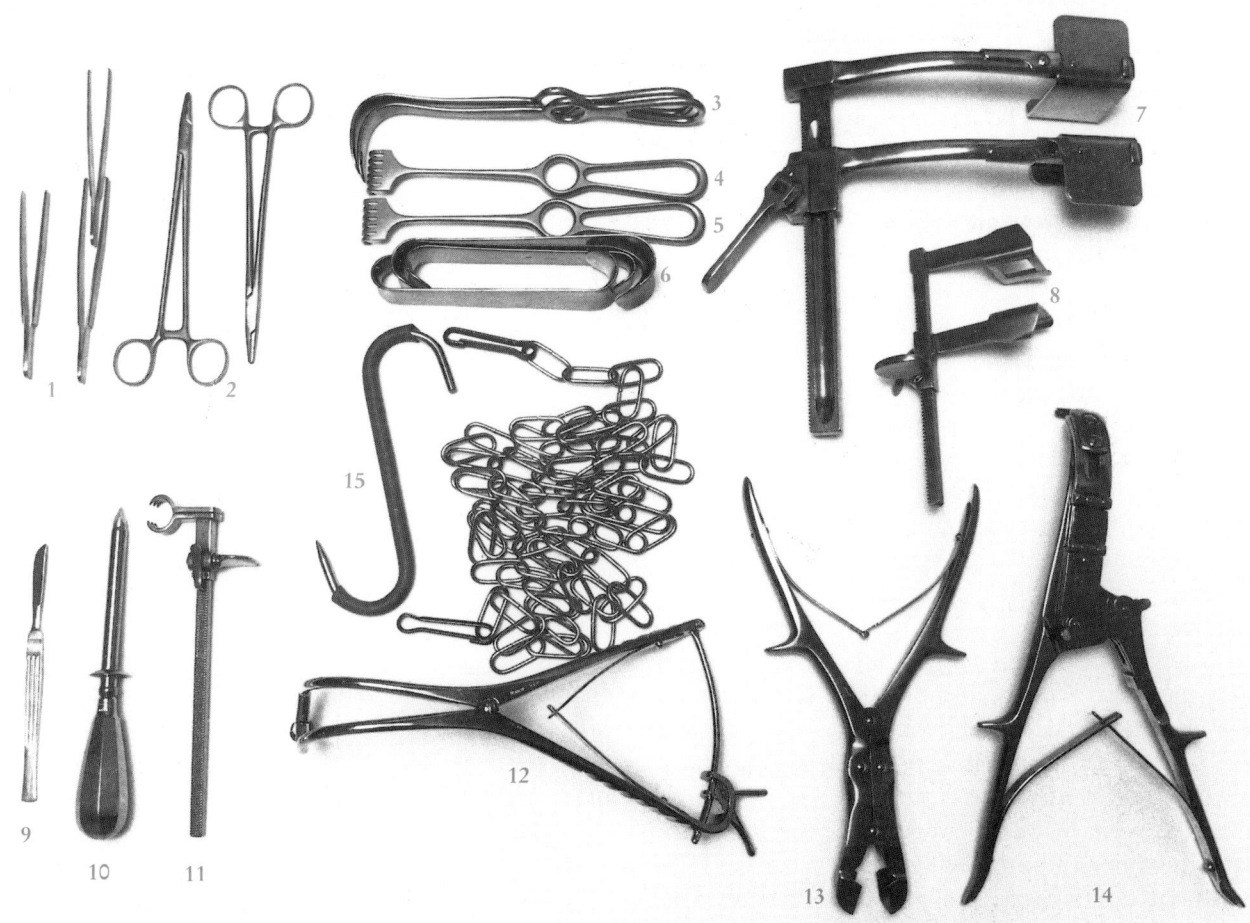

Abb. 11a: Instrumente zum Eröffnen und Verschließen des Thorax

1	Pinzetten
2	Nadelhalter
3	Wundhaken nach Langenbeck
4	scharfe Haken
5	scharfe Haken
6	Haken nach Roux
7	Rippensperrer
8	Rippensperrer
9	Skalpell
10	Trokar
11	Retraktor
12	Pneumolysensperrer
13	Luer-Zange
14	Rippenschere nach Brunner
15	Kette mit „Fleischerhaken" (gelegentlich zum Weghalten der Scapula benutzt)

3. die laterale
4. die postero-laterale (hinten seitliche) Thorakotomie

In der modernen Thoraxchirurgie werden fast nur noch zwei laterale Eingangsvarianten benutzt, beide sind gegenüber den „klassischen" (s. o. 2., 3., 4.) Verfahren modifiziert:

So entspricht die sogenannte Standardthorakotomie einer „gemäßigten" (im Schnitt verkleinerten und nach vorn gezogenen) Variante des postero-lateralen Eingangs. Die heute gebräuchliche antero-laterale Thorakotomie wird gegenüber früher etwas nach hinten gezogen.

Beiden Varianten ist gemeinsam, daß sie den fünften – seltener den sechsten – ICR als Eingang benutzen, die antero-laterale mehr vorn, die postero-laterale mehr hinten. Bei der postero-lateralen Thorakotomie (Standardthorakotomie) müssen mehr Muskeln (Musculus latissimus dorsi und Musculus serratus anterior) durchtrennt werden als bei der antero-lateralen, bei der nur der untere Teil der Pektoralismuskulatur geteilt werden muß. Der Vorteil der postero-lateralen (Standard-)Thorakotomie liegt in der größeren Übersichtlichkeit und wird deshalb besonders bei komplizierten Operationen benutzt; bei der antero-lateralen Thorakotomie entsteht eine kosmetisch günstigere Narbe, und die Schmerzen in der

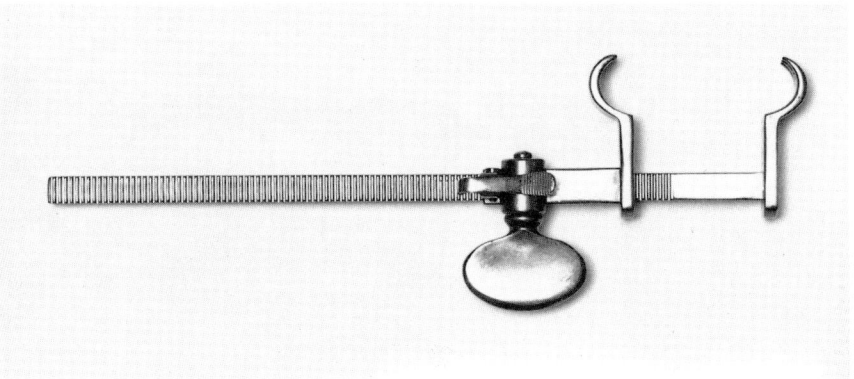

Abb. 12: Kontraktor (auch: Retraktor) nach Bailey

postoperativen Periode sind geringer.

Lagerung:

Die Lagerung wird sehr unterschiedlich gehandhabt und sollte vor dem Eingriff mit den Operateuren durchgesprochen werden. Bei der postero-lateralen Thorakotomie entscheidet die Scapulaspitze über die Höhe des Schnittansatzes. Es muß also so gelagert werden, daß die immer fühlbare Scapulaspitze durch leichte Variation der Schulterlagerung möglichst hoch (kranial) liegt. Bei der antero-lateralen Thorakotomie wird ähnlich gelagert.

Zur Unterstützung kann bei der antero-lateralen Thorakotomie ein aufblasbares Kissen, das in der geblähten Form dem sogenannten „Brot" ähnelt, der Schnittstelle gegenüber unter den Thorax gelegt werden, so daß nach Blähung die zu eröffnende Seite überstreckt wird, was die Rippenspreizung erleichtert. Beim Thoraxverschluß muß die Luft aus diesem Kissen abgelassen werden.

Der in der Herzchirurgie fast nur noch benutzte Eingang nach mittlerer Sternumspaltung (*mediane Sternotomie*) wird bei beidseitigen Lungenkrankheiten gewählt. Er gewinnt besonders in der Metastasenchirurgie zunehmende Bedeutung. Festen Sternumverschluß vorausgesetzt, ist er in der postoperativen Phase weniger schmerzhaft. Sein Nachteil ist die kosmetisch ungünstige Narbe. Rückenlagerung mit leichter Erhöhung der Schulterpartien („Brot"), ähnlich wie bei der Tracheotomie.

Technik:

Standardthorakotomie:

1. Nach einem Hautschnitt, der zugleich das subkutane Fett mit durchtrennen sollte, wird mit dem Skalpell der Musculus latissimus dorsi gespalten.

2. Danach wird am Hinterrand des Schnittes die Faszie des Musculus serratus anterior mit Pinzette und Schere eröffnet und der Muskel digital (mit den Fingern) von der Thoraxwand gelöst, mit der er nur leicht bindegewebig verbunden ist und

3. über zwei darunter geschobenen Fingern mit der Schere durchtrennt.

Anstelle von Schere und Skalpell kann auch ein elektrisches Messer benutzt werden.

Die Blutstillung erfolgt durch Elektrokauterisation nach Fassen der durchtrennten Gefäße mit Klemmen oder Pinzetten.

4. Eröffnung des Interkostalraumes:

4.1. Mit dem Skalpell wird die Interkostalmuskulatur vorsichtig über eine kleine Strecke durchtrennt. Dieser Schnitt wird mit der Schere über dem untergelegten Finger erweitert.

4.2. Zur Erweiterung des Zugangs bevorzugen einige Operateure eine Teilresektion der fünften oder sechsten Rippe. Hierbei wird dann nach Ablösung des Periosts (Raspatorium nach Lambotte, danach Raspatorium nach Semb = „Schwalbenschwanz" – Abb. 13) der Periostschlauch von der inneren Rippenwand mittels Raspatorium nach Doyen (Abb. 13) gelöst und die Rippe über eine Länge von etwa 15 Zentimetern reseziert. Dies geschieht am besten mit der Brunnerschen Rippenschere (Abb. 14).

Danach wird mit einem großen Rippensperrer (Abb. 9) vorsichtig der Raum zwischen den verbleibenden Rippen erweitert.

Antero-laterale Thorakotomie:

Meist genügt es hier, nach Faszienspaltung die Pektoralismuskulatur stumpf beiseite zu präparieren. Die Interkostalmuskulatur wird nach Inzision mit dem Skalpell mit der Schere durchtrennt.

Sternotomie

Nach einem Hautschnitt von der Fossa jugularis (Drosselgrube) bis drei bis vier Zentimeter unterhalb des Processus xiphoideus werden die subkutanen Weichteile in der Mittellinie des Sternums bis zum Knochen durchtrennt. Dies geschieht entweder mit dem elektrischen Messer oder mit dem Skalpell. Nach Blutstillung mittels Elek-

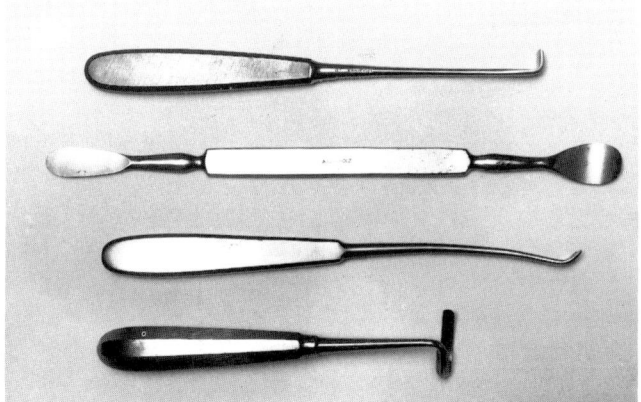

Abb. 13: Verschiedene Raspatorien

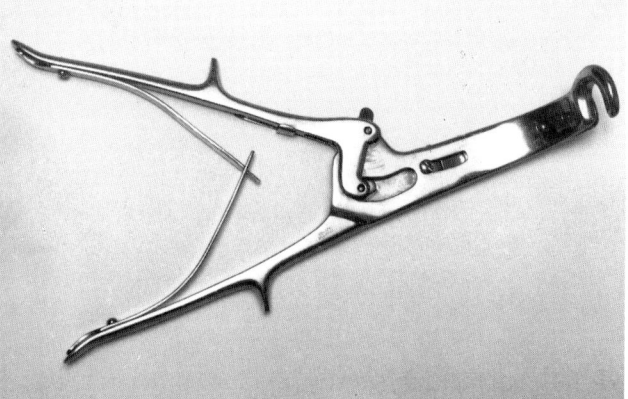

Abb. 14: Brunner-Rippenschere

trokoagulation werden am oberen und unteren Ende des Sternums die zu den Knochen führenden Bindegewebsanteile mit Schere und Pinzette durchtrennt. Mit dem Finger wird der retrosternale Raum oben und unten freigemacht. Mit einer Kornzange wird von diesen beiden Räumen aus dann der gesamte substernale Raum stumpf freipräpariert, um sicher zu sein, daß keine Adhärenzen substernal vorliegen. Mit der Sternumsäge oder dem Lebsche-Meißel (Abb. 15) wird der Sternalknochen längs durchtrennt. Nach Einsetzen eines großen Sperrers mit breiten Branchen (ähnlich einem Haight, Abb. 4, 9) werden die beiden Pleuraräume eröffnet. Es können dann alle Lungenoperationen durch diesen Zugang durchgeführt werden, wobei allerdings im Bereich des linken Unterlappens gelegentlich einige technische Schwierigkeiten auftreten können.

Thoraxverschluß

Jeder Eingriff endet mit der Einlage meist zweier Drainagen. Eine wird dabei von fast allen Operateuren unten seitlich zur Versorgung der dorsalen Anteile des Thorax plaziert. Die Schlauchdurchtrittsöffnung kann entweder mit einem Trokar angelegt werden (nach einem 1,5 Zentimeter langen Hautschnitt wird der Trokar über der von innen schützenden Hand in den Thorax eingestochen) oder mit einer Kornzange, wobei dann über der sich unter der Haut vorwölbenden Kornzangenspitze ein Schnitt gelegt wird. Eine weitere Variante ist das Einführen einer Mikulicz-Klemme über einen Hautschnitt von außen nach innen. Der Eingang für die vordere Drainage wird unterschiedlich gewählt: zum Beispiel der zweite ICR vorn, der zweite ICR hinten oder ein unterer ICR in der mittleren Klavikulalinie.

Danach werden die Rippen mittels zirkumkostaler (um die den Schnitt begrenzenden Rippen herumgeführter) Nähte – meist drei –, die besonders kräftig sein müssen, verschlossen. Dazu kann ein Kontraktor, zum Beispiel nach Bailey oder Sellors (Abb. 12), benutzt werden. Mittels resorbierbaren Nahtmaterials werden die Muskeln durch Einzelknopfnähte oder mit fortlaufender Naht in Schichten verschlossen. Die Hautnaht erfolgt durch Einzelknopfnähte oder Klammern. Auf die Funktionstüchtigkeit der Saugapparaturen für die Drainagen muß sorgfältig geachtet werden. Sobald die Rippen adaptiert sind, muß gesaugt werden oder es müssen die Drainagen offen sein (Verhinderung von Überdruckbildung).

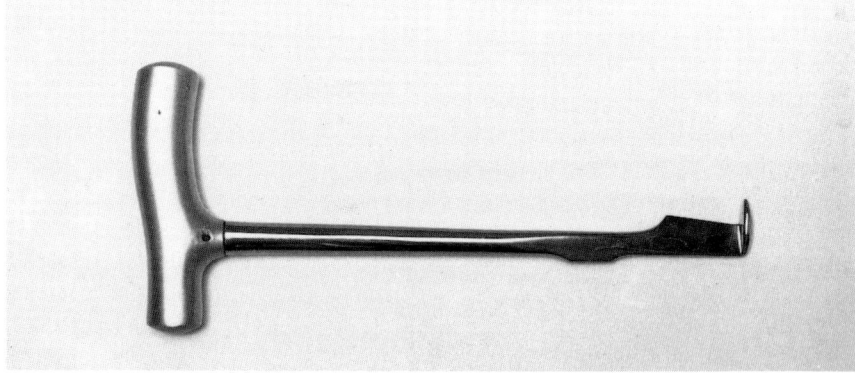

Abb. 15: Lebsche Meißel

Mediane Sternotomie

Nach Beendigung der Sternotomie ist es nicht nötig, die Pleuraräume in der Mitte zu verschließen. Es muß auch keine gesonderte Drainage des Mediastinums eingelegt werden, da in beiden Pleuraräumen Drainagen liegen und durch die offene Verbindung mit dem Mediastinum die Sekrete von dort aus abgeleitet werden. Die beiden Sternumteile werden mit Drahtnähten vereinigt. Die dazu verwendeten Drahtnähte sind atraumatisch mit Nadeln verbunden. Sie können unterschiedlich gelegt werden: durch das Sternum, um das Sternum und – in Form einer Acht – um die sternalen Rippenansätze. Zum Durchbohren des Sternums kann ein Pfriem mit Öhr verwendet werden, dem man zur Vermeidung von Verletzungen von innen einen ganz normalen Suppenlöffel entgegenhält. Dabei werden Drähte ohne Nadeln verwendet. Sie werden zusammengedreht, mit einem Seitenschneider abgeschnitten und mit einer Flachzange versenkt. In der Regel werden fünf bis sechs Drähte verwendet.

Die hauptsächlichen Operationsverfahren

1. Keilresektion

(auch atypische Resektion oder periphere Resektion genannt):
Nur bei peripherem Befund sinnvoll. Der krankhafte Befund wird aufgesucht, und es werden annähernd keilförmig Satinsky-Pottsche- oder ähnliche Klemmen angesetzt (Abb. 5). Es sollten stets eine Anzahl verschieden geformter Klemmen bereitgehalten werden, da die unterschiedlich gelagerten Befunde oft recht schwierig abzuklemmen sind. Die erste Naht wird unter der Klemme gelegt, dann wird der Befund mittels Schere über der Klemme – um die Naht nicht zu verletzen – abgesetzt. Eventuell kann man anstelle der Schere auch ein abgebogenes Skalpell benutzen. Nach Entfernung der Klemme wird eine zweite „überwendliche" Naht gesetzt. Für beide Nahtreihen wird atraumatisches, resorbierbares Material benutzt.

2. Segmentresektion:

Für eine isolierte Segmentresektion sind die Indikationen selten, meist werden Segmentgruppen (Lingula, Segment eins bis drei links, Unterlappenbasis) reseziert. Es wird die Arterie, die zu dem Befund führt, aufgesucht, doppelt zentral, einfach peripher ligiert (in der Regel nicht-resorbierbares Material, Stärke 0 und 1) und zwischen den Ligaturen über einer Overholt-Klemme mit der Schere abgesetzt. Bei großen Segmentgruppen und dem dritten und sechsten Segment wird danach die Vene in der gleichen Weise abgesetzt. Dann wird der Bronchus aufgesucht, gestielt und über einer Klemme mit der Schere oder einem gebogenen Skalpell durchtrennt. Bei Einzelsegmenten werden die Venenäste meist beim Herauslösen des Segmentes aus dem umgebenden Lungenparenchym einzeln erfaßt und mit resorbierbarem Nahtmaterial unterbunden. Zum Schluß wird der Bronchus mit atraumatischem, resorbierbarem Nahtmaterial durch Einzelknopfnähte verschlossen.

Lobektomie

Oberlappen links

Hier müssen bis zu sechs Einzelarterien freipräpariert, unterbunden und abgesetzt werden (meist nicht resorbierbares Nahtmaterial, zum Beispiel Zwirn oder Mersilene 0 bis 1), danach Aufsuchen der oberen Lungenvene und doppeltes zentrales, einfaches peripheres Ligieren mit nicht resorbierbarem Nahtmaterial (Stärke 2) und Absetzen mittels Schere über einem Overholt. Danach Freipräparieren des Bronchus und Absetzen über einer Klemme (Overholt oder Bronchusklemme) mittels Schere oder abgebogenem Skalpell. Den Bronchus kann man auch offen unter Fingerkontrolle (Schutz der Arterien) mit einer Schere absetzen. Danach kann der Lappen entfernt werden.

Rechter Oberlappen

Er hat oft nur einen arteriellen Zufluß (Truncus anterior). Die Vene muß hier von der Mittellappenvene, die gemeinsam mit der Oberlappenvene in das Perikard einmündet, getrennt werden. Nach Absetzen der Gefäße wird der Bronchus gefaßt, und der Lappen von zentral her „entwickelt". Dabei muß darauf geachtet werden, daß recht häufig noch kleinere Arterien aus dem Gebiet zwischen Mittellappen und Sechsersegmentarterie entspringen.

Bei versehentlichem Herausreißen aus der interlobären Arterie können erhebliche und gefährliche Blutungen entstehen.

Mittellappenresektion

Dieser Lappen hat in der Regel zwei kleine, arterielle Zuflüsse, in der Stärke etwa denen der linken Oberlappensegmente entsprechend, und eine Vene. Da dieser Lappen nur zwei Segmente hat, ist der Bronchus viel kleiner als der der anderen Lappen.

Unterlappenresektion

Hierbei müssen jeweils die Lappenspalten freipräpariert werden, um an die Arterien des Unterlappens zu gelangen. Dies kann bei bestimmten Anlageanomalien („nicht präformierter" Lappenspalt) und besonders nach vorausgegangenen, chronischen Entzündungen oder tumorösen Lymphknoten schwierig sein. Zahlreiche Unterbindungen und Kauterisationen sind dann notwendig. Ist die Arterie gefunden, wird sie in typischer Weise (siehe Oberlappenresektion) abgesetzt, die untere Vene wird nach Durchtrennung des Umschlags der parietalen Pleura zum Unterlappen (Ligamentum pulmonale) aufgesucht, freipräpariert und in typischer Weise unterbunden und abgesetzt. Ebenso der Bronchus.

Bilobektomie

Nur auf der rechten Seite mögliche Entfernung des Mittellappens mit entweder dem oberen (obere Bilobektomie) oder unteren Lappen (untere Bilobektomie). Die Technik unterscheidet sich nicht von der der anderen Lobektomien.

Pneumektomie

Die Entfernung des gesamten Lungenflügels ist bei normaler, nicht durch Verwachsungen oder Tumorverdrängung veränderter Anatomie recht einfach. Es wird auf der linken Seite die Arteria pulmonalis freipräpariert und in typischer Weise (zwei zentrale Ligaturen, eine periphere) über einer Overholtklemme mit der Schere abgesetzt. Danach Freipräparieren der oberen und der unteren Vene, wie bei den Lobektomien. Nach dem Absetzen der Gefäße wird der Bronchus gestielt und möglichst zentral über einer Klemme oder unter Fingerschutz offen mit einer Schere oder einem abgebogenen Skalpell abgetrennt.

Diese Operation kann bei Vorliegen von großen, zentralen Tumoren oder starken Verwachsungen außerordentlich schwierig und durch eventuelle Gefäßeinrisse sehr dramatisch werden. Häufig muß bei solchen Fällen das Perikard eröffnet werden: Mittels einer scharfen Klemme wird das Perikard erfaßt und mit der Schere eröffnet. Danach wird meist ein Overholt eingeführt und über ihm der Schnitt erweitert. Die Perikardflüssigkeit wird abgesaugt. Zum Freipräparieren der großen Gefäße im Perikard braucht man, um die recht derben Bindegewebsscheiden zwischen Gefäß und Perikard zu durchstoßen und die zentral sehr großkalibrigen Gefäße zu umfahren, große Overholts oder spezielle Klemmen (Abb. 16).

Bronchoplastische Verfahren

In der Tumorchirurgie werden häufig Erweiterungen der Bronchusabsatzstellen notwendig. Man trennt dann aus den verbliebenen Bronchien noch Anteile heraus und vereinigt die peripheren mit den zentralen durch unterschiedliche Varianten von Anastomosen. Die gebräuchlichste bronchoplastische Operation ist die sogenannte Sleeve-Resektion (sleeve, englisch = Ärmel, Manschette). Hierzu braucht man sehr viel (die fünffache Menge, also etwa 25 bis 30 einzelne) atraumatische, resorbierbare Nähte (PGS), da die Bronchien durch Einzelknopfnähte vereinigt werden.

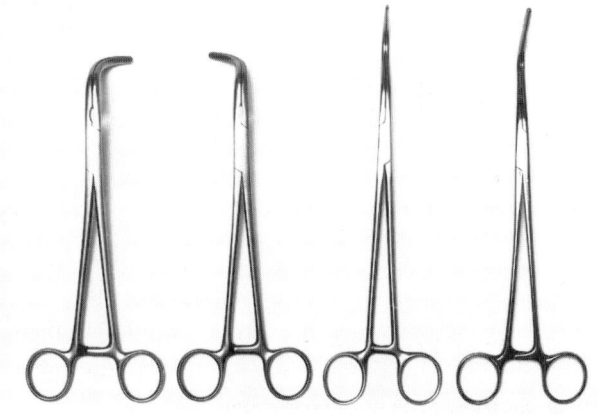

Abb. 16: Verschiedene gebogene Klemmen

Pleurektomie, Dekortikation

Die Pleurektomie wird bei rezidivierenden Pneumothoraxerkrankungen ausgeführt. Durch das Abziehen der parietalen (thoraxwandständigen) Pleura (= „Rippenfell") erzielt man eine dauerhafte Verklebung der Lunge mit der Brustwand. Ein spezielles Instrumentarium wird dazu – ebenso wie bei der nachfolgenden Dekortikation – nicht benötigt.

Als Endzustände verschiedener Erkrankungen resultieren Verschwartungen der Pleura. Die Beseitigung dieser Schwarten wird „Dekortation" (= Entrindung) genannt. Hierzu braucht man meist einen Pneumolysensperrer (Abb. 9).

Zusammenfassung

Alle diese Operationen können besonders bei chronischen Entzündungen und malignen Tumoren mit Lymphknotenabsiedelungen präparatorisch außerordentlich unübersichtlich und langwierig werden. Jeder Gefäßeinriß kann unmittelbar lebensbedrohlich sein. Für die dadurch erforderlich werdenden gefäßchirurgischen Interventionen müssen immer bereitliegen:

- zwei Nabelbändchen oder Vessel-Loops
- zwei Tourniquets (s. Gefäßchirurgie)
- atraumatische, nicht resorbierbare monofile Gefäßnähte (vier- oder fünfmal Null)

Diese Ausführungen können nur in allergröbster Form ein ungefährer Leitfaden sein. Die angeführten Operationsverfahren erweitern sich oft sehr und weichen von Klinik zu Klinik und von Operateur zu Operateur stark ab. Schwester und Operateur müssen sich untereinander so einspielen, daß schließlich Verständigung ohne Worte, insbesondere in dramatischen Situationen möglich wird („Team!"). Jeder muß die Stärken und ganz besonders die Schwächen des anderen kennen und sich bei Zwischenfällen entsprechend verhalten. Dies gilt aber zweifellos viel mehr für den Operateur als für die Schwester. Eine gut ausgebildete Schwester kann einer in der Thoraxchirurgie oft recht ausgeprägten „Instrumentensucht" des Operateurs durchaus entgegentreten. Übrigens verliert sich das mit zunehmender Routine bei jedem Operateur.

Kinderchirurgie

Von Elke Otto und Dr. Klaus Pankrath

Fotos: Christiane Wagner

Die Kinderchirurgie hat sich aus der Chirurgie als Teilgebiet abgetrennt, wie die Pädiatrie sich Anfang des Jahrhunderts aus der Inneren Medizin entwickelt hat.

Während die Chirurgie bei Erwachsenen in einzelne Fachdisziplinen wie Urologie, Neurochirurgie, Orthopädie usw. aufgeteilt ist, beschäftigt sich die Kinderchirurgie mit einer bestimmten Altersklasse (vom Neugeborenen bis zum Ausgewachsenen). Kindsein bedeutet ein Sein im Werden. Aufgrund der körperlichen und psychischen Unterschiede zwischen Erwachsenen und Kindern ist ein spezielles Vorgehen notwendig.

Narkoseart:

Dem Alter angepaßt ist eine besonders schonende Narkoseeinleitung wichtig (zum Beispiel rektal). Bei Erwachsenen sind oft lokale oder regionale Narkoseformen ausreichend. Bei Kindern ist wegen mangelnder Kooperationsfähigkeit die Allgemeinnarkose die Regel.

Lagerung:

Bei der Lagerung ist wegen der zarten und empfindlichen Haut besondere Sorgfalt nötig. Als Unterlage eignet sich saugfähiges Papiermaterial.

Der erste Schritt der Reinigung des Operationsgebietes erfolgt mit Benzin, wobei besonders auf Hautfalten zu achten ist (Nabel, Leisten-

beugen, insbesondere bei Windelträgern). Die Desinfektion erfolgt mit PVP-Jod-Alkohollösung, ohne daß diese vom Operationsgebiet herunterlaufen darf. Es kann sonst leicht zu Verbrennungen bzw. Verätzungen kommen.

Abdeckung:

Wegen der Kleinheit der Verhältnisse ist beim Abdecken große Sorgfalt nötig. Der Abstand vom sterilen zum unsterilen Bereich ist kurz. Deshalb haben sich gegen ein Verrutschen der Tücher Klebestreifen bewährt.

Operationen:

In der Kinderchirurgie sind folgende Operationen als Routineeingriffe üblich (ohne Anspruch auf Vollständigkeit):

- Inguinale (Leisten) und umbilikale (Nabel) Herniotomie
- Hydrozelenspaltung bzw. Enukleation (Ausschälung)
- Orchidolyse und -pexie
- Appendektomie (Coecopexie, Devagination)
- Pyloromyotomie
- Zirkumzision, Meatotomie, Aufrichtungsplastik
- Harnröhrenplastik

Außerdem gibt es eine lange Liste von angeborenen Erkrankungen, die der operativen Korrektur bedürfen. Häufig sind:

- Bauchspaltenversorgung
- Darmresektion bei

Aganglionose
- Darmdurchzug bei Rektum- und Analatresie
- Fundoplikatio bei gastro-ösophagealem Reflux
- Versorgung einer Zwerchfellhernie
- Versorgung einer Ösophagusatresie
- Korrektur der Harnleiter- und Harnröhrenstenose
- Korrektur des vesiko-urethralen Refluxes

Die Bereitstellung der Operationsinstrumente hat sich in folgender Zusammenstellung bewährt:

1. Kleines Kindersieb
2. Zusätzliche Instrumente im Großen Kindersieb
3. Zusatzinstrumente für urologische Operationen (Gefäßset)
4. Zirkumzisionssieb
5. Venaesectio-Sieb
6. Einzelinstrumente:
   - Bauchsperrer und -spatel
   - Thoraxsperrer
   - Analspreizer
   - Spreizer für die Pyloromyotomie

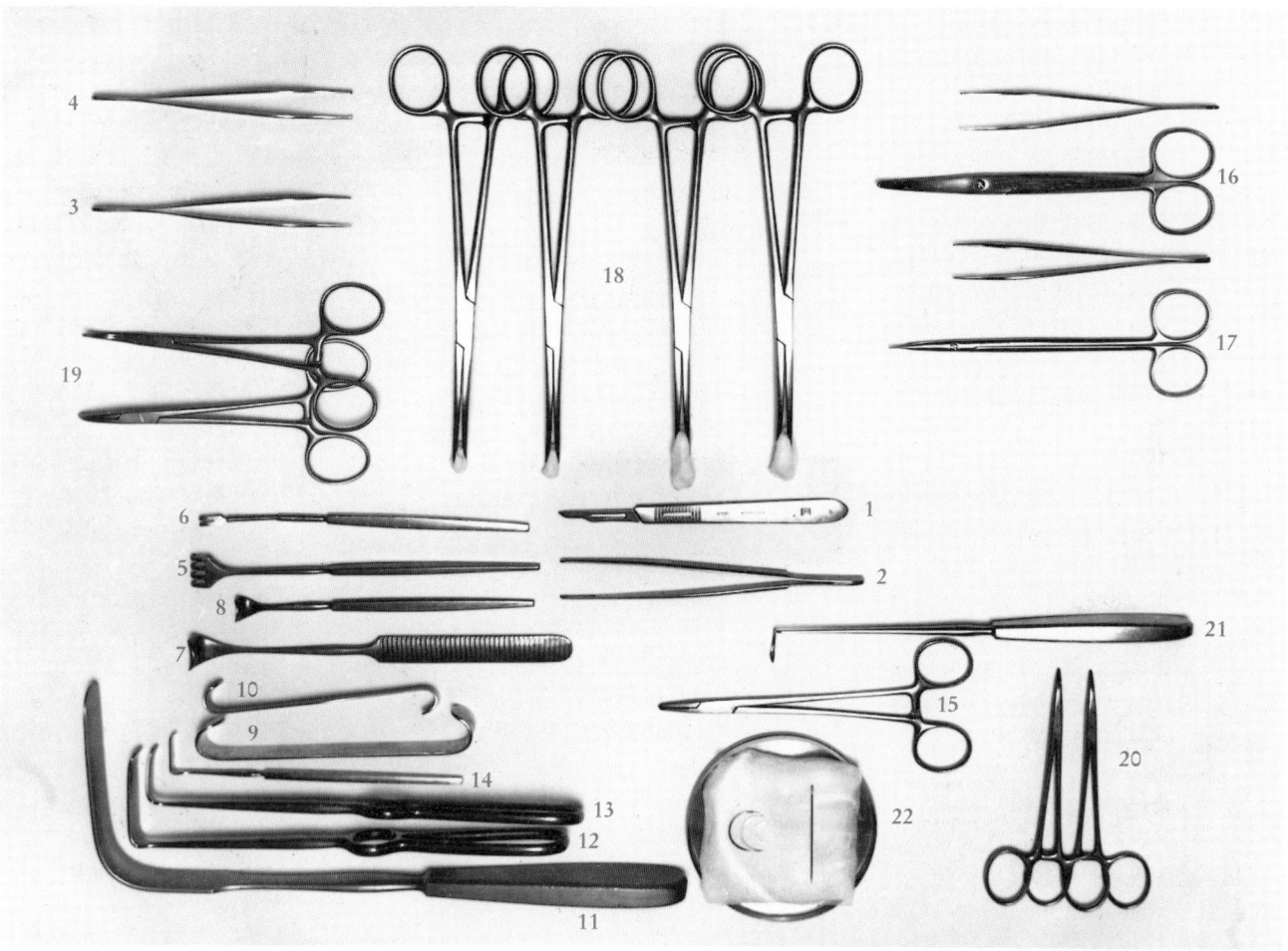

1. Kleines Kindersieb

Zum Beispiel für Herniotomie, Hydrozelenspaltung, Orchidolyse, Pyloromyotomie, Appendektomie (kleine Kinder), Harnröhrenplastik

1	1 Messergriff
2	2 Pinzetten (anat.) 14,5 cm
3	3 Blattpinzetten (anat.)
4	3 Blattpinzetten (chir.)
5	2 Wundhaken 4zahnig, scharf
6	2 Wundhaken 2zahnig, scharf, flexibel
7	2 Wundhaken nach König
8	2 Wundhaken, Lidhaken
	2 Wundhaken nach Sauerbruch
	2 Wundhaken
	2 Wundhaken
9	2 Haken nach Roux
10	2 Venenhaken, klein
11	1 Retentionshaken

(Fortsetzung nächste Seite)

12	2 Wundhaken, groß
13	2 Wundhaken, mittel
14	2 Wundhaken, klein
15	2 Nadelhalter, 15 cm
	1 Fadenschere stumpf / stumpf
16	1 Schere nach Lexer
17	2 Präparierscheren (Ohrschere nach Janison)
	2 Arterienklemmen nach Crile
18	6 Arterienklemmen 20 cm nach Rochester-Pean
	6 Arterienklemmen nach Halstead, scharf
19	2 Klemmen nach Pean, 15 cm
20	10 Arterienklemmen nach Halstead, stumpf
	10 Arterienklemmen nach Halstead, stumpf, gerade
	2 Dissektionsklemmen, kurz
	1 Dissektionsklemme, lang
	1 Löffel, Fig. 00, scharf, rund
	1 Löffel, Fig. 1, scharf, oval
	1 Knopfsonde, 18 cm (Ø 15 µm)
	1 Myrtenblattsonde, 14,5 cm
	1 Hohlsonde nach Doyen, gebogen
	1 Führungssonde

21	2 Deschamps
	1 Pylorusspreizer
	10 Tuchklemmen nach Backhaus, klein
	2 Filmklammern zum Anklemmen der Abfalltüte
	2 Tuchklemmen nach Backhaus, groß
22	1 Kinder-Nadelsieb
	2 Schälchen, klein
	1 Schälchen, groß
	1 Nierenschale Präpariertupfer, 6 x 6 – 12 x 12 cm, je 5 Stück Kompressen 7,5 x 7,5 cm, je 5 Stück
	1 Abwurftüte
	1 Häkchen, fein
	3 Gefäßzügel (PVC-Schlauch) 75 cm
	2 Bauchtücher, 40 x 40 cm
	1 Doppelkarte für Bauchtücher

2. Großes Kindersieb

Das Kleine Kindersieb sowie die folgenden zusätzlichen Instrumente werden zum großen Kindersieb zusammengestellt. (Die Liste führt alle Instrumente für das große Kindersieb auf.) (Abb. auf nächster Seite) Zum Beispiel für Appendektomie (große Kinder), alle größeren kinderchirurgischen Operationen.

	2 Messergriffe
	1 Messergriff
	2 Pinzetten, anatomisch nach Cushing 20 cm
1	2 Pinzetten, anatomisch 20 cm
	4 Pinzetten, anatomisch 14,5 cm
	4 Blattpinzetten, anatomisch
	4 Blattpinzetten, chirurgisch
	2 Pinzetten, chirurgisch, fein, 13 cm
	2 Wundhaken, scharf 4zahnig
2	2 Haken nach Roux
	2 Haken nach Roux
	2 Venenhaken, klein
3	2 Bauchdeckenhaken
4	2 Bauchdeckenhaken nach Kocher
5	2 Wundhaken nach Sauerbruch, Fig. 3
6	2 Wundhaken, groß
7	2 Wundhaken, mittel
8	2 Wundhaken, klein

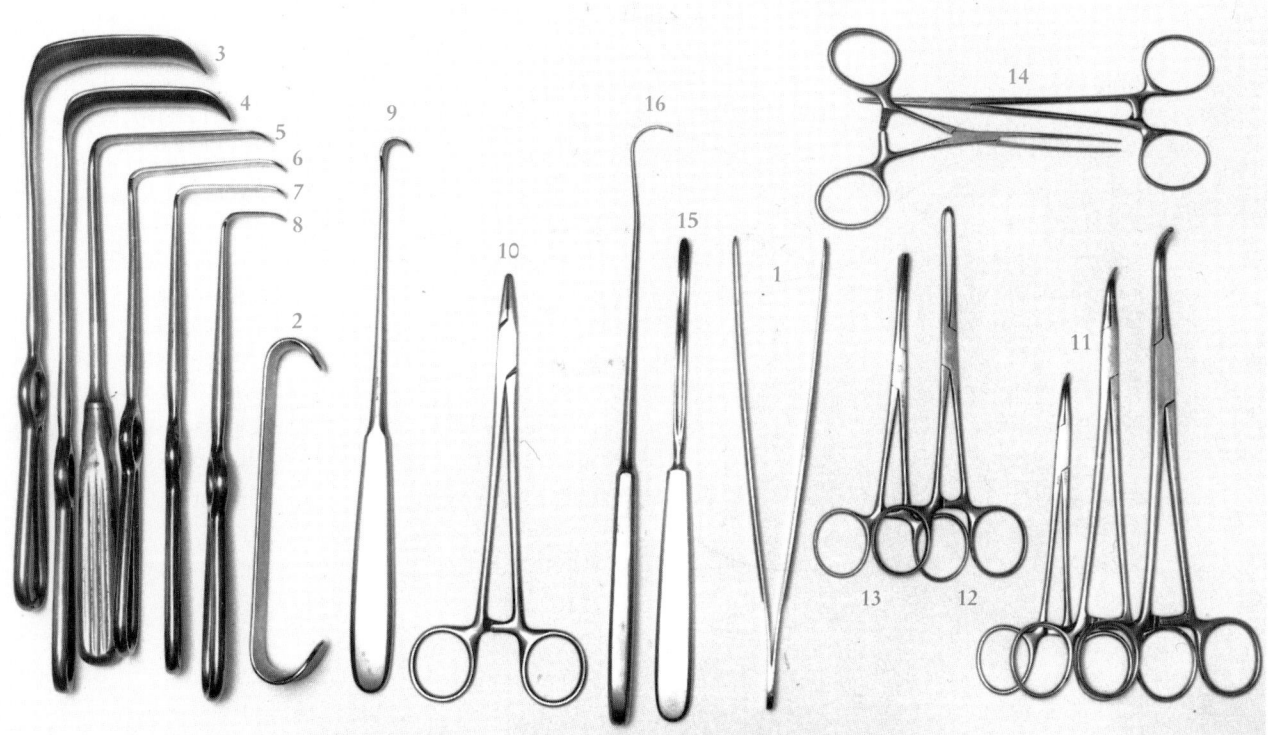

9	2 Wundhaken (Lidhaken)	2 Präparierscheren nach	4 Arterienklemmen nach

9   2 Wundhaken (Lidhaken)
     2 Nervenhäkchen nach
     Cushing

10   2 Nadelhalter, 15 cm
     2 Nadelhalter nach
     Hegar-Mayo, 18 cm
     1 Fadenschere, stumpf /
     stumpf
     1 Präparierschere, gerade,
     spitz / stumpf, 14,5 cm
     2 Präparierscheren nach
     Lexer

2 Präparierscheren nach
Janison (Ohrschere)
1 Präparierschere nach
Tönnis, gebogen
1 Präparierschere nach
Tönnis-Adson
1 Kornzange, lang, fein
1 Kornzange mit Sperre,
kurz, fein
6 Peritonealklemmen, ge-
bogen, 15 cm
2 Kornzangen, klein

4 Arterienklemmen nach
Crile
4 Arterienklemmen nach
Rochester-Pean, 20 cm
10 Klemmen nach Pean,
15 cm
10 Arterienklemmen nach
Halstead, scharf
10 Arterienklemmen nach
Halstead, stumpf

(Fortsetzung nächste Seite)

4 Dissektionsklemmen, lang
2 Dissektionsklemmen, kurz

11 2 Klemmen nach Overholt

12 2 Lungenfaßzangen nach Allis, 19 cm

13 4 Lungenfaßzangen nach Allis, 15 cm
2 Lungenfaßzangen nach Duval (Collin), 13,5 cm
2 Lungenfaßzangen nach Duval

14 2 Darmklemmen
2 Knopfsonden, 18 cm
1 Myrtenblattsonde, 14,5 cm

15 1 Hohlsonde nach Doyen, gebogen

1 Salbenspatel
1 Führungssonde

16 2 Deschamps
2 Deschamps
2 Deschamps, gerade, Spezialbiegung, 25 cm

20 Tuchklemmen nach Backhaus, klein
1 Satz Bauchspatel, 5 Stück bezogen
1 Löffel, scharf, Fig. 00, rund
1 Löffel, scharf, Fig. 1, oval
1 Bauchdeckenspreizer
1 Bauchdeckenspreizer
2 Filmklammern zum Anklemmen der Abfalltüte
2 Nierenschalen

1 Schälchen, groß
3 Schälchen, klein
1 Nadelsieb Kinder
10 Präpariertupfer, 6 x 6 cm
10 Präpariertupfer, 12 x 12 cm
10 Kompressen, 7,5 x 7,5 cm
1 Abwurftüte
1 Häkchen, fein
3 Gefäßzügel (PVC-Schlauch 75 cm
2 Bauchtücher 40 x 40 cm
2 chir. Pinzetten, 14,5 cm
1 Doppelkarte für Bauchtücher

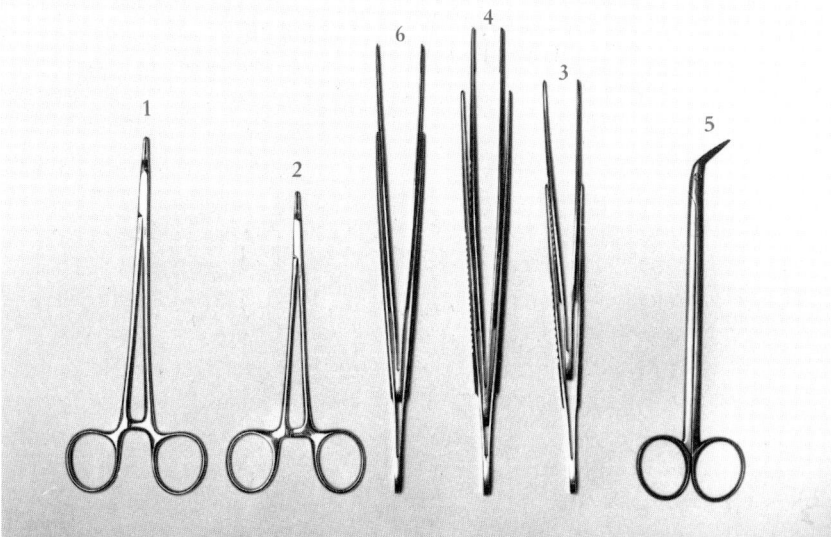

3. Gefäßset
(Zusatzinstrumente für urologische Operationen)

1 1 Nadelhalter mittel, nach Codman

2 1 Nadelhalter kurz, nach Codman

3 2 Pinzetten nach De Bakey kurz

4 2 Pinzetten nach De Bakey mittel

5 1 Schere nach Potts

6 2 Duogrip-Pinzetten

4. Zirkumzisionssieb

Zum Beispiel für Zirkumzision, Meatomie, Pilonidalsinusexstirpation

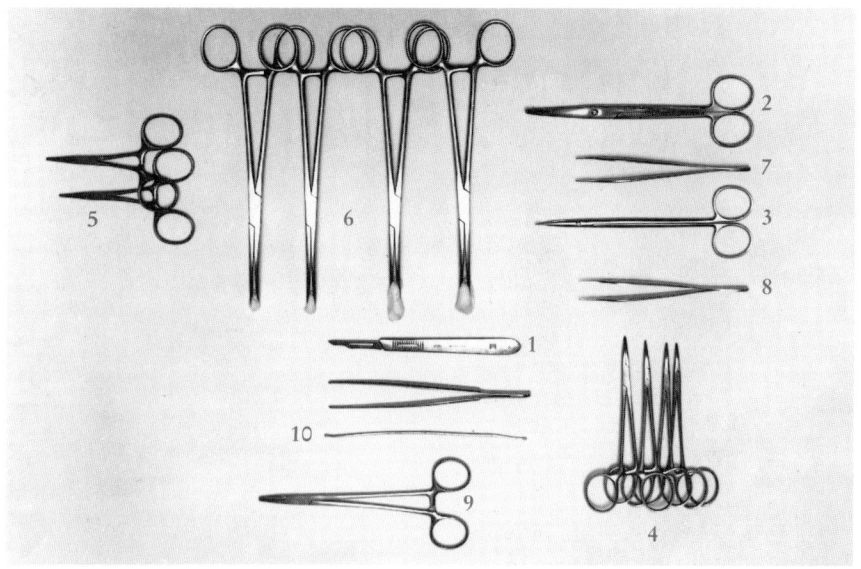

1   1 Messergriff, Größe 3
2   1 Präparierschere, nach Lexer
     1 Fadenschere, stumpf / stumpf
     1 Schere, gerade, spitz / stumpf
3   1 Präparierschere nach Janison (Ohrschere)
4   10 Arterienklemmen nach Halstead, stumpf, gebogen
5   3 Baby-Mosquitoklemmen, gerade, kurz, scharf, 9,5 cm
     4 Arterienklemmen nach Halstead, gerade, stumpf
6   4 Arterienklemmen nach Crile
     6 Tuchklemmen nach Backhaus, 9 cm
7   2 Blattpinzetten, chirurgisch
8   3 Blattpinzetten, anatomisch
9   2 Nadelhalter Baby nach Crile-Wood
10   1 Knopfsonde, 18 cm lang
     1 Salbenspatel, 14,5 cm lang
     2 Schälchen, klein
     1 Nierenschale
     Mullkompressen 10 x 10 cm = 10 Stück
     3 Tupfer, pflaumengroß
     3 Präpariertupfer, 12 x 12 cm
     5 Präpariertupfer, 6 x 6 cm
     1 Tüte

5. Venaesectio-Sieb

Für Katheter-Einlagen

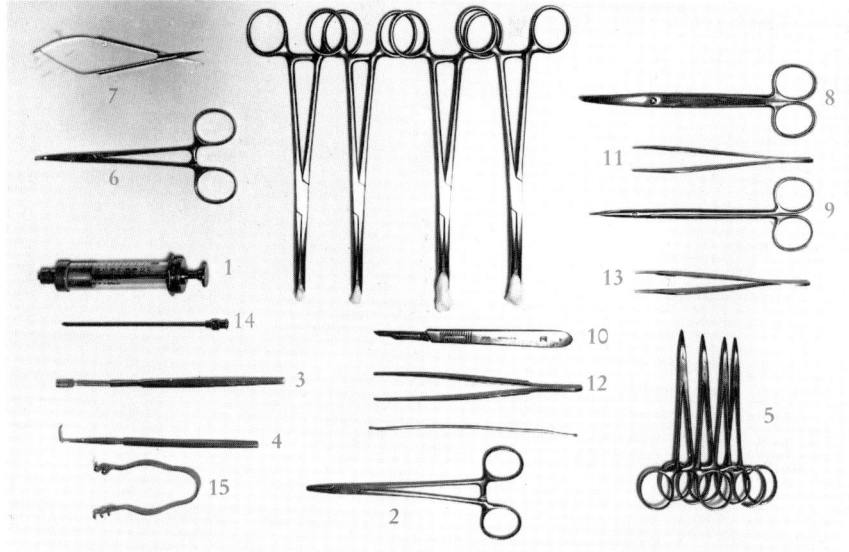

1   1 Rekordspritze, 10 cm
2   1 Nadelhalter nach Hegar, 15 cm
    2 Tuchklemmen nach Backhaus, klein
3   1 Wundhaken, scharf, flexibel, zweizahnig
4   1 Wundhaken, Fig. 2, 10 x 6 mm
5   4 Arterienklemmen nach Halstead, stumpf
6   1 Baby-Adson, 14 cm
7   1 Irisschere
8   1 Schere, gerade, stumpf / stumpf
9   1 Schere, gebogen, stumpf / stumpf
10 1 Skalpellgriff
    1 Kornzange nach Goss, gerade, 20 cm
11 1 Pinzette, anatomisch, schmal / spitz, 9 cm
12 1 Pinzette, anatomisch, 14,5 cm, (Gefäßinstrument)

    1 Pinzette, chirurgisch, 14,5 cm, (Gefäßinstrument)
13 1 Blattpinzette, chirurgisch
    1 Schälchen, klein
    5 Tupfer, 12 x 12 cm
    5 Tupfer, 6 x 6 cm

    1 Schlitztuch, 80 x 80 cm
    1 Abdecktuch, 80 x 80 cm, einfach
14 1 Kanüle, 141025
15 1 Wundspreizer nach Finsen
    5 Tupfer – pflaumengroß

6. Einzelinstrumente

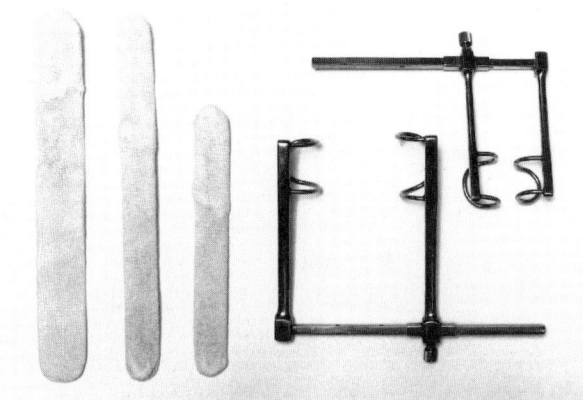

Bauchsperrer und -spatel

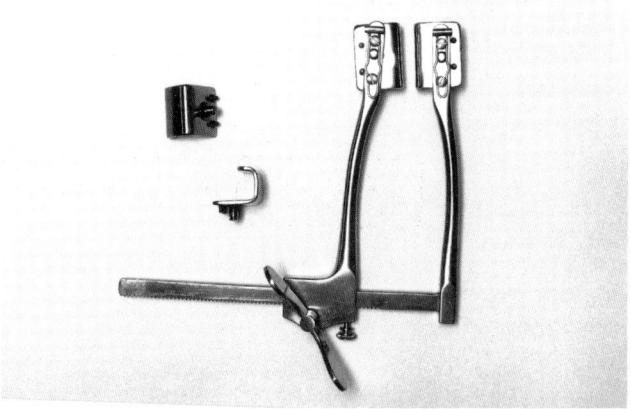

Thoraxsperrer

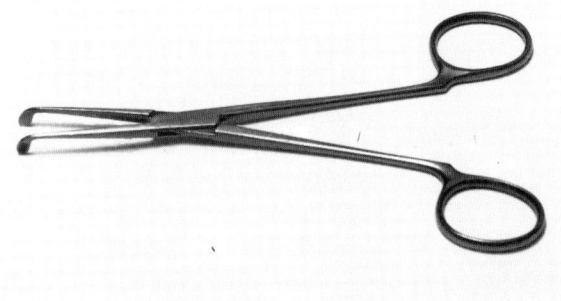

Spreizer für die Pyloromyotomie

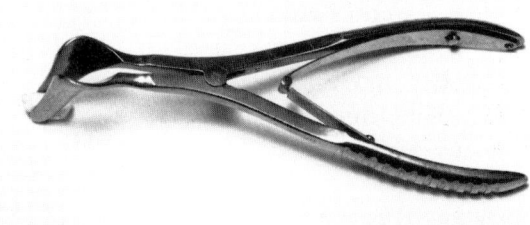

Analspreizer

Orchidolyse und -pexie bei Hodenhochstand

Narkose:
Allgemeinnarkose (Maske)

Lagerung:
Rückenlagerung mit Rolle unter dem Becken

Abdeckung:
eine Leiste und Skrotum

Technik:
Hautschnitt suprainguinal (Skalpell)

Durchtrennen der Subkutis und Darstellen des äußeren Leistenringes einer Seite (chirurgische Pinzetten, Schere, Roux-Haken)

Kerben der Externus-Aponeurose, Spreizen des Musculus cremaster, Anschlingen von Ductus deferens und der Gefäße mit Luxation des Hodens aus seinen Hüllen (anatomische Pinzetten)

Durchtrennen des Gubernaculum (Cutor)

Retroperitoneale Funiculolyse (feuchte Kompresse für den Hoden)

Versorgen des Bruchsackes (atraumatische Naht, PGS-Faden*)

Vorbereiten des Skrotalfaches (Cutor)

Transskrotale Orchidopexie (Skrotalhaken, Catgutnaht mit zwei geraden Nadeln)

Naht und Raffung der Externus-Aponeurose (PGS-Naht)

Subkutannaht (PGS-Naht)

Hautnaht intrakutan (atraumatische Catgutnaht)

Verband (Kompresse, Pflaster)

---

* PGS = Polyglykolsäure

Hypertrophe Pylorusstenose

Narkose:
Intubationsnarkose

Lagerung:
Rückenlage

Abdeckung:
rechter Oberbauch

Technik:
Querer Hautschnitt rechter Oberbauch und Durchtrennung der Subkutis (Skalpell, chirurgische Pinzetten, Schere, Roux-Haken)

Längskerbung der vorderen Rektusscheide (Skalpell)

Spreizen des Musculus rectus (Schere)

Eröffnung der Peritonealhöhle (hintere Rektusscheide und Peritoneum) (Skalpell, Schere)

Luxieren des Magens und Pylorus (breite anatomische Pinzette, feuchte Kompresse armiert)

Inzision der Serosa und Pylorusmuskulatur (Skalpell)

Spreizen der Muscularis bis auf die Schleimhaut (Spreizer)

Reposition des Pylorus

Fortlaufende Peritoneal- und Fasziennaht (breite anatomische Pinzette, PGS-Naht atraumatisch)

Naht der vorderen Rektusscheide (PGS-Naht)

Hautnaht intrakutan (atraumatische Catgutnaht)

Verband (Kompresse, Pflaster)

Antireflux-Plastik nach Politano-Leadbetter

Narkose:
Intubationsnarkose

Lagerung:
Rückenlage mit Rolle unter dem Becken

Abdeckung:
Unterbauch (Klebetücher)

Technik:
Blasenkatheter und Auffüllen der Blase
Hautschnitt nach Pfannenstiel *(Skalpell)*
Durchtrennen der Subkutis und Mobilisierung *(chirurgische Pinzette, Schere, scharfer Haken)*
Längsdurchtrennung der Faszie zwischen dem Musculus rectus *(Skalpell, Schere, Roux-Haken)*
Kerbung einer Musculus rectus-Seite *(Cutor)*
Anschlingen des Ureters prävesikal *(Overholt, Gummizügel)*
Zwei Haltefäden der Blase *(Cutor)*
Aufdehnung der Eröffnung schrittweise mit steigender Größe *(paarige Langenbeck-Haken)*
Haltenaht am Blasenhals *(atraumatische Seidennaht)*
Haltenaht am Ureterostium *(atraumatische Seidennaht)*
Einlage eines Ureterkatheters
Umschneiden des Ureterostiums *(langes Skalpell)*
Präparation des Ureters aus der Blasenwand *(de Bakey-Pinzette, Schere)*
Legen einer Naht zum Verschluß des Blasenwanddefektes *(PGS-Naht atraumatisch)*
Hilfsinzision, durch die der Ureter wieder in die Blase geführt wird *(langes Skalpell, Overholt)*
Bildung eines submukösen Tunnels *(feine Schere; feine, anatomische Pinzetten)*
Durchführung des Ureters und Ureterozystoneostomie nach Resektion des alten Ostiums *(PGS-Naht atraumatisch)*
Ureterkathetereinlage und Fixierung *(Catgutnaht atraumatisch)*
Verschluß der Hilfsinzision *(PGS-Naht atraumatisch)*
Herausführen des Ureterkatheters mit dem Blasenkatheter *(Ligatur)*
Fortlaufende Blasennaht *(PGS-Naht atraumatisch)*
Naht der 2. Reihe der Blasenwand *(PGS-Naht)*
Einzelknopf. Faszienverschluß Einzelknopfnaht *(PGS-Naht)*
Subkutannaht *(PGS-Naht)*
Hautnaht intrakutan *(atraumatische Catgutnaht)*
Verband *(Kompresse, Pflaster)*
Ureterkatheteradapter und Urinbeutel
Blasenkathetereinlage und Urinbeutel.

Zirkumzision

Narkose:
Allgemeinnarkose (Maske)

Lagerung:
Rückenlage

Abdeckung:
Penis

Technik:
Zurückziehen der Vorhaut und Reinigen *(Knopfsonde, anatomische Pinzette, PVP-Jod-Lösung)*
Anklemmen der Vorhaut, Resektion der engen Vorhaut *(2 scharfe Klemmen, Skalpell)*
Resektion des inneren Vorhautblattes bis auf einen schmalen Saum am Kranz der Eichel *(Schere, anatomische Pinzette, kleiner Stiel)*. Blutstillung *(Cutor)*
Naht des äußeren Vorhautblattes an den Saum des inneren Blattes *(atraumatische Catgutnaht)*
Fixieren der Vorhaut vor der Eichel *(Pflaster)*
Verband *(Kompresse)*

Gynäkologie

Von Ingrid Röseler und
Dr. H.-J. Koubenec

Fotos: W.-D. Gutbier

Allgemeines

Lagerungen und Abdeckung

Steinschnitt mit abgesenkten Beinen

Lagerung:
Rücken flach, Unterschenkel ab Kniekehle in gepolsterten Halbschalen, Hüft- und Kniegelenk leicht angewinkelt, Beine gespreizt. Kopf unter nach oben schräggestelltem Bügel. Nach Baucheröffnung Kopf tiefer als Becken.

Abdeckung:
Beinlinge, zum Dreieck gefaltete Tücher über Oberschenkel und Körperseite bis Axilla. Längsgefaltetes Tuch über Oberkörper bis Nabel – alternativ wasserfestes Papiertuch –, großes, entfaltetes Tuch über Oberkörper und über Kopfbügel, über Operations-Gebiet großes Schlitztuch.

Position des Teams:
Operateur links, 1. Assistent rechts, 2. Assistent zwischen den Beinen. Schwester an höhenverstellbarem Instrumententisch von links über Oberkörper/Kopf der Patientin.

Anwendung:
Alle gynäkologischen Laparotomien und Laparoskopien.

Steinschnitt mit hochgestellten Beinen

Lagerung:
Anwinkeln der Beine bis weniger als 90 Grad zum Oberkörper, weites Spreizen der Beine (alte Frauen wach lagern).

Abdecken:
Beinlinge, Papiertuch mit Klebe-rand quer über Gesäß und Anus. Zum Dreieck gefaltete Tücher über Oberschenkel, doppeltes in Längsrichtung gefaltetes Tuch schürzenförmig über querliegendes Papiertuch und seitlich um Patienten und Operations-Tisch herum, doppelt oder dreifach längsgefaltetes Tuch über Ober- und Unterkörper, großes entfaltetes Tuch darüber und über Kopfbügel, Schlitztuch über Operations-Gebiet.

Position des Teams:
Operateur sitzt, kleiner Instrumentiertisch über den Knien des Operateurs zur Ablage von Scheren und

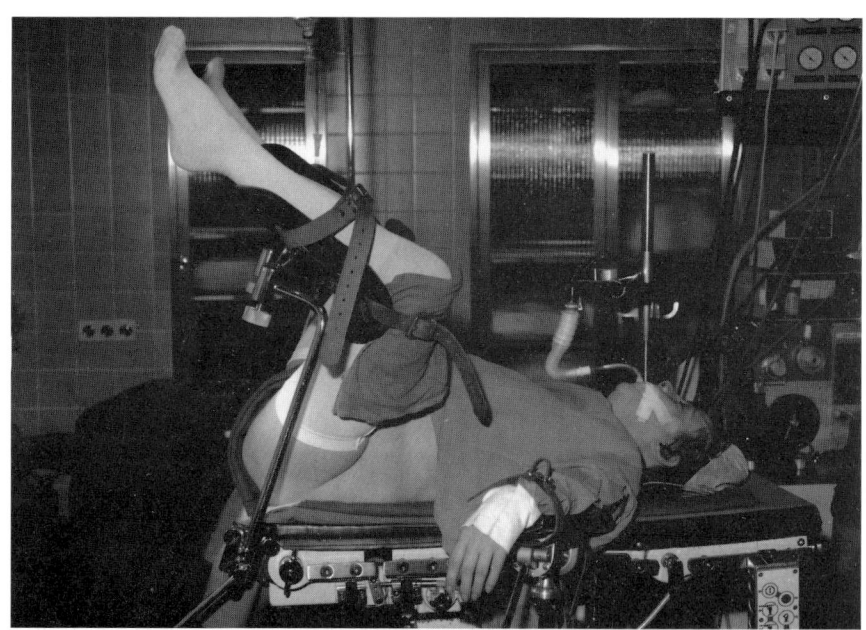

Abb. 1: Steinschnittlagerung mit hochgestellten Beinen für Operationen mit vaginalem Zugang

Pinzetten. 1. und 2. Assistent mit Rücken an den Innenseiten der Beine, Schwester rechts neben und hinter Operateur.

Anwendung:
Alle Operationen am äußeren Genitale und mit vaginalem Zugang zu Operations-Gebiet.

Rückenlagerung mit ausgestelltem Arm

Lagerung:
Flache Rückenlagerung, Arm an zu operierender Brustseite rechtwinkelig abspreizen, Unterarm kopfwärts angewinkelt

Abdeckung:
Beinlinge über ausgestellten Arm, entfaltetes Tuch vom unteren Brustansatz bis über Füße, Papiertuch mit Kleberand längs an Oberkörperseite mit Beinling verklebt. Zum Dreieck gefaltetes Tuch über kontralerale Oberkörperhälfte und Arm. Doppelt längsgefaltetes Tuch vom oberen Brustansatz über Kopf, Schlitztuch über Operationsgebiet

Position des Teams:
Operateur an Operationsseite, 1. Assistent gegenüber, 2. Assistent auf Operationsseite oberhalb des Armes, Schwester gegenüber Operationsseite mit Tisch über Unterkörper der Patientin

Anwendung:
Mammaoperationen mit axillärer Dissektion

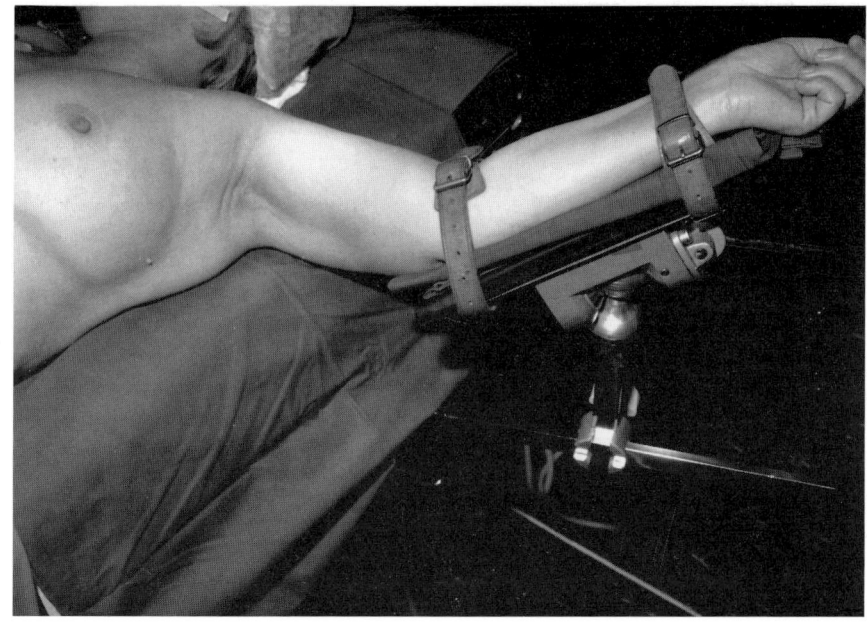

Abb. 2: Rückenlagerung mit ausgestelltem Arm für Mammaoperationen mit axillärer Dissektion

111

Zugang zum Operations-Gebiet

Unterbauchquerschnitt (Pfannenstiel):

Querschnitt drei oder mehr Zentimeter oberhalb der Symphyse, Querspalten der Faszie – auch längs möglich – Abpräparation vom Muskel, Trennen der Rektusbäuche, Eröffnen des Peritoneums, Erweiterung nach oben und unten.

Anwendung:

Zugang zum kleinen Becken für alle gynäkologischen und geburtshilflichen Laparotomien.

Längsschnitt (median):

Mediane Hautinzision im Unterbauch beginnend, nach Platzbedarf – auch im Verlauf der Operation – nach oben zu verlängern, um Nabel bogenförmig, mediane Spaltung der Schichten der Bauchdecke.

Anwendung:

Laparotomien bei großen Unterbauchtumoren, Laparotomien mit eventuell notwendigem Zugang zum Mittel- und Oberbauch (Probelaparotomien, Krebsoperationen mit Metastasen).

Abdominale Hysterektomie mit und ohne Adnexe

Narkose:

Intubationsnarkose

Lagerung und Abdeckung:

Steinschnitt mit abgesenkten Beinen

Technik:

Unterbauchquerschnitt, selten Längsschnitt, Rahmen mit vier Valven über feuchte Tücher einsetzen. Austastung des Oberbauches. Abstopfen des Darmes (Götze-Ring oder feuchte Tücher) nach Kopftieflagerung. Anhaken des Uterus mit Kraller. Zweifache Unterbindung des Ligamentum rotundum über Deschamps, Absetzen, Eröffnen des Pararaumes, Darstellung des Ureters.

● Alternativ „mit Adnex": Absetzen des Adnex vom Ovaricabündel über Overholt-Klemmen (Gegenklemme ans Adnex), doppelte Ligatur des Ovaricabündels.

● Alternativ „ohne Adnex": Absetzen des Adnex von Uterus über Deschamps-Klemmen (Gegenklemme an Uterus), doppelte Ligatur

● Gleiches beziehungsweise alternatives Vorgehen kontralateral. Spalten des Blasenperitoneums, Abschieben der Harnblase. Absetzen des Uterus über Paraklemmen, Umstechungen, Eröffnung der Scheide und Absetzen des Operations-Präparats, Verschluß der Scheide. Retroperitoneale Redondrainage, Beckenperitonealverschluß fortlaufend.

Wertheim-Operation:

Zusätzlich aufwendige Präparation und Mitnahme von Parametrien und Scheidenmanschette in der Regel mit Lymphonodektomie des Beckens, eventuell paraaortal (Laparotomie Zusatzsieb)

Nähte:

Rotunda	3,5 PGS/PGL*
Adnexe	3,5 PGS/PGL
Parametrien	4 PGS/PGL
Scheidenwundrand	4 PGS/PGL
Peritoneum visceral	3 PGS/PGL
parietal	3,5 PGS/PGL
Faszie	3,5 PGS/PGL
Haut	2 Polypropylen oder Klammern

---

* PGS = Polyglykolsäure
PGL = Polyglactin

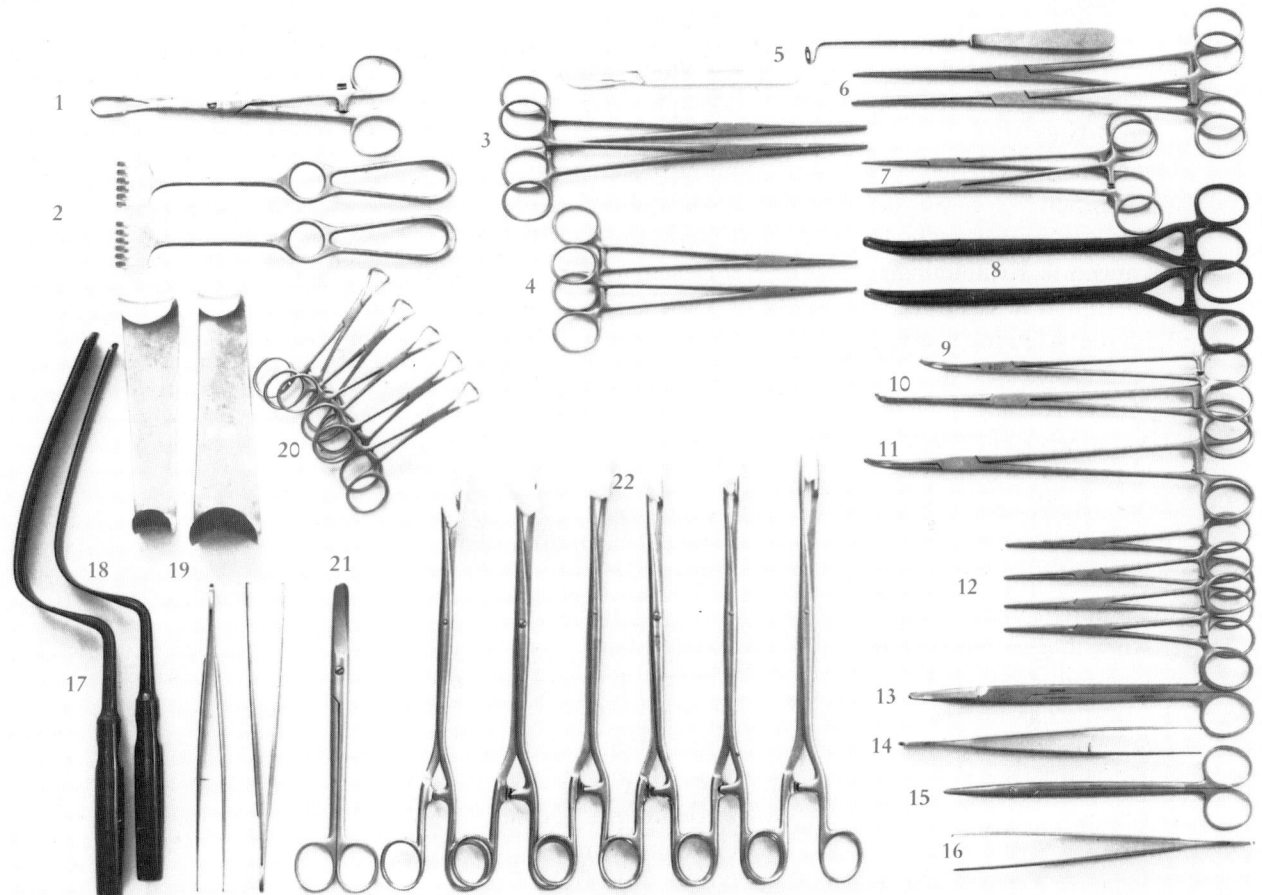

Abb. 3: Gynäkologisches Laparotomie-Sieb

16	3 chirurgische Pinzetten mittellang	
	3 Spatel	
	2 Haken Achtzinker	
2	2 Haken Sechszinker	
	6 Klemmen n. Mikulicz	
	1 gebogene Kornzange fein	

1 gebogene Kornzange grob

22 10 gerade Kornzangen
        4 Kugelzangen
        1 Zervixfaßzange nach Collin

1   1 Uterusfaßzange nach Museux Zweizinker kurz

2 Zangen nach Foerster (Fänger)

3   4 lange stumpfe Klemmen

4   4 mittellange stumpfe Klemmen

2 Zystenklemmen nach Doyen

1 Myom-Bohrer

(Fortsetzung nächste Seite)

(noch: Gynäkologisches Laparotomie-Sieb

6	4 lange scharfe Klemmen
	2 lange scharfe Klemmen extra-lang
7	6 mittellange scharfe Klemmen
8	6 Paraklemmen versch. Längen u. Krümmungen
11	2 Klemmen n. Rummel
	1 Mixter-Klemme mittellang
10	1 Mixter-Klemme lang
	2 lange gebogene Nadelhalter
	2 Nadelhalter mittellang
	1 Nadelhalter kurz
12	10 Klemmen n. Kocher
20	10 Klemmen n. Backhaus
	1 Kirschner-Rahmen mit vier mittleren Valven
	1 Nahtbox
	3 Schälchen
18	1 Breisky-Spatel lang, schmal
17	2 Breisky-Spatel mittellang
	2 anatomische Pinzetten mittellang
	1 anatomische Pinzette lang
9	2 Klemmen n. Overholt
	2 Klemmen n. Overholt schwach gekrümmt
	1 feiner Nadelhalter
13	1 Parametrium-Schere
	2 Scheren n. Cooper kurz
21	2 Scheren n. Cooper mittellang
	2 Präparierscheren kurz
15	2 Präparierscheren mittellang
	1 Präparierschere lang
	2 Mosquito-Klemmen
	1 Redonspieß 10 Charr.
	1 Deschamps kurz
	1 Deschamps lang
	4 Pinzetten n. Allis 2 lang, 2 mittel
14	3 Pinzetten n. De Bakey mittellang
	2 Pinzetten n. De Bakey lang
	2 kurze chirurgische Pinzetten
	2 kurze chirugische Pinzetten fein
	1 kurze chirurgische Pinzette extrafein
19	1 Satz Wundhaken nach Roux 1, 2, 3
	1 Klemme n. Duval
	1 chirurg. Pinzette lang
	1 Paar Wundhaken nach Fritsch
	1 Uterussonde

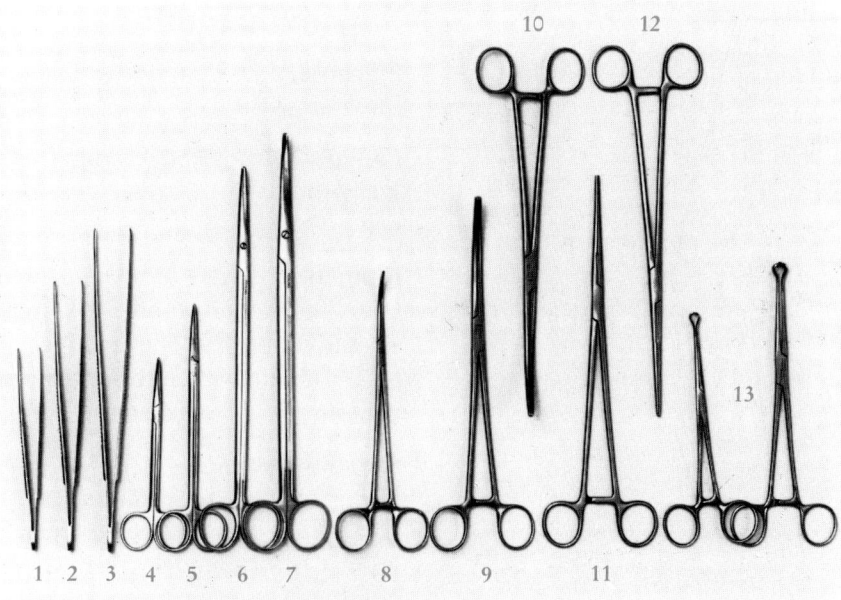

Abb. 4: Laparotomie-Zusatzsieb (extra)

12 6 extralange feine stumpfe Klemmen

10 2 extralange stumpfe gebogene Klemmen

2 mittellange stumpfe Klemmen

4 Klemmen nach Overholt grob

8 4 Klemmen nach Overholt fein

5 stumpfe Mosquito-Klemmen

13 2 Ureterfaßzangen

11 2 extralange feine scharfe Klemmen

9 2 extralange gebogene scharfe Klemmen

2 mittellange scharfe Klemmen

5 scharfe Mosquito-Klemmen

1 extralanger gebogener Nadelhalter

1 langer feiner gebogener Nadelhalter

1 kurzer feiner Nadelhalter

7 1 extralange breite Präparierschere 31 cm

6 1 extralange feine Präparierschere 29 cm

1 extralange breite Präparierschere 29 cm

1 lange feine Präparierschere 23 cm

1 lange breite Präparierschere 23 cm

5 1 mittellange extrafeine Präparierschere

4 1 kurze extrafeine Präparierschere

1 extralange chirurgische Pinzette grob

1 extrafeine kurze chirurgische Pinzette

2 Pinzetten n. Allis lang

2 Pinzetten n. Allis mittellang

3 2 Pinzetten n. De Bakey lang

2 2 Pinzetten n. De Bakey mittellang

1 2 Pinzetten n. De Bakey kurz

1 kurze extrafeine anatomische Pinzette

EuG-Operationen (Salpingektomie, tubenerhaltende Operationen)

Narkose:
Intubationsnarkose

Lagerung und Abdeckung:
Steinschnitt mit abgesenkten Beinen

Technik:
Unterbauchquerschnitt, Rahmen mit kleinen Valven und Abstopfen wie abdominelle Hysterektomie

Salpingektomie:
Absetzen der Tube über Overholt-Klemmen in kleinen Schritten, Ersatz durch Umstechungen. Keilförmige Exzision der Tube aus dem Uterus. Naht.

Tubenerhaltende Operationen:
Wenn möglich in mikrochirurgischer Technik, Vorgehen befundentsprechend:
● Tubensegmentresektion:
Resektion mit Mikronadel, Übernähung oder primäre Anastomose
● Längssalpingotomie:
Inzision mit Mikronadel, schichtweiser Verschluß der Tubenwand, schichtweiser Verschluß der Bauchdecken, subfasziale Redondrainage

Nähte:

Mesosalpinx	3 – 3,5	PGS/PGL
Tubenmuskularis	0,4	Nylon
		PGS/PGL
Tuben-Ovarserosa	0,4	Polyprophylen Nylon

Adnexeingriffe

Narkose:
Intubationsnarkose

Lagerung und Abdeckung:
Steinschnitt mit abgesenkten Beinen

Eingriff:
Unterbauchquer- oder Längsschnitt, Rahmengröße und Valven nach Schnittgröße, Abstopfen wie abdominale Hysterektomie

Adnektomie:
Evtl. Eröffnen des Pararaumes mit Darstellung des Ureters, Absetzen vom Ovaricabündel über Overholt- und Gegenklemme, zweite Ligatur am Bündel über Mixter, Durchtrennen des Ligamentum latum, Keilförmiges Ausschneiden des Adnex am Uterus, Naht.

Ovarialzystenausschälung:
Befundangepaßtes Vorgehen mit feinen Instrumenten, eventuell elektrochirurgisch mit Mikronadel, unter Erhalt von möglichst viel Restovar, Formierung durch mehrschichtige Naht, schichtweiser Verschluß der Bauchdecken, subfasziale Redondrainage

Nähte:

Ovarstroma	1,5 PGS
Ovarserosa	0,7 – 1 PGS

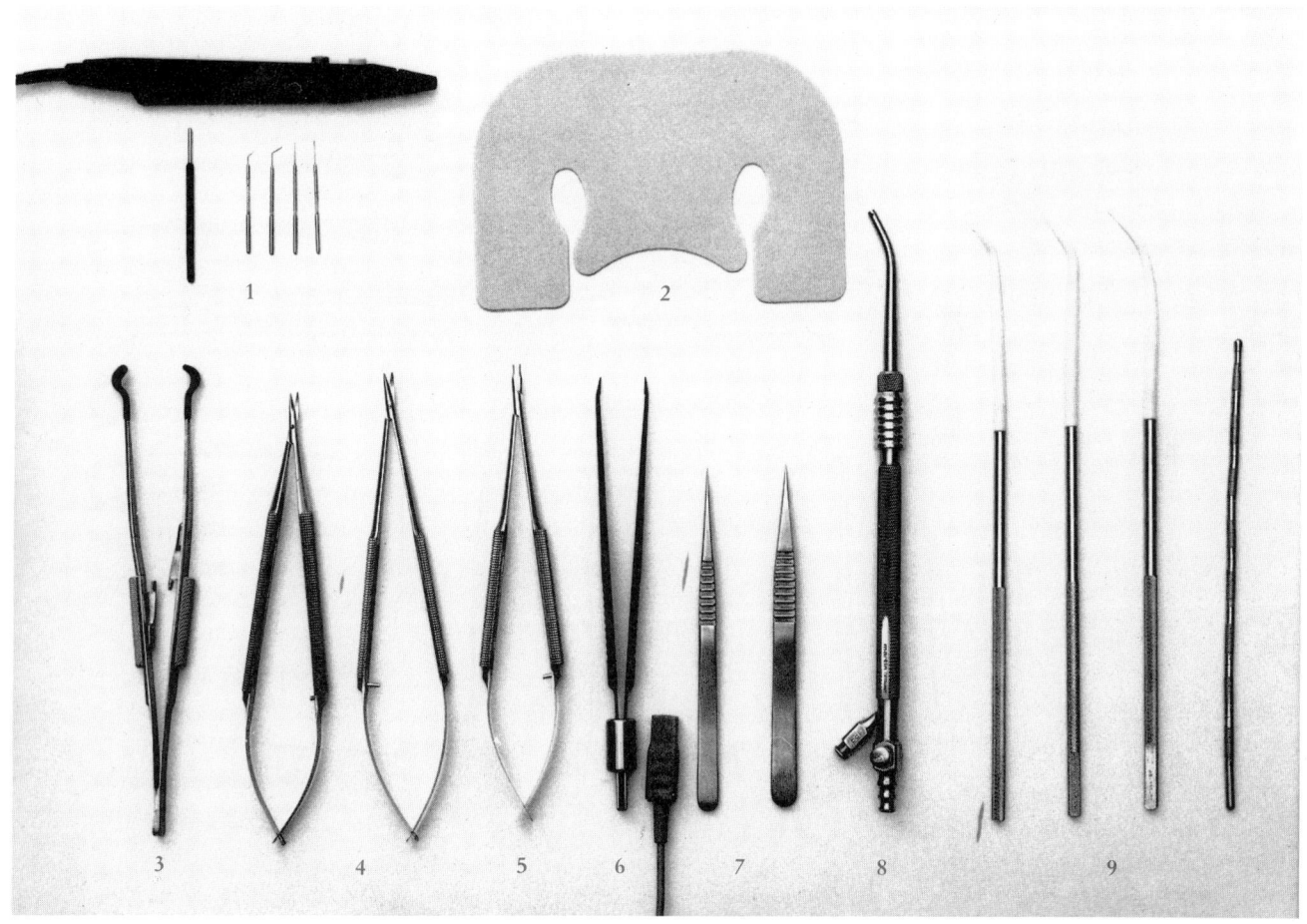

Abb. 5: Instrumentenaus-
wahl Mikrochirurgie

1	Elektroden	7	Mikro-Pinzetten
2	Silikonplatte	8	Spülsauger
3	Tubenzange	9	Taststäbe
4	Mikroscheren		
5	Nadelhalter		
6	Bipol-Pinzette		

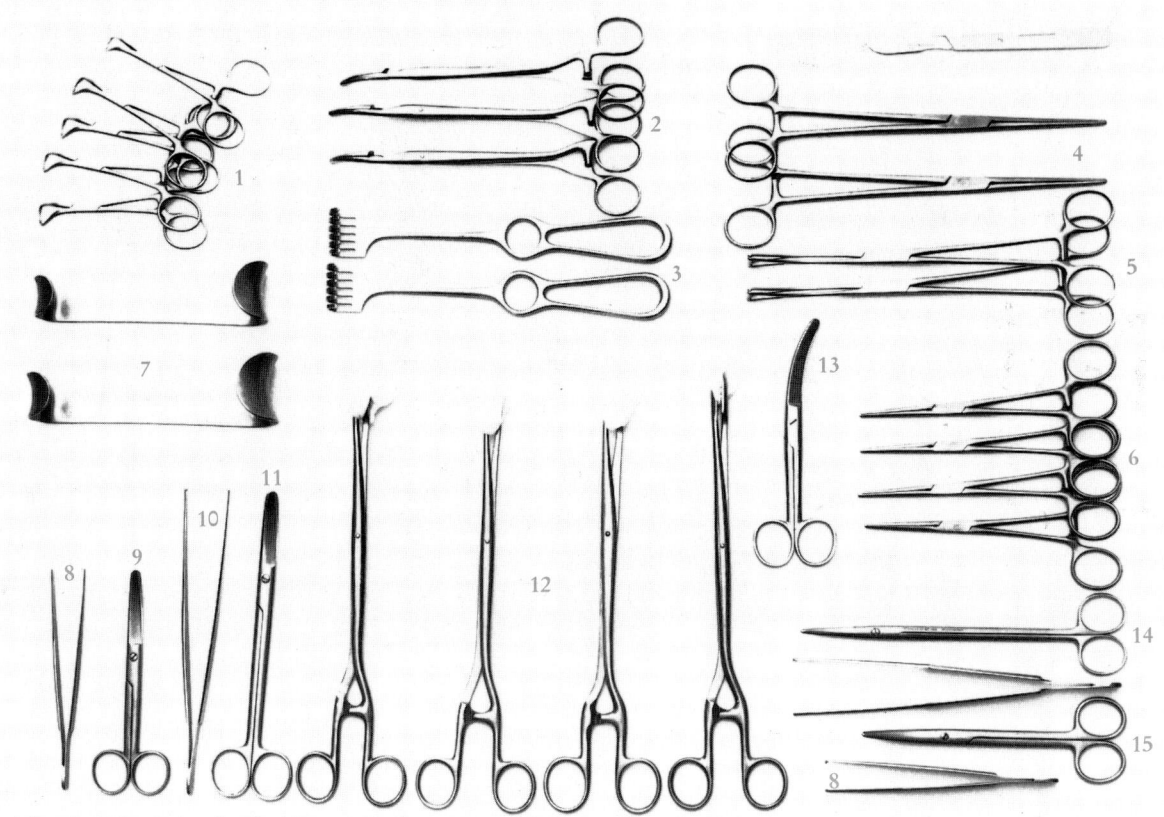

Abb. 6: Sectio-Sieb

10	4 mittellange chirurgische Pinzetten	**2**	6 Klemmen n. Mikulicz		(Fensterklemmen)
	2 Klemmen n. Doyen		1 gebogene Kornzange grob		1 Mixter-Klemme
	3 Spatel		1 gebogene Kornzange fein		2 mittellange Nadelhalter
	2 Haken n. Fritsch groß	**12**	6 gerade Kornzangen	**6**	10 Klemmen nach Kocher
	2 Haken n. Fritsch mittel		4 Kugelzangen	**1**	10 Klemmen n. Backhaus
	2 Haken n. Fritsch lang	**4**	6 stumpfe lange Klemmen		1 Nahtbox
	2 scharfe Haken 8-Zinker		2 lange scharfe Klemmen		3 Schälchen
3	2 scharfe Haken 6-Zinker	**5**	4 Klemmen nach Collin		1 stumpfe große Curette
					1 Geburtszange
					1 Cauter

(noch: Sectio-Sieb)

	1 Selbsthalterahmen
	Hegarstifte (Nr. 12 – 17)
7	3 Wundhaken nach Roux
	1 mittellanger Nadelhalter
	fein
	1 kurzer Deschamp
	2 Klemmen n. Overholt
11	2 Scheren nach Cooper
	mittellang
9	2 Scheren nach Cooper
	kurz
15	1 Präparierschere kurz
14	1 Präparierschere mittel-
	lang
	1 Präparierschere lang
13	1 Nabelschere
	2 Fadenscheren
	2 anatomische Pinzetten
	mittellang
	2 kurze chirurgische Pin-
	zetten fein
8	2 kurze chirurgische Pin-
	zetten
	1 Knopfkanüle

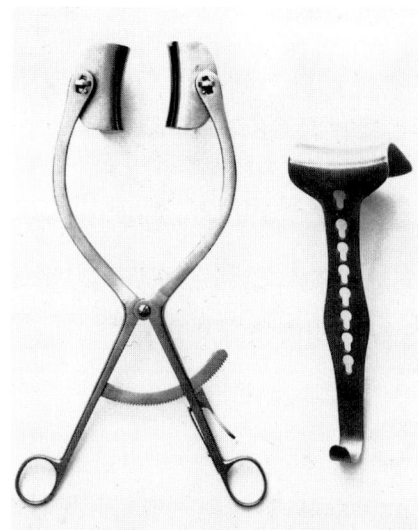

Abb. 7: Selbsthaltehaken (links) Blasenhaltehaken (rechts), in dessen Gelenk einhängbar

Sectio caesarea (Kaiserschnitt)

Narkose:
Intubationsnarkose oder Spinal-/ Epiduralanästhesie

Lagerung und Abdeckung:
Steinschnitt mit abgesenkten Beinen (s. Hysterektomie), leichte Linksneigung des Tisches (Cavasyndrom)

Technik:
Zugang über Querschnitt, selten Längsschnitt. Einsetzen des Selbsthalterahmens, selten Abstopfen. Inzision des Blasenperitoneums, Abschieben der Harnblase, Nachsetzen des Blasenspiegels, Stichinzision unteres Uterinsegment, digitale Erweiterung der Uterotomie, Entwicklung des Kindes, Abnabeln, manuelle Lösung der Plazenta (bei Frühgeburten eventuell Uteruslängsschnitt). Eventuell MM-Dilatation. Darstellung der Uterotomie mit Collins-Klemmen, einschichtiger Verschluß. Fortlaufende Naht des Blasenperitoneums. Inspektion und Austastung des Bauchraumes. Entfernung von Blut und Fruchtwasser. Verschluß der Bauchdecken, subfasziale Redondrainage.

Nähte:

Uterus	4 PGS/PGL

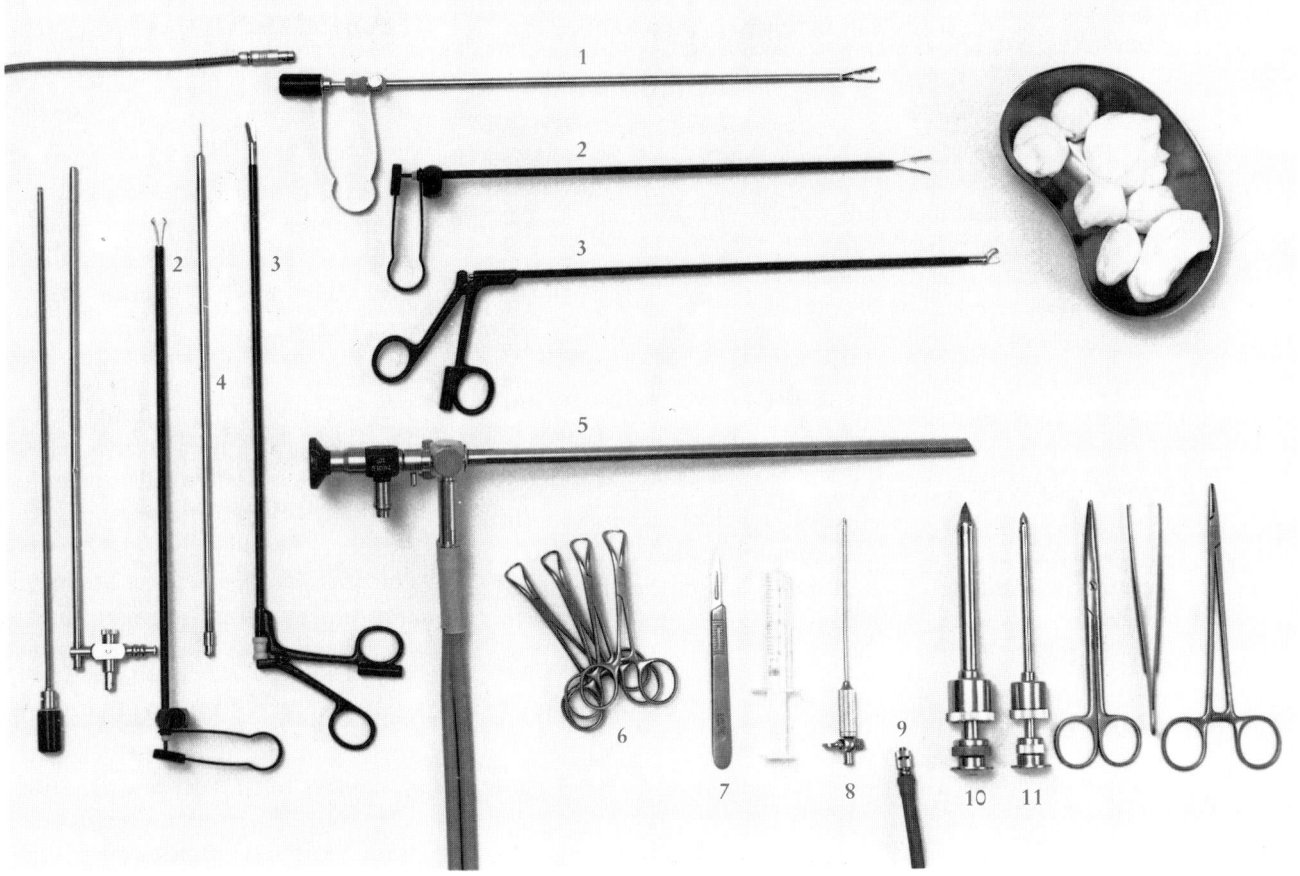

Abb. 8: Laparoskopie-Sieb (abdominale Instrumente)

10	1 Trokar für Optik	**6**	5 Klemmen n. Backhaus
11	1 Trokar für Zusatzin-strumente		1 Metallschälchen mit Er-satzdichtungen
8	1 Vereskanüle		
9	1 Insufflationsschlauch		
7	1 Skalpell spitz		

Extra einzeln verpackt:

5	Laparoskop
3	Scheren
2	Greifzangen
4	Punktionskanüle
1	bipolare Koagulations-zange

Laparoskopie

Narkose:
Intubationsnarkose

Lagerung und Abdeckung:
Steinschnitt mit abgesenkten Beinen. Zum Einlegen vaginaler Instrumente Beine hochlagern. Abdecken mit Tüchern unter Schlitztuch.

Technik:
Gegebenenfalls Anlegen vaginaler Instrumente (Uterussonde, Kugelzange, Schultze-Adapter). Gleicher Zugang für alle gynäkologischen Laparoskopien: kleine Inzision am Nabelrand, Pneumoperitoneum durch CO_2-Insufflation über Verres-Kanüle. Einführen der Optik über Trokar. Ein oder mehrere Trokare im Unterbauch, bevorzugt an der Schamhaargrenze, für Zusatzinstrumente.

Sterilisation:
Doppelte Koagulation jeder Tube mit bipolarer Greifzange, eventuell Durchtrennung mit Schere.

Blauprobe:
Injektion von Farbstofflösung (Indigokarmin) mit Spritze über Schultze-Adapter in Uterus und Tuben (mechanische Durchgängigkeitsprüfung)

Eigewinnung zur In-vitro-Fertilisation:
Folikelpunktion mit Spezialkanüle (Saugen und Spülen)

Weitere typische Eingriffe:
Koagulation von Endometriose-Herden, Lösung von Adhäsionen, Punktion von Zysten.

Abb. 9: Laparoskopie-Sieb (vaginale Instrumente mit Schulze-Adapter)

1   2 gerade Kornzangen
2   1 Paar Spiegel
3   2 Kugelzangen
4   1 Uterussonde

7   1 Schulze Portioadapter mit drei verschiedenen Konen
6   1 Spritze 20 ml mit Luer-Konus
     1 Nadelhalter kurz
     1 kurze chirurgische Pinzette
     1 kurze Schere
5   2 Nierenschalen, eine mit Tupfern
     1 chirurgische Pinzette mittellang
     1 anatomische Pinzette mittellang
     1 Beinling
     1 kleines Tuch
     1 Metalltopf für Kochsalzlösung

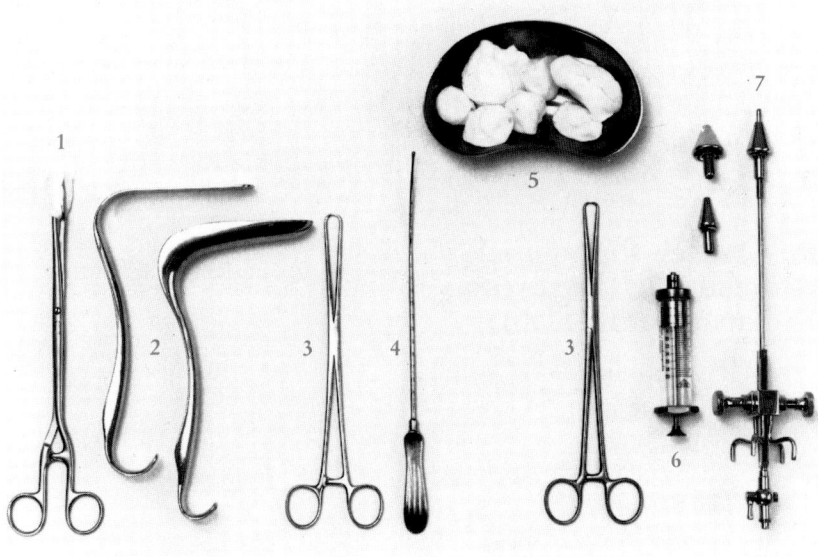

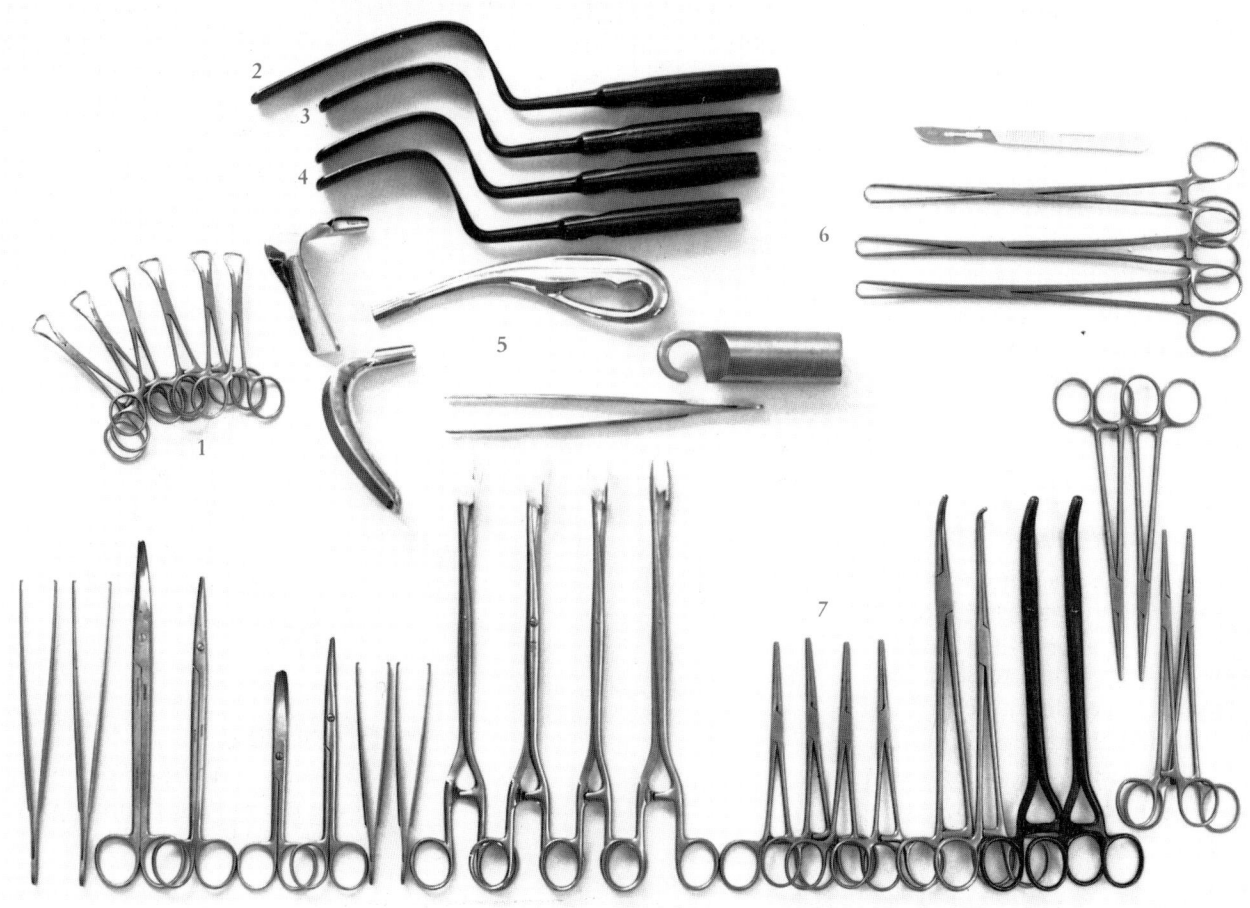

Abb. 10: Sieb für vaginale Hysterektomie (Ergänzung zum Laparotomie-Sieb)

1 Paar Spiegel
1 Uterus-Sonde
6 3 Kugelzangen
7 5 Klemmen nach Kocher
1 5 Tuchklemmen
2 1 Breisky-Spatel lang, schmal 16 cm

4 2 Breisky-Spatel, kurz 8,5 cm
3 3 Breisky-Spatel mittellang 10 cm
5 1 Scherback-Satz:
1 Griff und 1 Gewicht
2 Martin-Blätter schmal und breit
3 Rinnenspiegel kurz, lang, extralang

Vaginale Hysterektomie, vordere / hintere Plastik

Narkose:
Intubationsnarkose

Lagerung und Abdeckung:
Steinschnitt mit hochgeschlagenen Beinen

Technik:
Katheterisierung, Scheidendesinfektion, Einstellung, Anhaken und Umschneidung der Portio, Abschieben der Scheidenränder, Eröffnen des Douglas'schen Raumes. Absetzen der Sakrouterinligamenta über Paraklemmen, Umstechung. Abtrennen und Abschieben der Harnblase, schrittweises Absetzen des Uterus über Paraklemmen, zwischendurch Eröffnung des Blasenperitoneums. Zusätzliche Ligatur der Adnexstümpfe über Mixter-Klemmen. Verschluß des Peritoneums durch Tabaksbeutelnaht, Säumung des Scheidenwundrandes.

Vordere Plastik:
Mediane Inzision der Scheide, scharfe Präparation nach lateral, versenkte Raffnähte, Resektion von Scheidenhaut, Scheidennaht.

Hintere Plastik:
Querspaltung am Introitus, Längsinzision der Scheide, Abpräparation vom Rektum, versenkte Raffnähte, Resektion von Scheidenhaut, Naht.

Nähte:

Parametrien	4 PGS/PGL
Adnexe	3,5 PGS/PGL
Peritoneum	3,5 PGS/PGL
Scheidenwundrand	4 PGS/PGL
Kelly-Naht	3 PGS/PGL
Scheide	3 PGS/PGL
Rectumfaszie	3 PGS/PGL
Levator	3,5 PGS/PGL
Haut	1,5 PGS/PGL

Portioabschabung, Cervix-, Korpuscurettage

Narkose:
Maske, eventuell Lokalanästhesie, Portioabschabung und Cervixcurettage auch ohne Anästhesie möglich

Lagerung und Abdeckung:
Steinschnitt mit hochgeschlagenen Beinen, Abdeckung mit Beinlingen, Tuch unter Gesäß

Portioabschabung:
Jodprobe, Anhaken, Läppchen zum Materialauffang, Abschabung

Cervixcurettage:
Läppchen, Curettage mit kleiner scharfer Curette

Korpuscurettage:
Sondierung, Dilatation mit Hegar-Stiften, Läppchen, Curettage mit scharfen Curetten

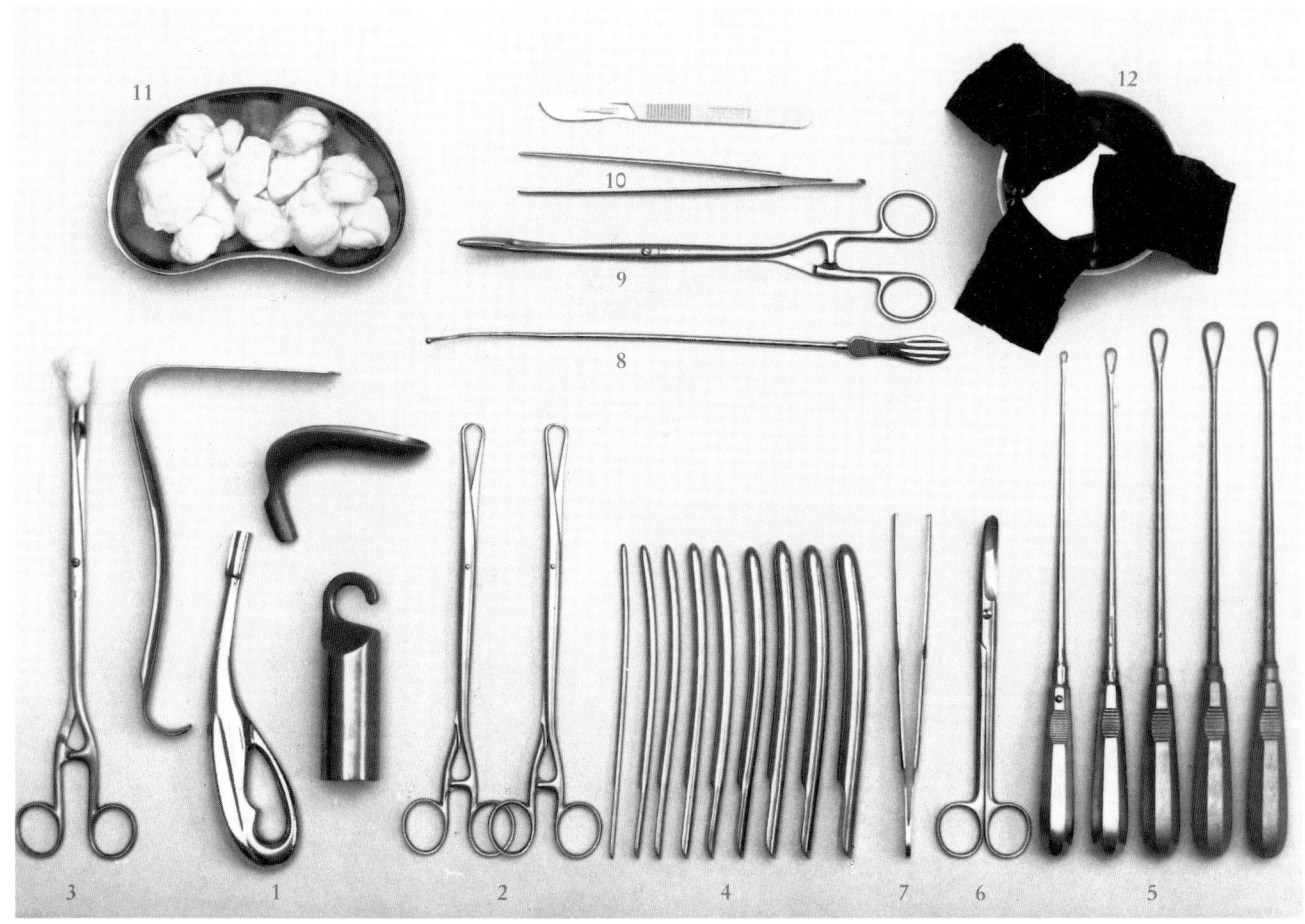

Abb. 11: Diagnostisches Curettage-Sieb

1	1 Paar Spiegel: vorderes Blatt, 1 Rinne, 1 Griff, 1 Gewicht
2	2 Kugelzangen
3	2 gerade Kornzangen
4	Hegar-Stifte
5	scharfe Curetten
6	1 Schere nach Cooper
7	1 chirurgische Pinzette
8	1 Uterussonde
9	1 gebogene Kornzange
10	1 anatomische Pinzette
11	1 kleine Schale mit Tupfern
12	1 kleiner Topf mit 4 blauen Lappen
	1 kleiner Topf, 1 Tuch, 1 Beinling

Konisationssieb
(siehe Abb. 12)

1	3 Breisky-Spatel
	1 Paar Spiegel
2	1 Rinne Gr. 3
	2 Martin-Blätter 1 groß, 1 klein
3	1 Griff
4	1 Gewicht
	1 Uterussonde

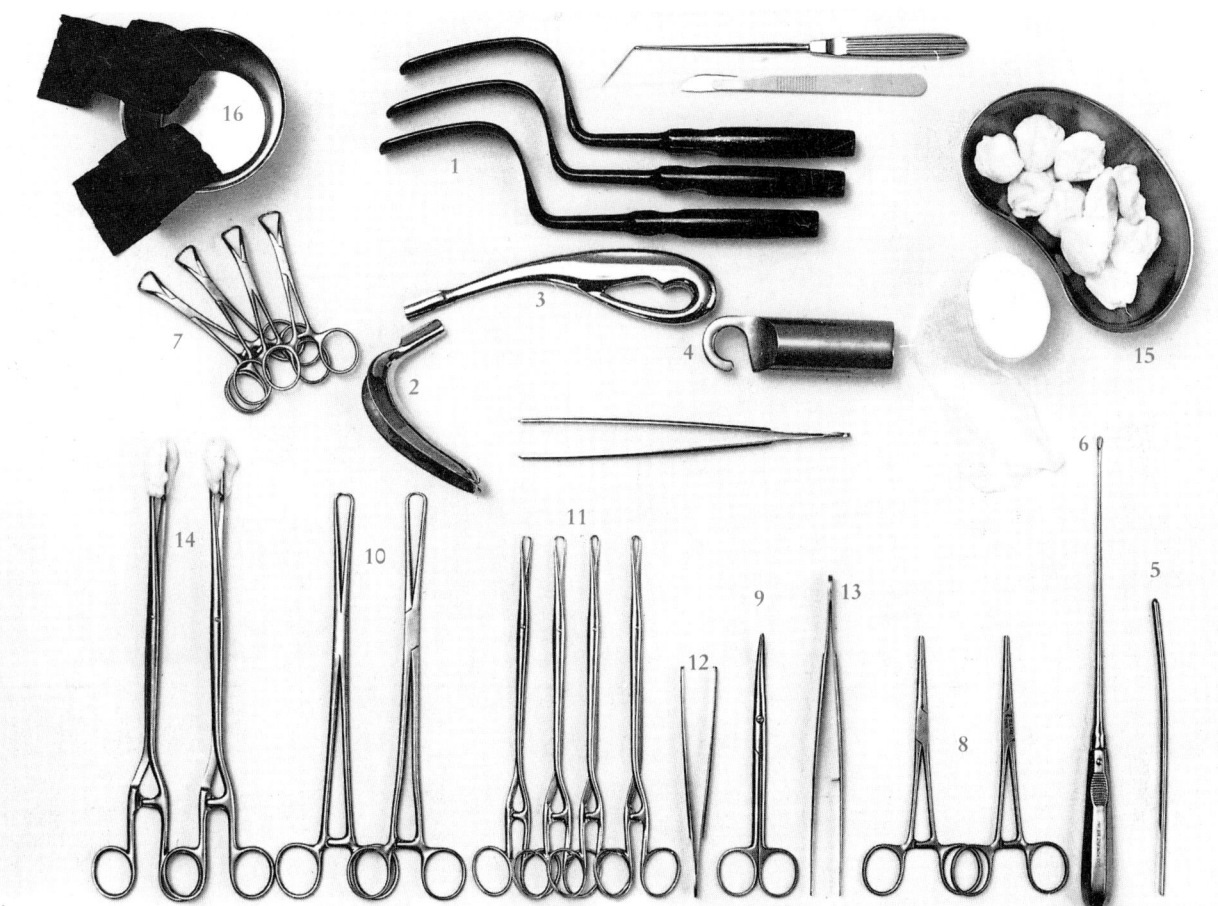

Abb. 12: Tisch für Konisation (ohne elektrochirurgische Instrumente)

5	2 Hegar-Stifte Nr. 4 und 5		Klemme	**12**	2 kurze chirurgische Pinzetten	
6	1 Curette Nr. 00	**10**	2 lange Kugelzangen			
7	4 Klemmen n. Backhaus	**11**	4 kurze feine Kugelzangen	**13**	2 mittellange chirurgische Pinzetten	
8	4 Klemmen nach Kocher					
9	1 kurze Präparierschere		1 langer gebogener Nadelhalter	**14**	2 Kornzangen	
	1 mittlere Präparierschere		1 kurzer Nadelhalter	**15**	1 Tupferschale	
	1 mittlere Schere n. Cooper		1 Pinzette n. Allis mittellang	**16**	1 Töpfchen mit 2 blauen Läppchen	
	1 mittellange stumpfe Klemme		1 anatomische Pinzette mittellang		1 weiße Tamponade Messer (extra)	
	1 mittellange scharfe					

125

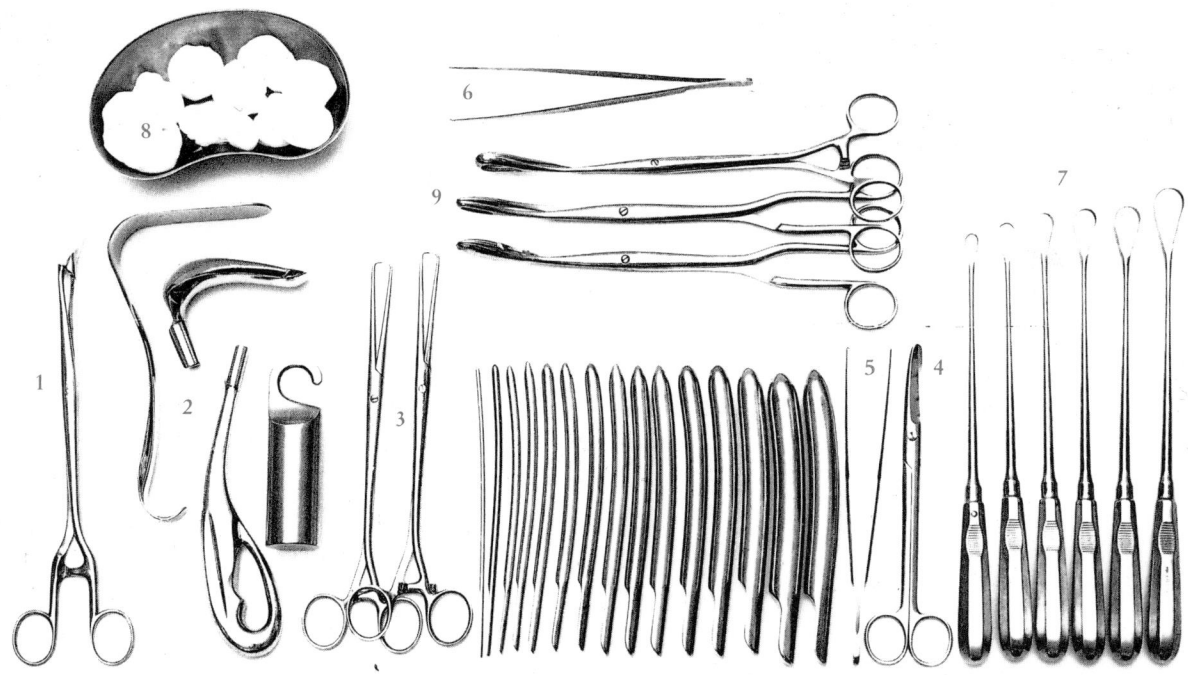

Konisation

Narkose:
Maske

Lagerung und Abdeckung:
Steinschnitt mit hochgeschlagenen Beinen, Abdecken mit Tüchern unter Schlitztuch.

Eingriff:
Einstellung, Jodprobe, Anhaken, Schneiden des Konus (Skalpell), Winkelmesser, Schere), Zervixcurettage, eventuell Koagulation, Nähte

Nähte:
Sturmdorf-Naht   4 PGS/PGL

Abortcurettage

Narkose:
Maske

Lagerung und Abdeckung:
Steinschnitt mit hochgeschlagenen Beinen, Abdecken mit Beinlingen, Tuch unter Gesäß

Eingriff:
Katheterisierung, Einstellung, Anhaken, eventuell Dilatation mit Hegar-Stiften, Ausräumung mit Abortzangen, Curettage mit stumpfen Curetten

Abb. 13: Abortcurettage-Sieb

1	2 gerade Kornzangen
2	1 Paar Spiegel: vorderes Blatt, 1 Rinne, 1 Griff, 1 Gewicht
3	2 Kugelzangen Hegar-Stifte 2 – 20
4	1 Schere nach Cooper
5	1 chirurgische Pinzette
6	1 anatomische Pinzette
7	stumpfe Curetten
8	1 Schale mit Tupfern
9	3 Abortzangen offen und geschlossen
	1 Beinling
	1 kleines Tuch

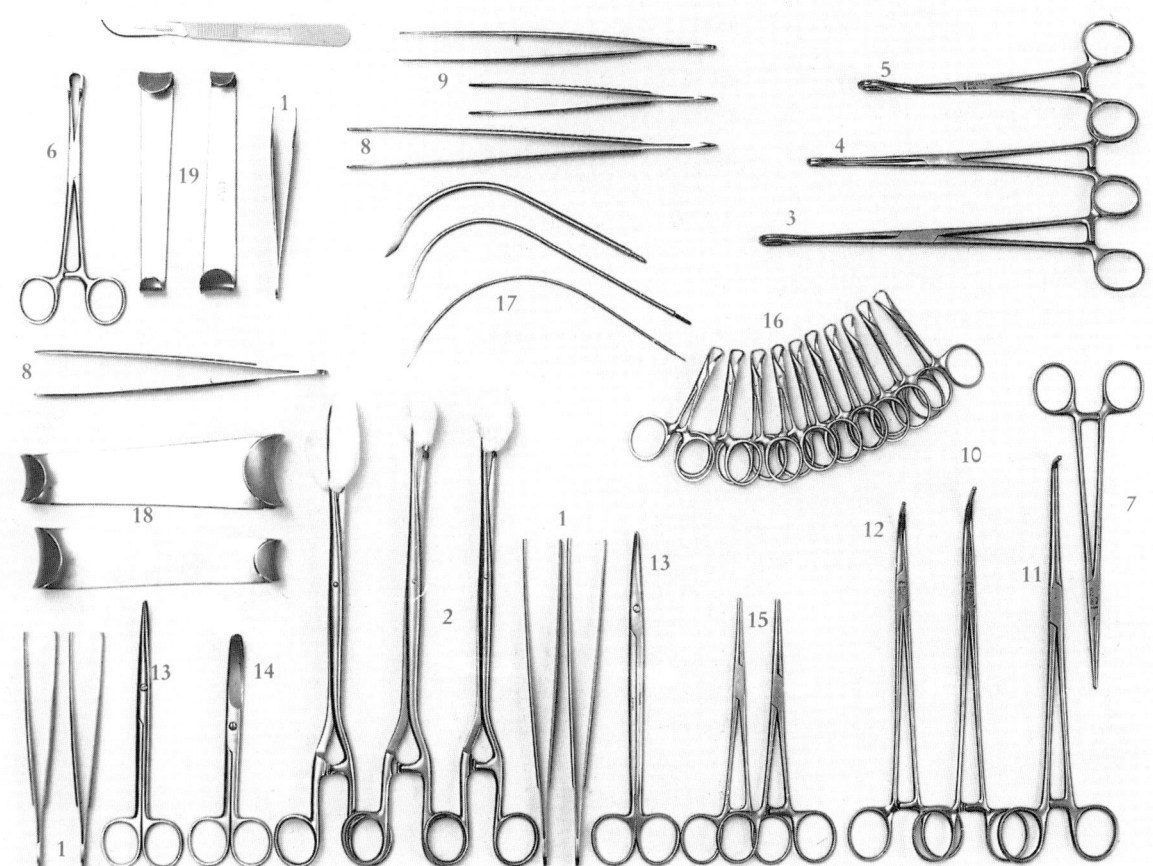

Abb. 14: Mammaopera-tions-Sieb

1 11 chirurgische Pinzetten
2 mittellang, 8 kurz,
1 kurz extrafein

1 Paar Haken nach Langenbeck

2 gebogene Kornzangen
1 fein, 1 grob

2 10 gerade Kornzangen

3 2 lange Zangen nach Foerster (Fänger)

4 1 zarte mittellange Zange nach Foerster (Fänger)

5 1 gebogene Zange nach Foerster (Fänger)

1 kurze kräftige Zange nach Foerster (Fänger)

6 2 kurze feine Vierzinker, (Zange nach Braun)

2 lange stumpfe Klemmen

7 2 mittellange stumpfe Klemmen

8 2 anatomische Pinzetten
1 mittellang, 1 kurz

1 Metallzentimetermaß

9 4 Pinzetten n. De Bakey
2 mittellang, 2 kurz

(Fortsetzung nächste Seite)

	2 lange scharfe Klemmen
	2 mittellange scharfe Klemmen
10	1 Klemme nach Rummel
11	1 Klemme n. Mixter
12	4 Klemmen n. Overholt 3 kräftig, 1 fein
	2 mittellange Nadelhalter
	2 kurze feine Nadelhalter
13	5 Präparierscheren 1 lang, 1 mittel, 3 kurz
14	4 Scheren nach Cooper 1 mittel, 3 kurz
	2 Fadenscheren
15	10 Klemmen nach Kocher
16	20 Klemmen n. Backhaus
	1 Nahtbox
17	4 Redon-Spieße 1 x 6, 2 x 10, 1 x 14 Charr.
	3 Schälchen
	1 Becher
18	1 Satz Haken nach Roux 1, 2, 3
19	1 Paar Baby Roux

Mammaoperationen (Tumorexstirpation, Quadrantenresektion, Ablatio, Axilläre Dissektion)

Narkose:

Bei Tumorexstirpation (TE) Maske, bei Ablatio Intubationsnarkose

Lagerung und Abdeckung:

Für Ablatio Rückenlagerung mit ausgestelltem Arm, einfache Rückenlagerung für TE

Tumorexstirpation:

Verschiedene Schnittführungen möglich, bevorzugt Areolarandschnitt, Submammärschnitt. Hautinzision, Unterminierung der Haut, Einsetzen von Haken, Fassen des Tumors mit Kraller (nicht bei Karzinomverdacht), Exstirpation, Redondrainage, Hautnaht.

Quadrantenresektion:

Inzision einer radiären Hautspindel, Exstirpation des Mammaquadranten en bloc nach Präparation bis auf die Faszie.

Ablatio mit Axillärer Dissektion:

Spindelförmige Umschneidung der Brust, schräg Richtung Axilla, Unterminierung der Haut, Präparation bis auf die Faszie, Absetzen en bloc unter Mitnahme der Faszie. Eingehen in die Axilla am Pectoralisrand, Darstellung der anatomischen Begrenzungen (N. thorac. long., V. axillaris, M. subscapularis), Exstirpation des Achselfettes mit LK en bloc mit feinen Scheren und stumpfen Pinzetten. Aqua destillata Spülung des Operationsgebietes, Handschuh- und Instrumentenwechsel, Drainage der Axilla und subcutan, Hautnaht. Druckverband.

Nähte:

Gefäßligaturen	2 PGS/PGL
Haut	1,5 – 2,5 Polypropylen
-intracutan	1 – 1,5 Polypropylen

Operative vaginale Geburtsbeendigungen (Forceps, Vacuumextraktion)

Narkose:
Selten Allgemeinnarkose, in der Regel Lokalanästhesie (Pudendusanästhesie, Damminfiltration)

Lagerung und Abdeckung:
Steinschnitt mit hochgeschlagenen Beinen, falls möglich. Keine Abdeckkung, steriles Tuch unter Becken und über Bettkante.

Forceps:
Meist nach Dammschnitt, Anlegen der einzelnen Zangenlöffel, Schließen der Zange, Beginn der eigentlichen Extraktion.

Vakuumextraktion:
Meist nach Dammschnitt Anlegen der größtmöglichen Glocke nach Schlauchverbindung mit Vakuumextraktor, langsames Steigern des Unterdrucks, Beginn der eigentlichen Extraktion.

Forcepssieb mit Naht
(ohne Bild)

   Kielland-Zange
   Nägelezange
2 gynäkologische Spiegel breit 6 cm vorne und hinten
2 gynäkologische Spiegel breit 4,5 cm
2 gynäkologische Spiegel 3,5 cm
1 Paar Breisky-Spatel 4 cm
2 lange Zangen nach Foerster (Muttermundfaßzangen)
2 kurze Zangen nach Foerster (Muttermundfaßzangen)
4 Kornzangen gerade, grob
1 Kornzange gebogen
1 Muttermundincisionsschere lang, gerade, spitz 23 cm
1 kleine Fadenschere gebogen, halbstumpf
1 große Fadenschere gebogen, halbstumpf
1 mittellanger Nadelhalter grob
1 langer Nadelhalter 27 cm
2 lange stumpfe Klemmen
2 mittellange stumpfe Klemmen
4 Klemmen nach Kocher kurz
1 chirurgische Pinzette lang 25 cm
1 chirurgische Pinzette mittellang 20 cm
1 chirurgische Pinzette kurz 15 cm
4 Vorlagen klein
1 Tampon
20 große Tupfer

Abb. 15: Instrumente: Nägele-Zange, Kielland-Zange, Bamberger Zange, Vakuumextraktionsglocken

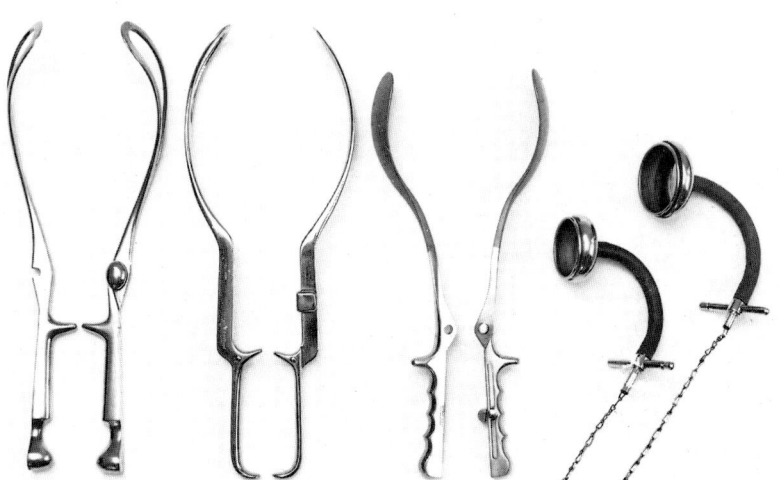

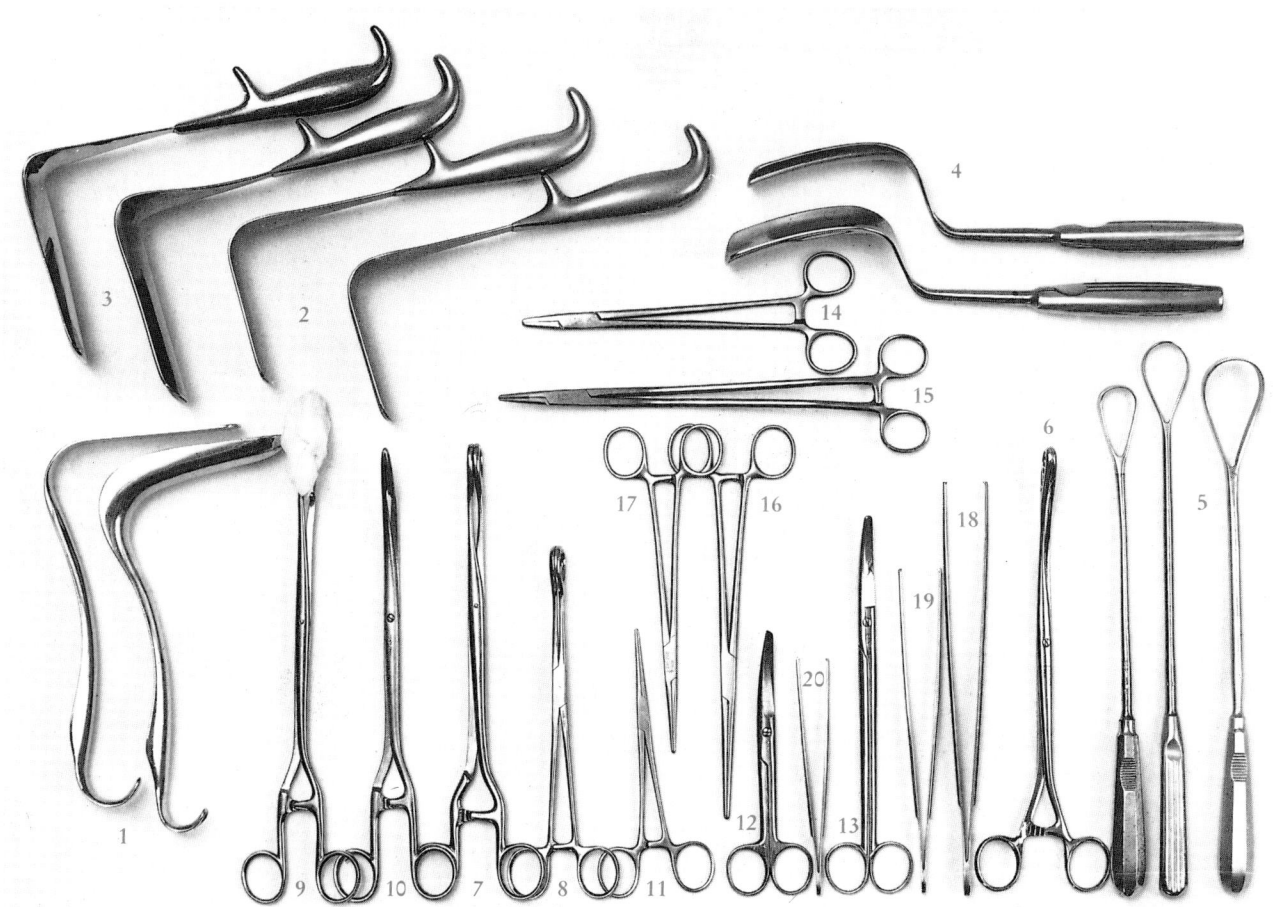

Abb. 16: Geburtshilfliches Curettage-Sieb (mit Naht)

1   2 gynäkologische Spiegel breit 6 cm vorne und hinten

2   2 gynäkologische Spiegel breit 4,5 cm vorne und hinten

3   2 gynäkologische Spiegel breit 3,5 cm vorne und hinten

4   1 Paar Breisky-Spatel 4 cm

5   3 stumpfe Curetten verschiedene Größen

6   1 gefensterte Abortzange

7   2 lange Zangen nach Foerster (Muttermundfaßzangen)

8   2 kurze Zangen nach Foerster (Muttermundfaßzangen)

9   4 Kornzangen gerade, grob

10   1 Kornzange gebogen, grob

11   4 Klemmen nach Kocher kurz

12   1 kleine Fadenschere gebogen, halbstumpf

(noch: Curettage-Sieb)

13	1 große Fadenschere gebogen, halbstumpf
14	1 mittellanger Nadelhalter grob
15	1 langer Nadelhalter 27 cm
16	2 lange stumpfe Klemmen
17	2 mittellange stumpfe Klemmen
18	1 chirurgische Pinzette lang 25 cm
19	1 chirurgische Pinzette mittellang 20 cm
20	1 chirurgische Pinzette kurz 15 cm
	4 Vorlagen klein
	1 Tampon
	20 große Tupfer

Nachcurettage post partum

Narkose:
Intubationsnarkose, selten Maske

Lagerung und Abdeckung:
Steinschnitt mit hochgeschlagenen Beinen, Beinlinge, steriles Tuch unter Becken und über Bettkante, steriles Tuch über den Bauch.

Manuelle Lösung, Nachtastung:
eventuell vor der Curettage

Nachcurettage:
Anklemmen der Portio (Muttermundfaßzangen), Curettage mit großen stumpfen geburtshilflichen Curetten. Eventuell Naht der Episiotomie.

Neurochirurgie

Von Marita Neubauer
und Dr. Friedrich Reuter

Fotos: Christiane Wagner

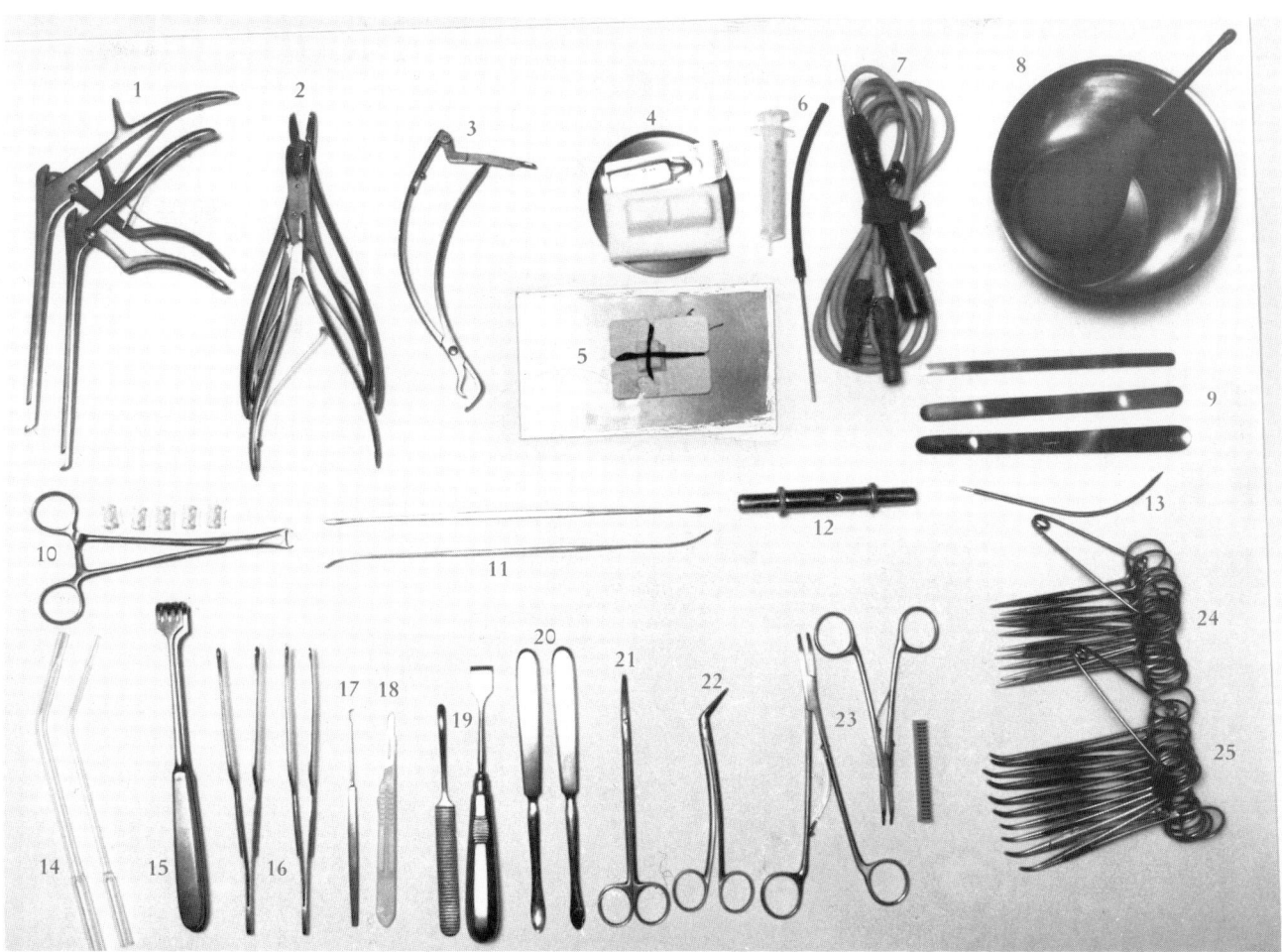

Abb. 1

Kraniotomiesieb

(Abb. 1 + 2)

	1 Hohlmeißelzange nach Luer-Stille
2	3 Hohlmeißelzangen nach Zaufal-Jansen verschiedener Größen
1	1 große Laminektomiestanze nach Ferris-

	Smith-Kerrison
1	1 kleine Laminektomiestanze nach Ferris-Smith-Kerrison
	1 Knochenstanze nach Hajek-Kofler
3	1 Duraschutzzange nach Okonek
13	2 Redonspieße

12	1 Saugerreduzierstück
4	1 Petrischale
	4 Metallschälchen verschiedener Größe
	1 Nadeldose mit diversen Nadeln
5	1 Hirnwatteplatte
6	2 Cushing-Kanülen mit Verbindungsstück

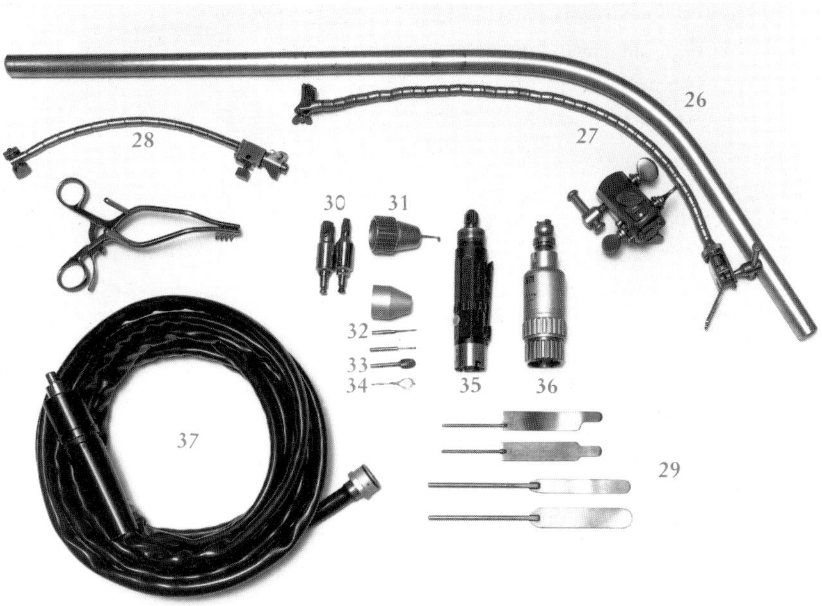

Abb. 2

2 stumpfe Kanülen

7 1 Diathermiehandgriff mit Messer

7 1 Diathermiekabel

8 Politzer-Ballon und Schale für physiologische Kochsalzlösung

19 1 großes Raspatorium

19 1 kleines Raspatorium

20 2 Elevatorien nach Langenbeck

9 2 schmale biegsame Hirnspatel

9 2 mittlere biegsame Hirnspatel

9 2 breite biegsame Hirnspatel

2 scharfe Löffel

10 2 Le Roy-Raney-Cliphalter

23 2 Hemocliphalter lang

23 2 Hemocliphalter kurz

1 Bank mit Hemoclips medium

1 Schielhäkchen

17 1 Durahäkchen

11 4 Dissektoren lang und kurz

4 Tumorgabeln verschiedener Länge

3 Nadelhalter nach Tönnis, verschiedene Größen

1 Nadelhalter nach Hegar fein

14 Glassauger, groß und klein

4 Rongeure, gerade, ver-

schiedener Größe

15 2 scharfe Wundhaken

16 1 große Faßpinzette

16 1 große Knipspinzette

1 bipolare Bajonettpinzette mit Anschlußkabel

2 lange anatomische Bajonettpinzetten

2 lange schmale anatomische Pinzetten

2 lange schmale chirurgische Pinzetten

2 kurze breite anatomische Pinzetten

2 kurze breite chirurgische Pinzetten

18 Skalpell

22 1 Duraschere nach

Schmieden-Taylor

1 Schere nach Cooper

1 Fadenschere n. Mayo

1 gerade Schere

21 2 Präparierscheren nach Metzenbaum

1 Drahtschere

2 Kornzangen

2 lange Klemmen n. Kocher

4 kurze Klemmen n. Kocher

1 Schlauchhalteklemme nach Greene

1 Maßband

20 Klemmen n. Backhaus

24 20 Mosquitoklemmen

25 30 Dandy-Klemmen

26 1 Befestigungsstange für Leyla-Retraktor

(noch: Kraniotomiesieb Abb. 1 + 2)

27	4 flexible Befestigungsarme mit Verbindungsstück für Leyla-Retraktor
28	1 Apfelbaumsperrer
29	4 Hirnspatel für Leyla-Retraktor und Apfelbaumsperrer
30	1 Trepanansatz groß
30	1 Trepanansatz klein
31	1 Duraschutzhülle
32	1 Drillbohrer mit Schutz
32	2 Kraniotomiemesser
33	1 Kugelfräse
35	2 Kraniotomhandgriffe
36	1 Handzwischenstück
37	1 Druckluftschlauch
34	diverse Silberdrahtschlingen

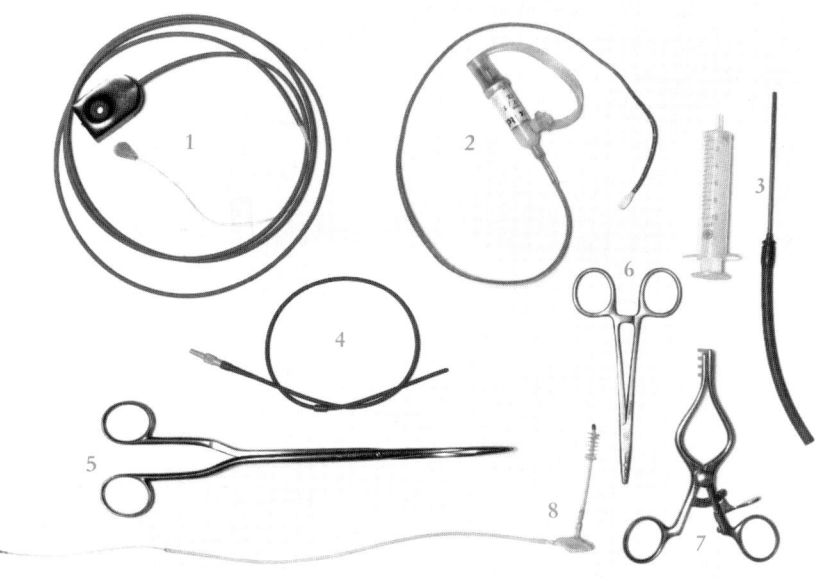

Zusatzinstrumente für Hirndruckmessung und liquorableitende Operationen

1	1 Hirndruckaufnehmer nach Ladd
2	1 Hirndruckaufnehmer nach Gaeltec
3	1 Cushing-Kanüle mit Verbindungsstück und Einmalspritze
4	1 Rüsch-Katheter
5	1 Stichsche Kornzange
6	1 Konnektorklemme nach Heyer-Schulte
7	1 Wundspreizer nach Weitlaner
	1 Kathetereinführer
	1 Ventilsystem (unterschiedliche Fabrikate)
8	Pudenz-Heyer-System

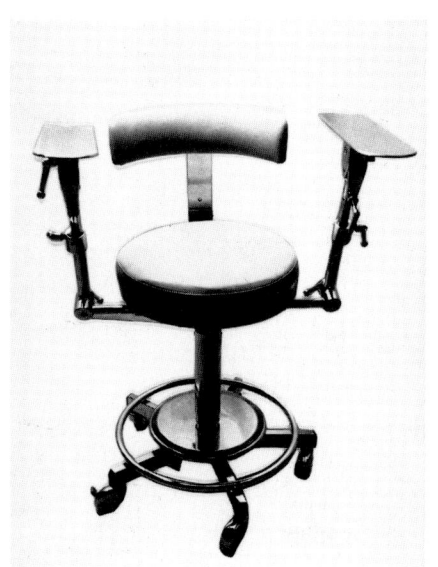

Arbeitssessel

136

Mikroinstrumentarium für intrakranielle und spinale Eingriffe

12	1 Bipolarpinzette gerade
	1 Bipolarpinzette abge-winkelt
17	1 Anschlußkabel
5	1 Mikronadelhalter
9	1 Mikroschere gebogen
7	1 Mikroschere abgewin-kelt
8	1 Mikroschere gerade
6	2 Mikrodissektoren
3	1 Mikro-Pinzette anato-misch gerade
4	1 Mikro-Pinzette anato-misch abgewinkelt
11	1 Mikro-Pinzette chirur-gisch gerade
10	1 Mikro-Pinzette chirur-gisch abgewinkelt
14	diverse Mikro-Metall-saugeransätze
1	1 Handgriff für Mikro-klingen
2	1 Mikrogefäßpinzette groß
2	1 Mikrogefäßpinzette mittel
2	1 Mikrogefäßpinzette klein
13	Laminektomiestanze
15	Haltepinzette für Ge-fäßclips und Clips
16	Heifetz-Cliphalter mit langem geraden Clip

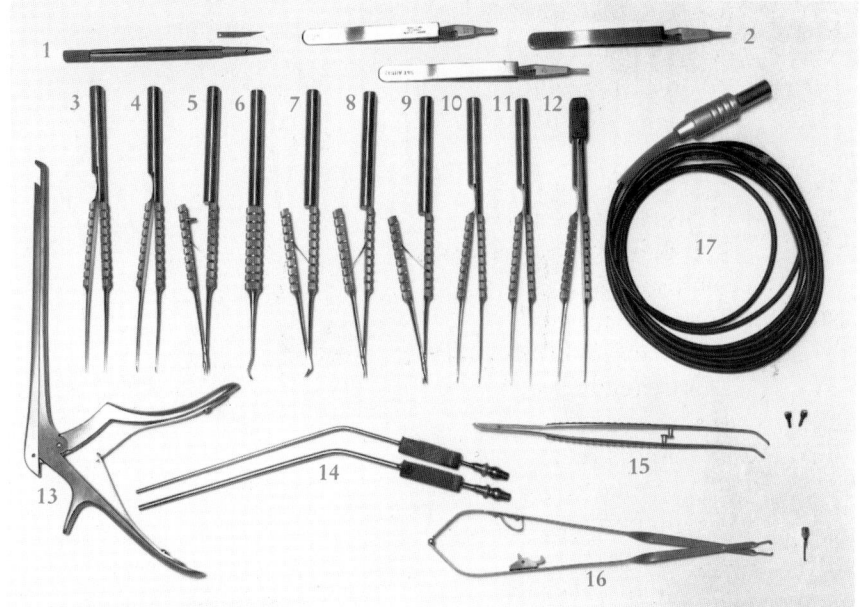

Operationsmikroskop

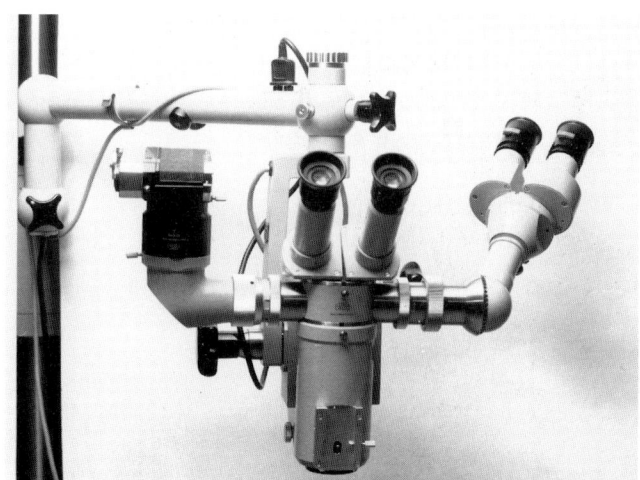

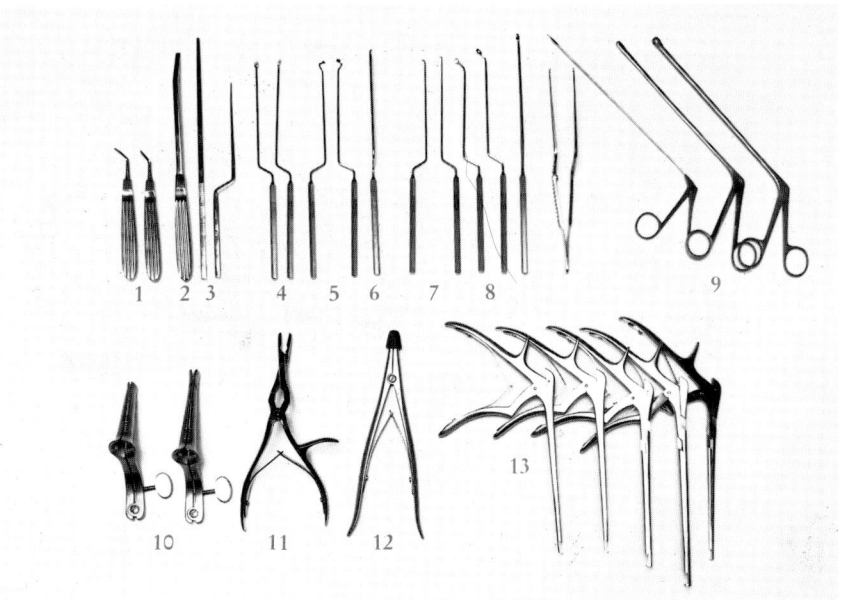

<table>
<tbody>
<tr><td>1</td><td>2 Nasenraspatorien
diverse Metallsauger</td></tr>
<tr><td>7</td><td>diverse Hypophysen-
messer</td></tr>
<tr><td></td><td>2 Dissektoren nach
Hardy</td></tr>
<tr><td>4</td><td>1 Hypophysengabel</td></tr>
<tr><td>2</td><td>2 Raspatorien nach Nico-
la</td></tr>
<tr><td></td><td>2 Enukleatoren nach
Hardy</td></tr>
<tr><td>5</td><td>2 Hypophysenküretten
nach Ray</td></tr>
<tr><td></td><td>1 Hypophysenkürette
nach Nicola</td></tr>
<tr><td></td><td>3 Hypophysenlöffel</td></tr>
<tr><td>6</td><td>1 Sichelmesser</td></tr>
<tr><td></td><td>1 bipolare Elektrokoagu-
lationspinzette mit An-
schlußkabel</td></tr>
<tr><td></td><td>1 Stryker-Druckluftboh-
rer</td></tr>
<tr><td>8</td><td>Ringküretten</td></tr>
</tbody>
</table>

Instrumentarium für transsphenoidale bzw. transnasale Hypophysen-operationen

10	4 Nasen-Spekula nach Cushing-Landolt
12	1 scharfe Nasenzange nach Jansen-Middleton
11	1 Spreizzange nach Landolt
9	1 lange Faßzange nach Love-Günewald
9	2 verschiedene Faßzangen nach Weil-Blakesley
9	1 feine Hypophysenfaß-zange nach Nicola
13	3 Knochenstanzen nach Kerrison-Jakoby verschiedener Größe

13	3 Knochenstanzen nach Ferris-Smith-Kerrison verschiedener Größe
	2 Wundhaken nach Langenbeck
	1 Oberlippenhaken
	1 Septum-Schwingmesser nach Ballenger
	1 Schere n. Metzenbaum
	1 Mikrodissektor
	1 Bajonettpinzette
	1 Mikroschere
	1 Bajonettpinzette
3	2 lange gerade Meißel
3	2 abgewinkelte Meißel
	1 Hypophysenpinzette nach Hunt-Yasargil
	1 Hypophysenpinzette nach Adson

Zusatzinstrumentarium für intrakranielle Hypophysenoperation

(ohne Bild)

    1 Hypophysenmesser
    1 Mikroschere lang gerade
    1 Mikroschere lang gebogen
    1 Mikrodissektor
    3 Rongeure versch. Größe
    1 Hypophysenlöffel rechts
    1 Hypophysenlöffel links
    diverse Hypophysenküretten
    diverse Mikro-Metallsaugeransätze

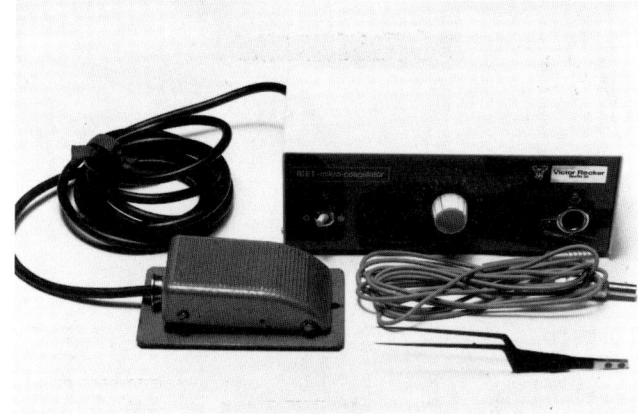

Gerät für bipolare Elektrokoagulation mit bipolarer Pinzette und Anschlußkabel

6	bipolare Elektrokoagulationspinzetten mit Anschlußkabel
7	2 lange Mikroscheren, gerade und gebogen 2 lange Mikrodissektoren

Aneurysma-Zusatzinstrumentarium

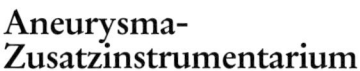

1	Mikrometallsauger 3 Heifetz-Cliphalter und diverse Clips
2	2 Sugita-Cliphalter und diverse Clips
3	3 Vari-Angle-Cliphalter und diverse Clips
4	Mayfield-Cliphalter
5	diverse Aneurysma-Clips

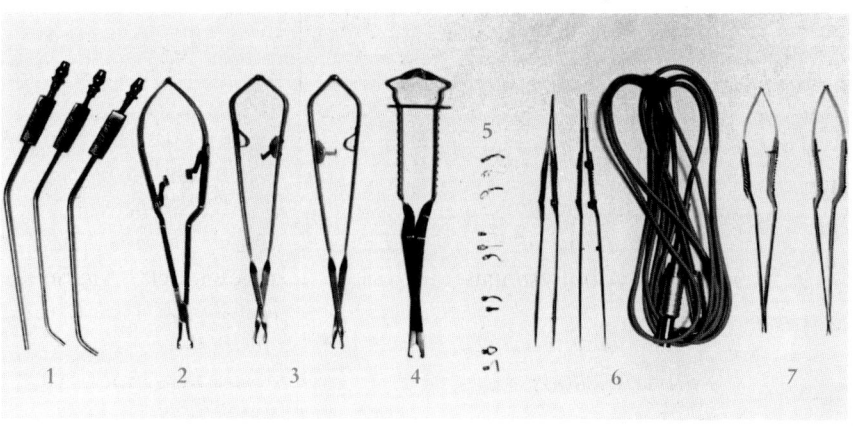

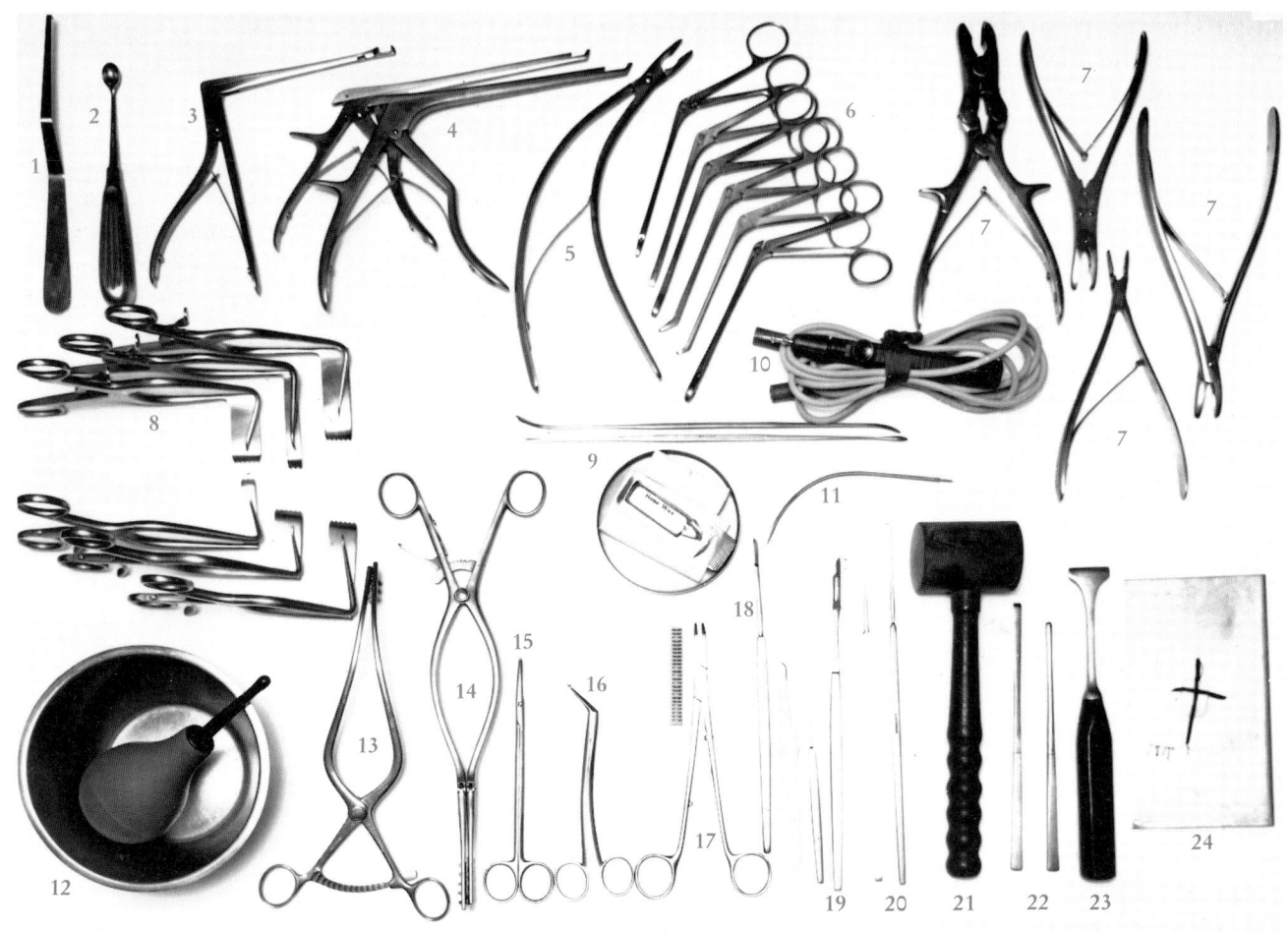

Laminektomiesieb

2 Kornzangen		20 Klemmen n. Backhaus		schiedener Größe
2 lange Klemmen nach		20 Mosquitoklemmen		1 Nadeldose mit diversen
Kocher	**11**	20 Dandy-Klemmen		Nadeln
4 kurze Klemmen nach		2 Redon-Spieße	**17**	1 Hemocliphalter lang
Kocher		1 Knopfkanüle	**17**	1 Hemocliphalter kurz
1 Schlauchhalterklemme	**24**	1 Saugerreduzierstück	**17**	1 Bank mit Hemoclips
nach Greene	**9**	1 Hirnwatteplatte		medium
1 Maßband		1 Petrischale		1 lange spitze Schere
		4 Metallschälchen ver-	**15**	2 Präparierscheren nach

(noch: Laminektomiesieb)
Metzenbaum

1 Schere nach Cooper

1 gerade Schere

1 Fadenschere nach Mayo

16 1 Duraschere nach Schmieden-Taylor

1 kleine Faßpinzette

1 große Faßpinzette

1 kleine Knipspinzette

1 große Knipspinzette

2 lange schmale chirurgische Pinzetten

2 lange schmale anatomische Pinzetten

2 anatomische Bajonettpinzetten

2 kurze breite anatomische Pinzetten

2 kurze breite chirurgische Pinzetten

1 bipolare Bajonettpinzette mit Anschlußkabel

3 Nadelhalter n. Tönnis verschiedener Größe

1 Nadelhalter nach Hegar fein

4 Dissektoren verschiedener Länge

3 lange Tumorgabeln

2 lange schmale Skalpelle

19 1 langer Skalpellgriff nach Ullrich

18 1 langes Durahäkchen

20 Schielhäkchen

1 1 Nervenwurzelhaken nach Love

2 3 scharfe Löffel verschiedener Größe

23 1 Spezialflachmeißel

21 1 Hammer

22 2 Meißel, flach und hohl

1 Raspatorium nach Williger

6 8 Rongeure verschiedener Länge abgewinkelt und gerade

1 Hemilaminektomiesperrer nach Valin

2 scharfe Wundhaken

14 2 Wundspreizer nach Weitlaner kurz

14 2 Wundspreizer nach Weitlaner lang

13 2 Wundspreizer nach Adson

8 3 Einzinkerwundspreizer nach Williams rechts, kurz, mittel, lang

8 3 Einzinkerwundspreizer nach Williams links, kurz, mittel, lang

7 1 Hohlmeißelzange nach Luer-Stille

7 3 Hohlmeißelzangen nach Zaufal-Jansen verschiedener Größe

3 1 Laminektomiestanze nach Hajek-Kofler

4 1 große Laminektomiestanze nach Ferris-Smith-Kerrison

4 1 kleine Laminektomiestanze nach Ferris-Smith-Kerrison

5 1 gebogene Hohlmeißel-Zange

10 1 Diathermiehandgriff mit Messer

10 1 Diathermiekabel

12 Politzer-Ballon und Schale für physiologische Kochsalzlösung

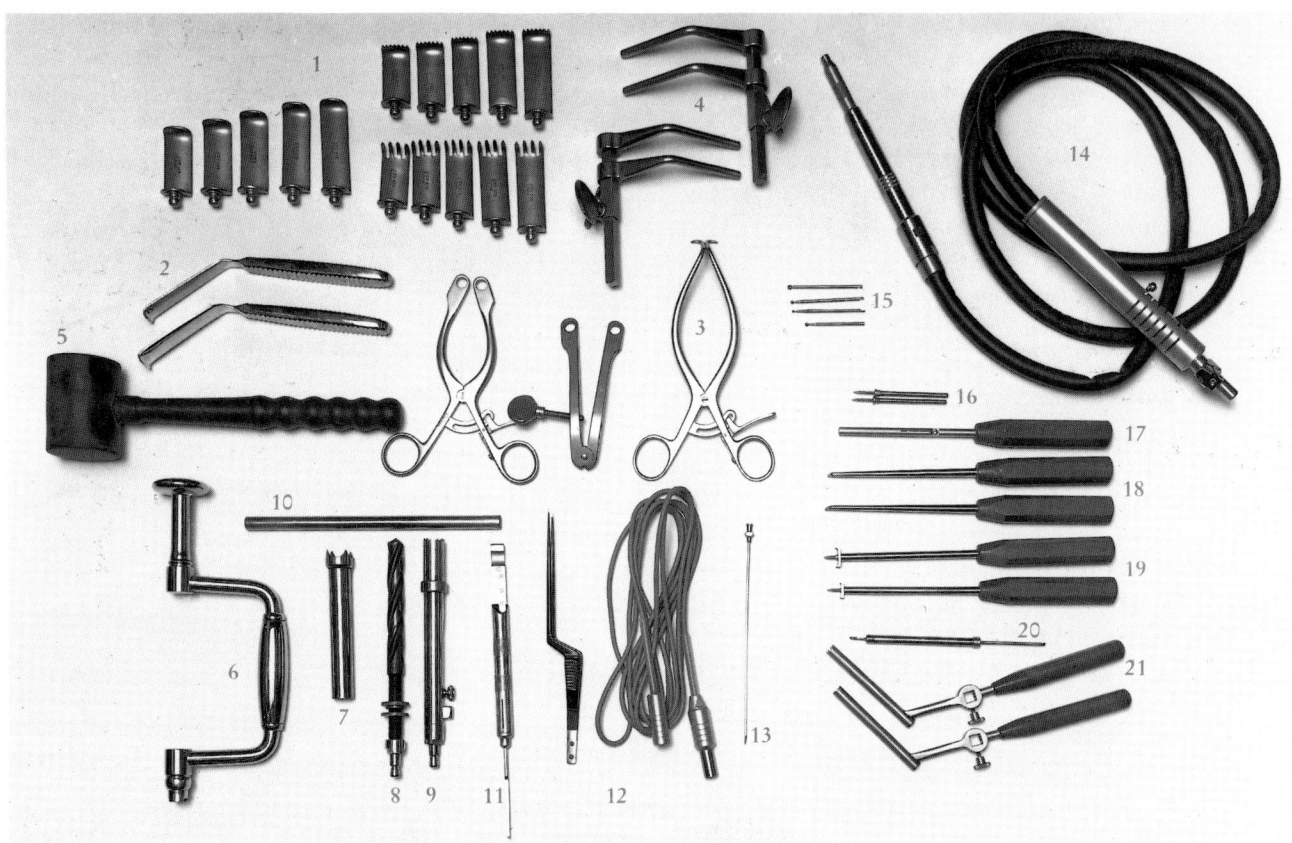

Zusatzinstrumentarium für Halswirbelsäulenoperationen von ventral (Cloward-Instrumentarium) und Stryker-Druckluft-Zusatzinstrumentarium

2	2 Cloward-Retraktoren schmal und breit	**10**	1 Knochendübelaufschlaggriff	**4**	2 Wirbelkörperspreizer links und rechts
6	1 Bohrerhandgriff nach Hudson	**7**	1 Knochendübelstößel	**21**	2 Führungshülsen für Drillbohrer und Schrauben
9	1 Knochendübelentnahmeschaft	**8**	1 Führungshülse	**17**	1 Schraubenzieher
		11	1 großer Drillbohrer	**20**	1 Drillbohrer (für 16)
		3	1 Längenmeßgerät	**16**	2 Schrauben
			1 Wundspreizer nach Gelpi	**19**	2 Dübelhalter klein und groß
		1	2 Wundspreizer nach Caspar mit diversen Blättern (stumpf und scharf)	**18**	2 Periostelevatorien
				13	2 Markierungskanüle

(noch: Zusatzinstrumentarium für Halswirbelsäulenoperationen)

	1	Cloward-Löffel
5		Hammer
12		Elektrokoagulationspinzette, bipolar mit Kabel
14	1	Druckluftschlauch
14	2	Handgriffe gerade
14	2	Handgriffe gebogen
15	3	Metallkugelfräsen verschiedener Größe
	3	Diamantfräsen verschiedener Größe
	1	Metall-Mikrokugelfräse
	1	Mikro-Diamantfräse

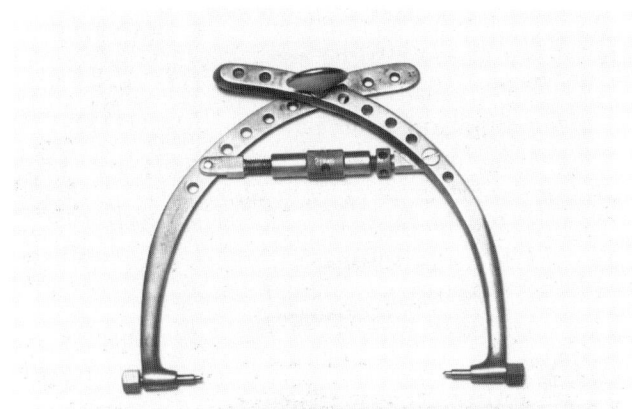

Crutchfieldzange

Instrumentarium für Operationen an peripheren Nerven und Zusatzinstrumentarium für Mikrochirurgie

2	2	lange Haken nach Langenbeck
2	2	kurze Haken nach Langenbeck
3	2	stumpfe Zweizinkerhaken
4	4	Ligaturklemmen nach Overholt
	1	spitze, kurze Schere
18	2	kleine Wundspreizer nach Weitlaner
17	1	Wundspreizer nach Alm
	1	Wundspreizer nach Finsen
	1	Führungshohlsonde nach Payr

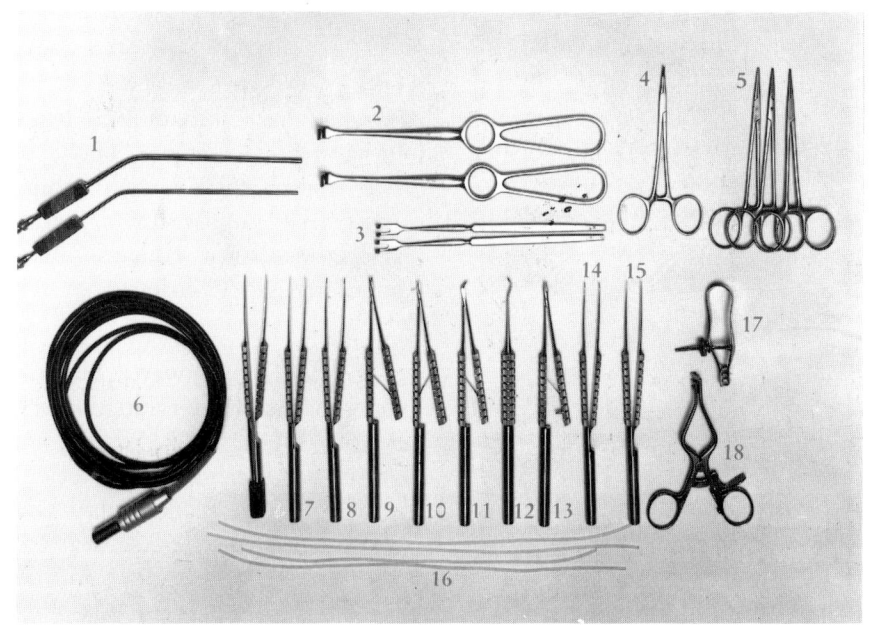

| 6 | 1 | bipolare Elektrokoagulationspinzette mit Anschlußkabel |
| | | diverse Silikonschläuche |

zum Nervenanschlingen
1 Präparierschere nach Metzenbaum

5	Mosquitoklemmen
16	Silikonschläuche zum Nervenanschlingen
	1 Bipolarpinzette gerade
	1 Bipolarpinzette abgewinkelt
	1 Anschlußkabel
13	1 Mikronadelhalter
9	1 Mikroschere gebogen
11	1 Mikroschere abgewinkelt
10	1 Mikroschere gerade
12	2 Mikrodissektoren
15	1 Mikropinzette anatomisch gerade
14	1 Mikropinzette anatomisch abgewinkelt
7	1 Mikropinzette chirurgisch gerade
8	1 Mikropinzette chirurgisch abgewinkelt
1	diverse Metallsaugeransätze, mikro

Operative Eingriffe im Bereich des Großhirns und seiner Häute

Operation:
Osteoplastische und osteoklastische Trepanation des Schädeldaches

Narkose:
Intubationsnarkose

Lagerung:
Rückenlagerung; Kopfwendung und Schulterunterpolsterung entsprechend der Lokalisation des Zuganges.

Abdeckung:
Abdecken der Kopfhaut mit Klebefolie (U-Folie) oder mit Tüchern, die entsprechend der Schnittführung (meist hufeisenförmig, sog. Dandylappen) mit einigen Tuchnähten angenäht werden.

Technik:
Inzision der Kopfschwarte. Blutstillung zunächst durch Fingerdruck auf die Wundränder, dann am Kopfschwartenrand mit Arterienklemmen nach Dandy und am Dandylappen mit Kopfschwartenclips nach Le Roy-Raney. Abpräparieren des Dandylappens vom Periost des Schädels mit dem Skalpell. Dessen Außenseite wird mit trockenen, die Innenseite mit feuchten Kompressen bedeckt.

Das Periost auf dem Schädelknochen wird im Verlauf der geplanten Trepanation mit dem elektrischen Messer durchtrennt und mit dem breiten Raspatorium vom Knochen abgeschoben.

Setzen eines Bohrloches mit dem elektrischen oder pneumatischen Bohrer, der sich durch eine Kupplung bei Perforation der Innenseite des Schädelknochens automatisch abschaltet. Vom Bohrloch ausgehend wird mit dem elektrischen oder pneumatischen Kraniotom der geplante Knochendeckel zu etwa zwei Dritteln ausgeschnitten. Anschließend wird der Knochendeckel mit dem Elevatorium angehoben und an der Basis umgebrochen. Zuvor muß mit dem Dissektor evtl. anhaftende Dura von der Innenseite des Knochendeckels abgeschoben werden. Die Bruchstelle wird mit der Luerschen Hohlmeißelzange geglättet. Blutungen aus der Spongiosa des Schädels werden mit Knochenwachs verschlossen.

Je nach Lokalisation wird der Knochendeckel am Temporalmuskel gestielt zurückgeschlagen. Der Knochendeckel wird feucht eingewickelt.

Blutstillung auf der Duraoberfläche. Duraeröffnung nach Anheben derselben mit dem Durahäkchen und Inzision mit einem Duraskalpell. Anschließend meist halbkreisförmige Eröffnung der Dura mit der

Metzenbaumschere. Zurückschlagen des Duralappens, der mit befeuchteter Hirnwatte vor dem Austrocknen geschützt wird. Ebenso werden die freiliegende Hirnoberfläche und die Strukturen im Bereich des Trepanationsrandes mit Hirnwattestreifen feucht gehalten und geschützt.

Duraverschluß mit Einzelknopfnähten oder fortlaufend mit atraumatischer Seide. Bleibt ein Duradefekt, folgt eine plastische Deckung entweder mit Galea-Periost oder lyophilisierter Dura. Zum Befestigen des Knochendeckels bei osteoplastischer Trepanation werden an dessen Rand sowie am Rand der Schädelkalotte mit dem Drillbohrer mehrere Bohrlöcher gesetzt. Bevor der Knochendeckel mit Haltefäden befestigt wird, werden zirkulär Durahochnähte angelegt. Diese dienen zur Blutstillung aus dem epiduralen Bereich unter dem Knochenrand und unter dem Knochendeckel.

Einlage einer epidural gelegenen Redon-Drainage. Fixieren des Knochendeckels durch Knüpfen der Haltefäden und Einlegen einer subgaleatischen Redon-Drainage. Schichtweiser Wundverschluß mit Einzelknopfnähten. Kopfverband. Der Knochendeckel wird bei erhöhtem Hirndruck nicht wieder eingesetzt (osteoklastische Trepanation).

Instrumente:
Kraniotomiesieb
siehe Abbildungen 1 + 2

Operative Eingriffe im Bereich des Kleinhirns und seiner Häute

Operation:
Osteoklastische Trepanation der hinteren Schädelgrube.

Narkose:
Intubationsnarkose

Lagerung:
In sitzender Position mit leicht nach vorn geneigtem Kopf (gelegentlich Seitenlage). Im Sitzen wird der Kopf an einer speziellen Haltevorrichtung fixiert.

Abdeckung:
Abdecken der Kopfhaut mit Klebefolie oder mit Tüchern, die entsprechend der Schnittführung (meist okzipitaler Mittellinienschnitt oder Bogenschnitt neben der Mittellinie) mit einigen Tuchnähten angenäht werden.

Technik:
Durchtrennen der Faszie und Nackenmuskulatur, in der Tiefe mit dem elektrischen Messer. Spreizen der Hautränder mit einem gebogenen oder abgewinkelten selbsthaltenden Wundspreizer. Abschieben des Periostes mit dem Raspatorium. Darstellen der Hinterhauptschuppe und des Atlasbogens.
Setzen von ein bis zwei Bohrlö-

chern beidseits der Mittellinie. Ausgehend von diesen Bohrlöchern wird mit der Smith-Kerrison-Stanze und Luerschen Hohlmeißelzange die Hinterhauptschuppe je nach Bedarf abgetragen. Der Atlasbogen wird zuletzt mit der Stanze reseziert.

Duraeröffnung durch Inzision mit dem Duraskalpell. Y-förmige Eröffnung der Dura mit der Metzenbaum- oder Mikroschere. Hochnähen der Durazipfel mit atraumatischer Seide.

Duraverschluß mit atraumatischen Einzelknopfnähten. Meistens ist eine Duraplastik mit lyophilisierter Dura erforderlich. Einlage einer Redon-Drainage. Schichtweiser Wundverschluß, der sehr eng und fest sein muß.

Instrumente:
Kraniotomiesieb
Abbildungen 1 + 2

Epiduralhämatom

Operation:
Trepanation des Schädeldaches, Hämatomentfernung

Narkose:
Intubationsnarkose

Lagerung:
Rückenlagerung; Kopfwendung und Schulterunterpolsterung entsprechend der Lokalisation des Zuganges.

Abdeckung:
siehe Trepanation des Schädeldaches (Seite 144)

Technik:
Osteoplastische Trepanation im Bereich des nachgewiesenen Hämatoms wie bereits beschrieben.

Schon beim Setzen des Bohrloches quillt das Hämatom hervor und wird abgesaugt, was zur Druckentlastung führt.

Entfernen des Hämatoms auf der Dura durch Saugen und Spülen. Die Blutungsursache ist meist ein arterielles Meningealgefäß. Die Blutstillung erfolgt durch Elektrokoagulation oder Verschluß des Gefäßes mit einem Clip.

Zirkulär Anlegen von Durahochnähten, dabei Einlage von Thrombinschaumstreifen. Bipolare Elektrokoagulation von diffusen Blutungen der Duraoberfläche.

Schädel- und Wundverschluß wie bereits beschrieben.

Instrumente:
Kraniotomiesieb
Abbildungen 1 + 2

Akutes Subduralhämatom

Operation:
Trepanation des Schädeldaches, Hämatomentfernung.

Narkose:
Intubationsnarkose

Lagerung:
Rückenlagerung; Kopfwendung und Schulterunterpolsterung entsprechend der Lokalisation des Zuganges

Abdeckung:
wie bereits beschrieben

Technik:
Großzügige Trepanation im Bereich des nachgewiesenen Hämatoms. Nach halbkreisförmiger Eröffnung der Dura wird das Hämatom über der Hirnoberfläche durch Saugen und Spülen entfernt. Versorgung eines Kontusionsherdes durch Absaugen des gequetschten Hirngewebes und sorgfältige Blutstillung mit bipolarer Elektrokoagulation. Abgerissene Brückenvenen werden mit bipolarer Elektrokoagulation oder mit Silberclips verschlossen. Bei ausgeprägter Hirnschwellung muß eine Duraplastik mit Periost oder Lyodura angelegt werden. Der Knochendeckel kann in diesem Fall nicht wieder eingefügt werden.

Schädel- und Wundverschluß wie bereits beschrieben.

Instrumente:
Kraniotomiesieb
Abbildung 1 + 2

Traumatisches intracerebrales Hämatom

Operation:
Trepanation des Schädeldaches, Hirnrindeninzision, Hämatomentfernung

Narkose:
Intubationsnarkose

Lagerung:
Rückenlagerung; Kopfwendung und Schulterunterpolsterung entsprechend der Lokalisation des Zuganges.

Abdeckung:
wie bereits beschrieben

Technik:
Die Trepanation erfolgt im Bereich des nachgewiesenen Hämatoms. Nach Duraeröffnung und punktförmiger bipolarer Elektrokoagulation der Arachnoidea wird das Hämatom mit der Cushingkanüle punktiert. Inzision der Hirnrinde nach bipolarer Elektrokoagulation mit der Metzenbaum- oder Mikroschere und zwei schmalen Spateln. Die Wundränder der Hirnrinde und des subcorticalen Gewebes werden mit Hirnwattestreifen geschützt. Entfernen des Hämatoms durch Saugen und Spülen.

Sorgfältige Blutstillung der Hämatomhöhle mit bipolarer Elektrokoagulation und Einlage von Thrombinstückchen.
Duraverschluß nach vollständiger Blutstillung.
Schädel- und Wundverschluß wie bereits beschrieben

Instrumente:
Kraniotomiesieb
siehe Abbildungen 1 + 2

Chronisches Subduralhämatom

Operation:
Erweitertes Bohrloch des Schädeldaches, Hämatomentfernung, Einlage einer speziellen Drainage.

Narkose:
Intubationsnarkose

Lagerung:
Rückenlagerung; Kopfwendung und Schulterunterpolsterung entsprechend der Lokalisation des Zuganges.

Abdeckung:
wie bereits beschrieben

Technik:
Hautschnitt über dem nachgewiesenen Hämatom. Spreizen der Hautränder mit dem selbsthaltenden Sperrer. Durchtrennen des Periosts mit dem elektrischen Messer. Abschieben des Periosts. Setzen eines Bohrloches.
Kreuzschnittförmige Eröffnung der Dura im Bereich des Bohrloches mit dem Duraskalpell. Eröffnen der darunter liegenden Hämatommembran.
Das unter Druck stehende flüssige Hämatom entleert sich spontan. Ausspülen des flüssigen Resthämatoms mit physiologischer Kochsalzlösung.
Einlage eines speziellen Drainageschlauches, der über eine zusätzliche Inzision durch die Haut nach außen geführt wird.
Schichtweiser Wundverschluß.

Instrumente:
Kraniotomiesieb
Abbildungen 1 + 2

Hirndruckmessung über eine epidurale Drucksonde

Operation:
Bohrloch, Einlage der Hirndrucksonde

Narkose:
Intubationsnarkose

Lagerung:
Rückenlagerung; der Kopf liegt gerade

Abdeckung:
wie bereits beschrieben

Technik:
Längsgestellter Hautschnitt etwa zwei Querfinger oberhalb der Stirnhaargrenze, zwei Querfinger neben der Mittellinie. Spreizen der Hautränder mit dem selbsthaltenden Sperrer. Durchtrennen und Abschieben des Periostes. Setzen eines Bohrloches.
Mit dem Dissektor wird die Dura vorsichtig von der Schädelinnenseite gelöst. Über eine Stichinzision der Haut-Galea wird die Meßsonde in das Bohrloch eingeführt und in den Bereich zwischen Dura und Schädelinnenseite geschoben. Schichtweiser Wundverschluß

Instrumente:
Kraniotomiesieb
Abbildungen 1 + 2
Zusatzinstrumente für Hirndruckmessung und liquorableitende Operationen

Impressionsfraktur des Schädeldaches

Operation:
Wundversorgung. Entfernen des imprimierten Knochens. Evtl. Versorgung einer Dura- und Hirnverletzung

Narkose:
Intubationsnarkose

Lagerung:
Rückenlagerung; Kopfwendung und Schulterunterpolsterung entsprechend der Lokalisation des Zuganges

Abdeckung:
wie bereits beschrieben

Technik:
Hautschnitt entweder bogenförmig oder in Verlängerung der vorliegenden Haut-Galea-Verletzung.
Entfernung von imprimierten Haut- oder Haarresten aus der Tiefe der Wunde. Entfernen des Periostes. Wenn sich die verkeilten Knochenstücke nicht lösen lassen, muß unmittelbar am Rand der Impressionsfraktur ein Bohrloch gesetzt werden. Von hier ausgehend werden mit der Smith-Kerrison-Stanze oder der Luer'schen Hohlmeißelzange die verkeilten Imprimate osteoklastisch entfernt. Blutungen aus der Spongiosa des Schädelknochens werden mit Knochenwachs gestillt. Blutungen von der

Duraoberfläche werden mittels bipolarer Elektrokoagulation gestillt. Bei der offenen Schädelhirnverletzung wird das gequetschte Hirngewebe abgesaugt und eine sorgfältige Blutstillung mit bipolarer Elektrokoagulation im Bereich der Hirnverletzung durchgeführt. Verschluß der Dura mit Einzelknopfnähten, wobei meist eine Duraplastik mit Periost oder Lyodura erforderlich ist.

Der Schädeldachdefekt wird bei der geschlossenen Impressionsfraktur in gleicher Sitzung mit einer Palacosplastik verschlossen. Bei einer offenen Schädelimpressionsfraktur kann die Palacosplastik erst bei einwandfreien Verhältnissen in einer zweiten Operation durchgeführt werden.

Zirkulär Durahochnähte. Einlage einer Redon-Drainage. Schichtweiser Wundverschluß

Instrumente:
Kraniotomiesieb
Abbildungen 1 + 2

Fronto-basale Schädelhirnverletzung mit Liquorfistel

Operation:
Trepanation des Schädeldaches. Intrakranielle Versorgung der betroffenen Nasennebenhöhle. Verschluß der Dura. Extrakranielle Versorgung der betroffenen Nasennebenhöhle durch den Hals-Nasen-Ohrenarzt.

Narkose:
Intubationsnarkose

Lagerung:
Rückenlagerung

Abdeckung:
Abdecken der Kopfhaut und des Gesichtes, soweit es für den Zugang des Hals-Nasen-Ohrenarztes erforderlich ist, mit Klebefolie.

Technik:
Bügelförmiger Hautschnitt von Ohransatz zu Ohransatz und Bildung eines Visierlappens. Der Haut-Galealappen wird nach Präparation über das Gesicht gezogen. Durchtrennen des Periosts mit dem elektrischen Messer. Setzen von Bohrlöchern beidseits neben der Mittellinie etwas oberhalb der Fronto-Basis und etwa in Höhe des Haaransatzes. Ausschneiden eines bifrontalen Knochendeckels. Um-

brechen nach lateral (evtl. gestielt am Temporalmuskel).

Extradurales Freilegen der Stirnhöhle und Entfernen von Knochenfragmenten der Hinterwand. Entfernen der Stirnhöhlenschleimhaut. Glattfräsen von knöchernen Septen. Gleiches Vorgehen im Bereich der Siebbeinplatte.

Zusammenarbeit mit dem Hals-Nasen-Ohrenarzt. Transnasale Drainage.

Intradurales Vorgehen mit dem Operationsmikroskop. Wasserdichter Verschluß des basalen Duradefektes mit einem Periostlappen. Anwendung von Fibrinkleber.

Duraverschluß mit Einzelknopfnähten. Schädel- und Wundverschluß wie bereits beschrieben.

Instrumente:
Kraniotomiesieb
Abbildungen 1 + 2
Operationsmikroskop

Verschluß von Defekten der Schädelkalotte

Operation:
Wiedereröffnen des Operationsgebietes. Schädeldachplastik mit Refobacin-Palacos

Narkose:
Intubationsnarkose

Lagerung:
Rückenlagerung; Kopfwendung und Schulterunterpolsterung entsprechend der Lokalisation des Zuganges

Abdeckung:
wie bereits beschrieben

Technik:
Eröffnen des ursprünglichen Hautschnittes. Abpräparieren des Haut-Galea-Lappens. Benetzen des Narbengewebes über der Dura innerhalb des Kalottendefektes mit Paraffinöl. Anmodellieren der Palacosmasse. Aushärten außerhalb des Operationsgebietes.
Feine Bearbeitung der Plastik mit der Fräse und anschließend Perforation mit dem Drillbohrer.
Befestigung der Plastik wie einen Knochendeckel.
Einlage einer Redon-Drainage, schichtweiser Wundverschluß.

Instrumente:
Kraniotomiesieb
Abbildungen 1 + 2

Tumoren im Bereich des Marklagers und der Hirnrinde der Großhirnhemisphären

Operation:
Trepanation des Schädeldaches, Exstirpation des Tumors

Narkose:
Intubationsnarkose

Lagerung:
Rückenlagerung; Kopfwendung und Schulterunterpolsterung entsprechend der Lokalisation des Zuganges.

Abdeckung:
wie bereits beschrieben

Technik:
Osteoplastische Trepanation über der Tumorregion. Halbkreisförmige Duraeröffnung.
Nach bipolarer Elektrokoagulation der Arachnoidea der betroffenen Hirnwindung Punktion bzw. Sondierung des Tumorgewebes mit der Cushing-Kanüle.
Inzision der Hirnrinde entsprechend der Ausdehnung des Tumors nach bipolarer Elektrokoagulation der Arachnoidea mit Mikro- bzw. Metzenbaumschere. Das gesunde Hirngewebe wird mit feuchten

Wattestreifen geschützt und so vom Tumorgewebe demarkiert.

Präparation des Tumors im Marklager mit Hirnspateln, Dissektoren, einem Sauger und bipolarer Elektrokoagulation. Feste Tumoranteile werden mit Faßpinzette oder Hirnspatel entfernt, weiches, zerfließliches zystisches Gewebe wird abgesaugt. Ein gut abgegrenzter, fester Tumor läßt sich oftmals aus dem umgebenden Hirngewebe ausschälen.

Im Tumorbett äußerst sorgfältige Blutstillung mit bipolarer Elektrokoagulation, Clips und Einlage von Thrombin- und Fibrinschwamm. Duraverschluß. Zirkulär Hochnähte. Schädel- und Wundverschluß wie bereits beschrieben

Instrumente:
Kraniotomiesieb
Abbildungen 1 + 2

Konvexitäts-meningeom

Operation:
Trepanation des Schädeldaches, Exstirpation des Tumors.

Narkose:
Intubationsnarkose

Lagerung:
Rückenlagerung; Kopfwendung und Schulterunterpolsterung entsprechend der Lokalisation des Zuganges.

Abdeckung:
wie bereits beschrieben

Technik:
Osteoplastische Trepanation über der Tumorregion. Inzision der Dura zirkulär um den Bereich der Haftstelle des Meningeoms. Die angrenzende Hirnrinde wird mit Wattestreifen geschützt.

Der Tumor wird mit Haltefäden angeschlungen und unter leichtem Zug von der Hirnrinde abpräpariert. Arachnoidealbrücken zwischen Tumoroberfläche und Hirnrinde werden mittels bipolarer Elektrokoagulation und Mikroschere gelöst. Tumorgefäße werden bipolar koaguliert, mit Clips verschlossen und durchtrennt.

Bei Infiltration des Sinus sagittalis superior ist im frontalen Drittel eine Unterbindung und Durchtrennung desselben möglich. Im mittleren und hinteren Sinusdrittel wird die Sinuswand schrittweise mit dem Tumor reseziert und der Defekt direkt plastisch verschlossen.

Nach vollständiger Resektion des Tumors äußerst sorgfältige Blutstillung im Tumorbett.

Der Duradefekt wird mit Periostplastik verschlossen. Zirkulär Hochnähte. Schädel- und Wundverschluß wie bereits beschrieben.

Instrumente:
Kraniotomiesieb
Abbildungen 1 + 2
Mikroinstrumentarium für intrakranielle Eingriffe.

Olfaktorius-meningeom

Operation:
Bifrontale Trepanation des Schädeldaches, Tumorexstirpation

Narkose:
Intubationsnarkose

Lagerung:
Rückenlagerung

Abdeckung:
wie bereits beschrieben

Technik:
Trepanation bifrontal oder unilateral entsprechend der Tumorausdehnung (siehe auch fronto-basale Schädel-Hirn-Verletzung).
Inzision der Dura beidseits des Sinus. Doppelte Sinusligatur und Durchtrennen ganz fronto-basal. Durchtrennen der Falx cerebri. Abpräparieren von Sinus und Falx vom Tumor.
Abdrängen beider oder des entsprechenden Frontalpols mit selbsthaltenden Hirnspateln. Abpräparieren des Tumors von der Hirnrinde nach Durchtrennen der Arachnoidalbrücken mit bipolarer Elektrokoagulation und Mikroschere unter mikroskopischer Sicht.
Der freigelegte Tumoranteil wird mit Faßpinzette, bipolarer Elektrokoagulation und Mikroschere Stück für Stück reseziert, bis die Adhäsionsstelle an der Schädelbasis und die zuführenden Gefäße freiliegen. Nach Durchtrennen derselben wird die Haftstelle ausgiebig unipolar koaguliert.
Bei der weiteren Präparation können Verwachsungen mit den Verzweigungen der Arteria cerebri anterior Schwierigkeiten bereiten, die je nach Ausdehnung des Tumors zur mittleren Schädelgrube hin in den Bereich der Sehnervenkreuzung reichen. Dort bestehen evtl. Verwachsungen mit dem Sehnerv und/oder mit der Arteria carotis interna. Lösen der Verwachsungen mit Mikrodissektor, Mikroschere und bipolarer Elektrokoagulation. Nach vollständiger Exstirpation des Tumors Duraverschluß und Durahochnähte.
Schädel- und Wundverschluß wie bereits beschrieben.

Instrumente:
Kraniotomiesieb
Abbildungen 1 + 2
Mikroinstrumentarium für intrakranielle Eingriffe

Keilbeinmeningeom (lateral oder medial)

Operation:
Trepanation des Schädeldaches, Tumorexstirpation

Narkose:
Intubationsnarkose

Lagerung:
Rückenlagerung; Kopfwendung und Schulterunterpolsterung entsprechend der Lokalisation des Zuganges

Abdeckung:
wie bereits beschrieben

Technik:
Trepanation entsprechend der Lokalisation des Tumors. Halbkreisförmige Duraeröffnung.
Abdrängen des Gehirns von der Schädelbasis und der lateralen Tumoroberfläche. Fixieren des Gehirns mit selbsthaltenden Hirnspateln.
Mit mikrochirurgischer Technik Verkleinern und Aushöhlen des Tumors wie bereits beschrieben.
Abpräparieren der Tumorkapsel von der Arachnoidea unter mikrochirurgischer Sicht mit bipolarer Elektrokoagulation und Mikroschere.
Beim medialen Keilbeinmeningeom ist eine vorsichtige mikrochirurgische Präparation des Tumors von den basalen Gefäßen und Hirn-

nerven erforderlich, was trotz mikroskopischer Sicht große Schwierigkeiten machen kann.

Die Tumorhaftstelle an der Basis muß ausgiebig unipolar koaguliert werden, evtl. Abfräsen des Knochens.

Nach vollständiger Exstirpation und sorgfältiger Blutstillung Duraverschluß. Anlegen von Durahochnähten.

Schädel- und Wundverschluß wie bereits beschrieben.

Instrumente:
Kraniotomiesieb
Abbildungen 1 + 2
Mikroinstrumentarium für intrakranielle Eingriffe

Hypophysenadenom (intrakraniell)

Operation:
Fronto-temporale Trepanation des Schädeldaches, Tumorexstirpation

Narkose:
Intubationsnarkose

Lagerung:
Rückenlagerung und Kopfwendung entsprechend der Lokalisation des Zuganges

Abdeckung:
wie bereits beschrieben

Technik:
Trepanation entsprechend dem fronto-temporalen Zugang. Halbkreisförmige Duraeröffnung und Anheben des Frontalhirns mit einem breiten selbsthaltenden Hirnspatel.

Eröffnen der basalen Zisternen mit bipolarer Elektrokoagulation und Mikroschere und Absaugen des Liquors unter mikroskopischer Sicht. Darstellen des Tumors an der Sehnervenkreuzung.

Inzision der Tumorkapsel mit dem Hypophysenmesser. Ausräumen des Kapselinhaltes mit den verschiedenen Hypophysenküretten und Faßzangen und Absaugen mittels Mikrosauger.

Abpräparieren der Kapsel soweit möglich von den umgebenden Strukturen mit Mikroschere und Pinzette, Mikrodissektor und bipolarer Elektrokoagulation. Sorgfältige Blutstillung besonders innerhalb der Tumorkapsel.

Duraverschluß, zirkulär Durahochnähte.

Schädel- und Wundverschluß wie bereits beschrieben.

Instrumente:
Kraniotomiesieb
Abbildungen 1 + 2
Zusatzinstrumente für intrakranielle Hypophysenoperationen.

Hypophysenadenom (transnasal bzw. -sphenoidal)

Operation:
Über einen transnasalen bzw. transsphenoidalen Zugang durch die Keilbeinhöhle erfolgt die Exstirpation des Tumors

Narkose:
Intubationsnarkose

Lagerung:
Rückenlagerung in halb sitzender Position mit Kopfwendung zum Operateur

Abdeckung:
Die Abdeckung erfolgt mit Klebetüchern entsprechend dem Zugang durch die Nase bzw. durch die Oberkieferzahnleiste.

Technik:
Nach Eröffnen der Keilbeinhöhle über den transsphenoidalen bzw. transnasalen Zugang wird die Hinterwand der Keilbeinhöhle mit Mikrofräse und kleinster Kerrison-Stanze unter mikrochirurgischer Sicht und unter Röntgenbildwandlerkontrolle eröffnet. Inzision der Dura und der Adenomkapsel. Ausräumen des Kapselinhaltes mit verschiedenen Cüretten, Hypophysenlöffeln, Faßzangen und Saugern.

Sorgfältige Blutstillung innerhalb der Kapsel. Verschluß der Sella mit einem Muskelstückchen, welches anfangs der Oberschenkelmuskulatur entnommen wurde und Fibrinkleber. Verschluß des Zugangs zur Keilbeinhöhle.

Instrumente:
Instrumentarium für transsphenoidale bzw. transnasale Hypophysenoperation

Kleinhirntumoren

Operation:
Osteoklastische Trepanation der hinteren Schädelgrube entsprechend der Tumorlokalisation. Exstirpation des Tumors.

Narkose:
Intubationsnarkose

Lagerung:
In sitzender Position mit leicht nach vorn geneigtem Kopf. Im Sitzen wird der Kopf von einer speziellen Haltevorrichtung fixiert.

Abdeckung:
siehe unter Trepanation der hinteren Schädelgrube. (siehe Seite 145)

Technik:
Osteoklastische Trepanation und Duraeröffnung entsprechend der Tumorlokalisation. Hochnähen der Durazipfel.
Bei Tumoren im Bereich der Mittellinie eröffnen des IV. Ventrikels und Beiseitehalten der Kleinhirntonsillen mit selbsthaltenden Hirnspateln.
Durchtrennen der Mittellinienstrukturen unter mikrochirurgischer Sicht mit bipolarer Elektrokoagulation und Mikroinstrumentarium.
Vorsichtige Exstirpation des Tumors entweder teilweise oder im Stück unter besonderer Berücksich-

tigung der funktionell wichtigen Strukturen des Hirnstammes.

Bei Tumoren im Bereich der Kleinhirnhemisphären wird im Prinzip wie bei hirneigenen Tumoren des Großhirns (siehe dort) vorgegangen und der Tumor, soweit möglich, entfernt.

Sorgfältige Blutstillung im Tumorbett und Duraverschluß, meist plastische Deckung mit Lyodura.

Wundverschluß wie bereits beschrieben.

Instrumente:
Kraniotomiesieb
Abbildungen 1 + 2
Mikroinstrumentarium für intrakranielle Eingriffe

Akustikusneurinom

Operation:
Osteoklastische Trepanation der hinteren Schädelgrube, Tumorexstirpation

Narkose:
Intubationsnarkose

Lagerung:
In sitzender Position mit leicht nach vorn geneigtem Kopf (gelegentlich Seitenlage). Der Kopf wird in einer speziellen Haltevorrichtung fixiert.

Abdeckung:
wie bereits beschrieben

Technik:
Hautschnitt und osteoklastische Trepanation entsprechend der Lokalisation und der Größe des Tumors.

Duraeröffnung in K-Form. Hochnähen der Durazipfel. Abdrängen der Kleinhirnhemisphäre mit dem selbsthaltenden Hirnspatel.

Nach Darstellung des Tumors entsprechend der Größe unter mikroskopischer Sicht Inzision der Tumorkapsel. Ausräumen des Kapselinhaltes mit Cüretten, Faßzangen und Saugern.

Unter sorgfältiger Schonung der mit dem Tumor verwachsenen Hirnnerven und der zum Hirnstamm ziehenden Gefäße werden die Adhäsionen der Kapsel mit dem Hirnstamm und dem Kleinhirn mikrochirurgisch mittels bipolarer Elektrokoagulation und Mikroschere gelöst.

Eröffnen des inneren Gehörganges mit der Mikro-Diamant-Fräse und Entfernen von Tumoranteilen dort. Sorgfältige Blutstillung und Verschluß der Dura meist plastisch mit Lyodura.

Wundverschluß wie bereits beschrieben.

Instrumente:
Kraniotomiesieb
Abbildungen 1 + 2
Mikroinstrumentarium für intrakranielle Eingriffe

Hirnabszeß

Operation:
Abszeßpunktion über ein Bohrloch

Narkose:
Intubationsnarkose

Lagerung:
Rückenlagerung; Kopfwendung und Schulterunterpolsterung entsprechend der Lokalisation des Zuganges.

Abdeckung:
wie bereits beschrieben

Technik:
Hautschnitt und Bohrloch über dem Prozeß.
Nach Duraeröffnung Punktion des Abszesses mit der Cushing-Nadel und Einlage eines Katheters zur Dauer-Drainage.
Schichtweiser Wundverschluß wie bereits beschrieben.

Instrumente:
Kraniotomiesieb
Abbildungen 1 + 2

Hirnabszeß

Operation:
Osteoklastische Trepanation des Schädeldaches, Exstirpation des Abszesses mit Kapsel

Narkose:
Intubationsnarkose

Lagerung:
Rückenlagerung; Kopfwendung und Schulterunterpolsterung entsprechend der Lokalisation des Zuganges.

Abdeckung:
wie bereits beschrieben

Technik:
Trepanation im Bereich des Abszesses. Nach Duraeröffnung Spaltung der Hirnrinde über dem abgekapselten Prozeß, dabei Vorgehen wie beim Tumor des Marklagers.
Der Abszeß wird möglichst ohne Kapseleröffnung aus dem umgebenden Hirngewebe ausgeschält.
Sorgfältige Blutstillung im Bereich des Marklagers.
Duraverschluß.
Schädel- und Wundverschluß wie bereits beschrieben.

Instrumente:
Kraniotomiesieb
Abbildungen 1 + 2
und seiner Häute

Aneurysmen im Bereich der basalen Hirnarterien

Operation:
Trepanation des Schädeldaches (meist fronto-basal), Abclippen des Aneurysmas

Narkose:
Intubationsnarkose

Lagerung:
Rückenlagerung; Kopfwendung und Schulterunterpolsterung entsprechend der Lokalisation des Zuganges.

Abdeckung:
wie bereits beschrieben

Technik:
Trepanation je nach Lage des Aneurysmas.
Nach Eröffnen der Dura vorsichtiges Anheben des Frontalpols und Einsetzen von selbsthaltenden Hirnspateln. Unter Einsatz des Operationsmikroskops Eröffnen der basalen Zisternen mit bipolarer Elektrokoagulation und Mikroschere und Absaugen des Liquors. Darstellen der Sehnerven.
Präparation der Arteria carotis interna durch Entfernen der weichen Hirnhäute in diesem Bereich mittels bipolarer Elektrokoagulation, Mikroschere, Mikrodissektor und Mikrosauger.

Präparation der basalen Hirnarterie, von der das Aneurysma ausgeht.

Präparation des Aneurysma-Halses, möglichst ohne die Rupturstelle zu berühren.

Auf den Aneurysma-Hals wird dicht und tangential an der zu versorgenden Hirnarterie ein Spezialclip aufgesetzt und das Aneurysma so aus dem Kreislauf ausgeschaltet. Blutstillung, Duraverschluß.

Schädel- und Wundverschluß wie bereits beschrieben.

Instrumente:
Kraniotomiesieb
Abbildungen 1 + 2
Zusatzinstrumentarium für Aneurysmaoperation

Arterio-venöses Angiom

Operation:
Trepanation des Schädeldaches, Exstirpation des Angiomes

Narkose:
Intubationsnarkose

Lagerung:
Rückenlagerung; Kopfwendung und Schulterunterpolsterung entsprechend der Lokalisation des Zuganges.

Abdeckung:
wie bereits beschrieben

Technik:
Trepanation des Schädeldaches entsprechend der Lokalisation des Prozesses.

Unter dem Operationsmikroskop Aufsuchen und Verschließen der Gefäße im Bereich des Marklagers und der Hirnrinde, die das Angiom arteriell versorgen. Dazu werden je nach Größe entweder Aneurysmaclips oder Hemoclips verwandt. Präparieren des Angiomknäuels aus dem Hirngewebe. Verschluß des venösen Abflusses.

Exstirpation des Angioms.

Sorgfältige Blutstillung und Duraverschluß.

Schädel- und Wundverschluß wie bereits beschrieben.

Instrumente:
Kraniotomiesieb
(Abbildungen 1 + 2)
Mikroinstrumentarium für intrakranielle Eingriffe (Seite 137)

Hydrocephalus externus

Operation:
Externe Liquorableitung über ein frontales Bohrloch

Narkose:
Intubationsnarkose

Lagerung:
Rückenlagerung

Abdeckung:
wie bereits beschrieben

Technik:
Meist rechts frontales Bohrloch wie bereits beschrieben.
Nach kreuzförmiger Inzision der Dura folgt die bipolare Elektrokoagulation der Arachnoidea. Anschließend Punktion der rechten Seitenkammer mit der Cushing-Kanüle. Entfernen der Kanüle. Einführen eines Ventrikelkatheters. Befestigung desselben am Hautrand mit Einzelknopfnaht.
Wundverschluß.
Anschließend wird der Katheter an ein externes Drainage-System angeschlossen.

Instrumente:
Kraniotomiesieb
Abbildungen 1 + 2
Zusatzinstrumentarium für Hirndruckmessung und liquorableitende Operationen

Hydrocephalus (atrio-ventrikulär)

Operation:
Atrio-ventrikuläre Shunt-Operation mit Ventil (verschiedene Fabrikate)

Narkose:
Intubationsnarkose

Lagerung:
Rückenlagerung mit Kopfseitenlage und Unterpolsterung der rechten Schulter

Abdeckung:
Abdecken im Bereich der Kopfhaut und im Bereich des Halses mit Klebefolie

Technik:
Längsschnitt am Hals unterhalb des Kieferwinkels rechts, Durchtrennen des Platysmas, Freilegen von Vena facialis bzw. Vena jugularis interna.
Einführen des Herzkatheters und Vorschieben bis zum rechten Vorhof.
Bogenförmiger Hautschnitt am Kopf temporo-occipital rechts. Anlegen eines Bohrloches. Punktion der rechten Seitenkammer. Einführen des Ventrikelkatheters.
Anschließen des Ventrikelkatheters an das Ventil (je nach System unterschiedliches Verfahres).
Subkutanes Durchziehen des oberen Anteils des Herzkatheters von der Halswunde in den Wundbereich am Kopf.
Anschließen des Ventils an den Herzkatheter.
Wundverschluß im Bereich des Halses und im Bereich des Kopfes.

Instrumente:
Kraniotomiesieb
Abbildungen 1 + 2
Zusatzinstrumente für Hirndruckmessung und liquorableitende Operationen

Operative Eingriffe im Bereich des Spinalkanals, des Rückenmarks und seiner Hüllen

Operation:
Laminektomie

Narkose:
Intubationsnarkose

Lagerung:
Bauchlagerung; Knie-Ellenbogen-Lagerung. Im Halswirbelsäulenbereich auch im Sitzen

Abdeckung:
Abdecken der Haut mit Klebefolie

Technik:
Hautschnitt in der Mittellinie über den entsprechenden Dornfortsätzen des betroffenen Wirbelsäulenabschnittes. Inzision der Faszie beidseits der Dornfortsatzreihe mit dem elektrischen Messer.
Scharfes Abtrennen der paravertebralen Muskelansätze mit dem Raspatorium oder der Präparierschere. Abschieben der Muskulatur von den Wirbelbögen mit dem breiten Meißel.
Einsetzen von abwinkelbaren oder gebogenen selbsthaltenden Wundspreizern.
Abtragen der Dornfortsätze zusammen mit dem hinteren Längsband mit entsprechenden Hohlmeißel-zangen. Entfernen der Wirbelbögen mit Hohlmeißenzangen und Stanzen, wobei die Wirbelgelenke erhalten bleiben.
Bedecken des Wundbereiches mit befeuchteter Hirnwatte. Inzision der Dura mit Durahäckchen und -skalpell. Längsinzision in der Mittellinie mit Schere nach Schmieden oder der Mikroschere. Hochnähte der Durabänder mit atraumatischen Einzelknopfnähten an die paravertebrale Muskulatur.
Wasserdichter Verschluß der Dura mit fortlaufender atraumatischer Naht.
Einlage einer Redon-Drainage. Schichtweiser Wundverschluß, dabei Adaption der paravertebralen Muskulatur.

Instrumente:
Laminektomiesieb

Bandscheibenprozesse, laterale, intradurale oder radikuläre Prozesse im Spinalkanal

Operation:
Hemilaminektomie

Narkose:
Intubationsnarkose

Lagerung:
Bauchlagerung oder Knie-Ellenbogen-Lagerung. Im Halswirbelsäulenbereich im Sitzen

Abdeckung:
wie bereits beschrieben

Technik:
Hautschnitt in der Mittellinie über den entsprechenden Dornfortsätzen.
Inzision der Faszie parallel zu der Dornfortsatzreihe.
Scharfes Abtrennen der paravertebralen Muskelansätze. Abschieben der Muskulatur von den Wirbelhalsbögen wie bei der Laminektomie beschrieben.
Einsetzen von speziellen Wundspreizern für die Hemilaminektomie.
Entfernen eines oder mehrerer Wirbelhalsbögen und des gelben Bandes mit verschiedenen Stanzen, wobei die Dornfortsätze und Wirbelgelenke erhalten bleiben.

Schichtweiser Wundverschluß.

Instrumente:
Laminektomiesieb

Bandscheiben-
prozesse

Operation:
Interlaminäre Fensterung

Narkose:
Intubationsnarkose

Lagerung:
Knie-Ellenbogen-Lagerung, Bauchlagerung. Im Halswirbelsäulenbereich im Sitzen

Abdeckung:
wie bereits beschrieben

Technik:
Operatives Vorgehen im wesentlichen wie bei der Hemilaminektomie, ohne die Wirbelhalbbögen zu entfernen. Es wird lediglich das gelbe Band weggenommen und ein Teil der angrenzenden Wirbelhalbbögen unter Schonung der Wirbelgelenke entfernt. Schichtweiser Wundverschluß.

Instrumente:
Laminektomiesieb

Bandscheibenvorfall
im Lendenwirbel-
säulenbereich

Operation:
Interlaminäre Fensterung, Nukleotomie

Narkose:
Intubationsnarkose

Lagerung:
Knie-Ellenbogen-Lagerung

Abdeckung:
wie bereits beschrieben

Technik:
Nach interlaminärer Fensterung des entsprechenden Wirbelsäulenabschnittes wird die Spinalnervenwurzel im Bereich mit verschiedenen Stanzen freigelegt. Vorsichtige Präparation der Nervenwurzel mit dem Dissektor und Inspektion des Bandscheibenraumes.
Aufsuchen und Inzision des Prolaps, Exstirpation des Bandscheibenvorfalles mit der Faßzange.
Sorgfältiges Ausräumen des Bandscheibenraumes von restlichem Bandscheibengewebe mit verschiedenen Faßzangen.
Schichtweiser Wundverschluß.

Instrumente:
Laminektomiesieb

Bandscheibenvorfall im Halswirbelsäulenbereich

Operation:
Dorsaler Zugang, interlaminäre Fensterung, Foraminotomie, Nukleotomie

Narkose:
Intubationsnarkose

Lagerung:
In sitzender Position mit leicht nach vorn geneigtem Kopf. Im Sitzen wird der Kopf von einer speziellen Haltevorrichtung fixiert.

Abdeckung:
wie bereits beschrieben

Technik:
Nach interlaminärer Fensterung bzw. Hemilaminektomie des entsprechenden Wirbelsäulenabschnittes muß die Nervenwurzel bei ausgeprägten degenerativen, knöchernen Veränderungen zunächst mit Hilfe der Diamant-Fräse entlastet werden. Danach ist die Nervenwurzel soweit mobil, daß sich das Bandscheibengewebe ventral der Nervenwurzel mit feinsten Faßzangen entfernen läßt.
Das Auslösen des Bandscheibenraumes ist von dorsal aus anatomischen Gründen nicht möglich. Schichtweiser Wundverschluß.

Instrumente:
Laminektomiesieb
Druckluftzusatzinstrumentarium

Mediale Bandscheibenvorfälle und degenerative Veränderungen an den Wirbelkörperhinterkanten im Halswirbelsäulenbereich

Operation:
Ventrale Fusionsoperation (Cloward oder Modifikationen)

Narkose:
Intubationsnarkose

Lagerung:
Rückenlagerung; Unterpolsterung des Nackens, leichte Kopfwendung nach links

Abdeckung:
Abdecken mittels Klebefolie entsprechend der Schnittführung

Technik:
Hautschnitt an der rechten Halsseite über dem Vorderrand des M. sternocleidomastoideus. Präparieren des Platysmas und Durchtrennen desselben in Faserrichtung.
Durchtrennung der Halsfaszien, wobei Trachea, Ösophagus und Schilddrüse nach medial gehalten werden, das Gefäßnervenbündel mit Arteria carotis, Vena jugularis und Nervus vagus sowie die seitliche Halsmuskulatur nach lateral. Diese Präparation kann z. T.

stumpf, z.T. mit Präparierschere durchgeführt werden.

Darstellen der Vorderfläche der betroffenen Halswirbelkörper und Identifizieren der entsprechenden Bandscheibe nach Einschieben einer Markierungskanüle und einer seitlichen Röntgenaufnahme. Ausräumen der Bandscheibe nach Inzision des vorderen Längsbandes mit kleinsten Faßzangen.

Ausbohren eines zylinderförmigen Knochenstückes aus dem Bereich der angrenzenden Wirbelkörperdeckplatten. Abtragen von Randwülsten der Wirbelkörperhinterkanten mit der Mikro-Diamantfräse unter dem Mikroskop.

Einsetzen eines Wirbelkörperspreizers, um den Raum zwischen den beiden Wirbelkörpern auseinanderzusperren, Einsetzen eines Knochendübels, der zuvor dem Beckenkamm entnommen wurde.

Einlage einer Redon-Drainage. Schichtweiser Wundverschluß.

Instrumente:
Instrumentarium für ventrale Halswirbelkörperfusionsoperationen.

Zunehmende Querschnittlähmung nach Wirbelsäulenverletzung

Operation:
Laminektomie, Entlastung des Rückenmarks

Narkose:
Intubationsnarkose

Lagerung:
Bauchlagerung

Abdeckung:
wie bereits beschrieben

Technik:
Typische Laminektomie im Bereich der Verletzung, evtl. auch der angrenzenden Wirbelkörper. Entfernung eines Hämatoms intra- oder extradural nach Inzision der Dura bzw. einer Duraverletzung. Sorgfältige Blutstillung im Bereich des Rückenmarks mit bipolarer Elektrokoagulation evtl. unter Einsatz des Operationsmikroskops. Wenn nötig, Entfernen von Knochensplittern aus dem Rückenmark.
Wasserdichter Verschluß der Dura, evtl. plastische Deckung mit Lyodura.
Redon-Drainage.
Schichtweiser Wundverschluß.

Instrumente:
Laminektomiesieb.

Cervikale Luxationsfraktur

Operation:
Crutchfield-Extension

Narkose:
Lokalanästhesie der Kopfhaut und Galea bitemporal.

Lagerung:
Rückenlagerung

Abdeckung:
Beidseits mit Klebefolie

Technik:
Perkutanes Einsetzen des Crutchfieldbügels bitemporal und Festigen mit einem Drehschlüssel.

Instrumente:
Crutchfield-Extensionsbügel mit Zubehör

Intramedulläre spinale Tumoren

Operation:
Laminektomie, Tumorexstirpation

Narkose:
Intubationsnarkose

Lagerung:
Bauchlagerung

Abdeckung:
wie bereits beschrieben

Technik:
Operativer Zugang durch Laminektomie entsprechend der Höhenlokalisation und Ausdehnung der Raumforderung. Längsinzision und Hochnähen der Dura.
Längsinzision des Rückenmarks unter mikroskopischer Sicht in der hinteren Mittellinie über dem Tumor mit bipolarer Elektrokoagulation und Mikroschere. Sorgfältige Schonung der oberflächlich gelegenen Rückenmarksgefäße.
Spreizen des Spinalmarks durch feinste Haltefäden an der Arachnoidea.
Exstirpation des Tumors mittels bipolarer Elektrokoagulation, Mikrodissektor, Mikroschere und Faßzange.
Sorgfältige Blutstillung im Bereich des Rückenmarks. Verschluß der Dura mit fortlaufender Naht.
Einlage einer Redon-Drainage, schichtweiser Wundverschluß.

Instrumente:
Laminektomiesieb
Mikroinstrumentarium für intrakranielle und spinale Eingriffe

Extramedulläre intradurale Tumoren

Operation:
Laminektomie, Tumorexstirpation

Narkose:
Intubationsnarkose

Lagerung:
Bauchlagerung

Abdeckung:
wie bereits beschrieben

Technik:
Operativer Zugang durch Laminektomie entsprechend der Höhenlokalisation und Ausdehnung der Raumforderung. Längsinzision und Hochnähen der Dura.
Abpräparieren der Adhäsionen des Tumors an der Arachnoidea des Rückenmarks unter dem Operationsmikroskop mit bipolarer Elektrokoagulation, Mikroschere und Mikrodissektor.
Handelt es sich um einen kleinen dorsal gelegenen Tumor, so läßt er sich im Ganzen entfernen. Bei einem großen oder ventral des Rükkenmarks gelegenen Tumor muß eine stückweise Verkleinerung erfolgen, bis sich der Rest mikrochirurgisch abpräparieren und entfernen läßt.
Wenn möglich, wird die Dura im Bereich der Matrix des Tumors reseziert und durch eine Lyodura ersetzt.

Sorgfältige Blutstillung, Verschluß der Dura mit fortlaufender Naht. Einlage einer Redon-Drainage, schichtweiser Wundverschluß.

Instrumente:
Laminektomiesieb
Mikroinstrumentarium für intrakranielle und spinale Eingriffe

Extradurale Tumoren (meist Metastasen im Bereich des Spinalkanals) mit zunehmender Querschnittsymptomatik

Operation:
Laminektomie, subtotale Tumorexstirpation

Narkose:
Intubationsnarkose

Lagerung:
Bauchlagerung

Abdeckung:
wie bereits beschrieben

Technik:
Operativer Zugang durch Laminektomie entsprechend der Höhenlokalisation und Ausdehnung des Prozesses.

Meist kommt es zu heftigen Blutungen aus Tumorgefäßen. Das Tumorgewebe umwächst den Duralschlauch manschettenartig. Unter bipolarer Koagulation wird das Tumorgewebe mit Faßzangen entfernt und der Duralschlauch breit präpariert.

Handelt es sich um knöcherne Veränderungen, so werden diese mit Stanzen und Hohlmeißelzangen entfernt.

Eine vollständige Exstirpation dieser überwiegend bösartigen Tumoren ist nicht möglich.

Blutstillung, Einlage einer Redon-Drainage. Schichtweiser Wundverschluß.

Instrumente:
Laminektomiesieb

Abszesse im Bereich des Spinalkanals

Operation:
Laminektomie, Abszeßexstirpation

Narkose:
Intubationsnarkose

Lagerung:
Bauchlagerung

Abdeckung:
wie bereits beschrieben

Technik:
Operativer Zugang durch Laminektomie entsprechend der Höhenlokalisation und Ausdehnung des Prozesses.
Absaugen von Eiter und Granulationsgewebe. Offene Wundbehandlung, Tamponade.

Instrumente:
Laminektomiesieb

Karpaltunnelsyndrom

Operation:
Durchtrennen des Ligamentum carpitransversum

Narkose:
Lokalanästhesie oder Plexusanästhesie

Lagerung:
Rückenlagerung mit Auslagerung des Armes auf einen Handtisch

Abdeckung:
Abdecken der Haut mit Klebefolie entsprechend dem vorgesehenen Schnitt

Technik:
Hautschnitt bogenförmig im Verlauf der Mittelhandlinie. Einsetzen eines kleinen Wundspreizers. Durchtrennen und Resektion des Ligamentum carpi transversum von distal nach proximal mit der Metzenbaumschere.
Wenn eine ausgeprägte Schnürfurche im Bereich des Nervus medianus erkennbar ist, ist eine mikrochirurgische Entfernung des Epineuriums unter mikroskopischer Sicht erforderlich.
Blutstillung, schichtweiser Wundverschluß.

Instrumente:
Instrumentarium für Operationen an peripheren Nerven.
Zusatzinstrumentarium für Mikrochirurgie an peripheren Nerven.

Ulnarisrinnen-syndrom

Operation:
Mobilisierung und Ventralverlagerung der Nerven

Narkose:
Regional-, Plexusanästhesie oder Intubationsnarkose

Lagerung:
Rückenlagerung mit Auslagerung des Armes auf einen Handtisch

Abdeckung:
Abdecken mit Folie entsprechend dem Hautschnitt

Technik:
Hautschnitt bogenförmig parallel zum Ellenbogengelenk. Freilegen und Mobilisieren des Nervus ulnaris von proximal nach distal aus dem Sulcus.
Verlagern des Nerven nach volar meist subcutan und Fixieren des Epineuriums in der Beugemuskulatur mit mehreren Knopfnähten.
Blutstillung, Einlage einer Redon-Drainage. Schichtweiser Wundverschluß.

Instrumente:
Instrumentarium für Operationen an peripheren Nerven, siehe Karpaltunnelsyndrom.

Schnittverletzung mit vollständiger oder teilweiser Unterbrechung der Kontinuität eines peripheren Nerven

Operation:
Primäre interfaszikuläre End-zu-End-Naht

Narkose:
Intubationsnarkose

Lagerung:
Rückenlagerung; evtl. Auslagerung der verletzten Extremität auf einen Zusatztisch

Abdeckung:
Abdecken der Haut mit Klebefolie entsprechend dem Hautschnitt

Technik:
Hautschnitt unter Einbeziehung der Verletzung. Mikrochirurgische Präparation der Nervenenden, dabei Abpräparieren des Epineuriums mit Mikroschere und Mikropinzette unter mikroskopischer Sicht. Aufteilen der Nervenenden in mehrere Faszikelbündel, die einander zugeordnet werden können. Durch Mikronaht des Perineuriums der einzelnen Faszikelbündel wird eine End-zu-End-Vereinigung erreicht. Blutstillung und Einlage einer Redon-Drainage.

Schichtweiser Wundverschluß.

Instrumente:
Instrumentarium für Operationen an peripheren Nerven
Zusatzinstrumentarium für Mikrochirurgie peripherer Nerven

Zustand nach Schnittverletzung mit vollständiger oder teilweiser Unterbrechung der Kontinuität eines peripheren Nerven

Operation:
Interfaszikuläre Nervennaht mit Suralis-Transplantat

Narkose:
Intubationsnarkose

Lagerung:
Rückenlagerung; evtl. Auslagern der verletzten Extremitäten auf einen Zusatztisch

Abdeckung:
Abdeckung der Haut mit Klebefolie entsprechend der Länge des Schnittes

Technik:
Der Nervus suralis wird durch einen kurzen Hautschnitt oberhalb und hinter dem äußeren Fußknöchel dargestellt. Je nach Länge des erforderlichen Transplantats werden nun im Verlauf des Nerven weitere kleinere Hautschnitte an der Wade angelegt. Innerhalb dieser Hautschnitte wird der Nerv freipräpariert und angeschlungen. Je nach erforderlicher Länge wird der Nervus suralis proximal durch-trennt, Stück für Stück nach distal durchgezogen und schließlich in Höhe des Knöchels vollständig entfernt.

Hautschnitt im Verlauf der vorhandenen Narbe an der verletzten Extremität und Verlängerung derselben. Präparation der Nervenstümpfe distal und proximal aus unvernarbtem Gewebe zur Verletzungsstelle hin.

Mobilisieren der Nervenenden. Resektion des Neuroms mit Mikroschere und Pinzette unter mikroskopischer Sicht. Präparieren des Epineuriums.

Anfrischen der Faszikel des proximalen und distalen Nervenstumpfes.

Präparation von Faszikelbündeln, die einander zuzuordnen sind. Interposition des Suralistransplantates zwischen die einzelnen Faszikelbündel. Mikrochirurgische Adaptationsnähte. Die Nähte sollen möglichst spannungsfrei sein.

Blutstillung, Einlage einer Redon-Drainage.

Schichtweiser Wundverschluß.

Instrumente:
Instrumentarium für Operationen an peripheren Nerven.

Zusatzinstrumentarium für Mikrochirurgie peripherer Nerven.

Tumoren peripherer Nerven

Operation:
Exstirpation des Tumors

Narkose:
Intubationsnarkose

Lagerung:
Rückenlagerung; evtl. Auslagerung der betroffenen Extremität auf einen Zusatztisch

Abdeckung:
Abdecken der Haut mit Klebefolie entsprechend dem Hautschnitt

Technik:
Hautschnitt entsprechend der Lage und Ausdehnung des Neurinoms. Präparation des zugehörigen Nerven proximal und distal des Tumors und Mobilisation.

Unter dem Operationsmikroskop wird das Neurinom herauspräpariert, mittels Mikroschere und Mikropinzette, indem jeder einzelne Faszikel von der Kapsel abpräpariert wird. Zeigt sich, daß das Neurinom nur von einem einzelnen Faszikel ausgeht, so ist die Resektion problemlos durchführbar.

Lassen sich jedoch die Faszikel des Nerven nicht aus dem Neurinom freipräparieren, so ist eine vollständige Durchtrennung erforderlich, anschließend eine interfaszikuläre Nervennaht mit Suralistransplantat notwendig (siehe Zustand nach

Schnittverletzung mit vollständiger
oder teilweiser Unterbrechung der
Kontinuität eines peripheren Nerven)
Blutstillung und Einlage einer Redon-Drainage.
Schichtweiser Wundverschluß.

Instrumente:
Instrumentarium für Operationen
an peripheren Nerven
Zusatzinstrumentarium für Mikrochirurgie peripherer Nerven

Traumatologie

Von Helga Weckwerth
und Dr. Thomas Stangl

Fotos: Christiane Wagner

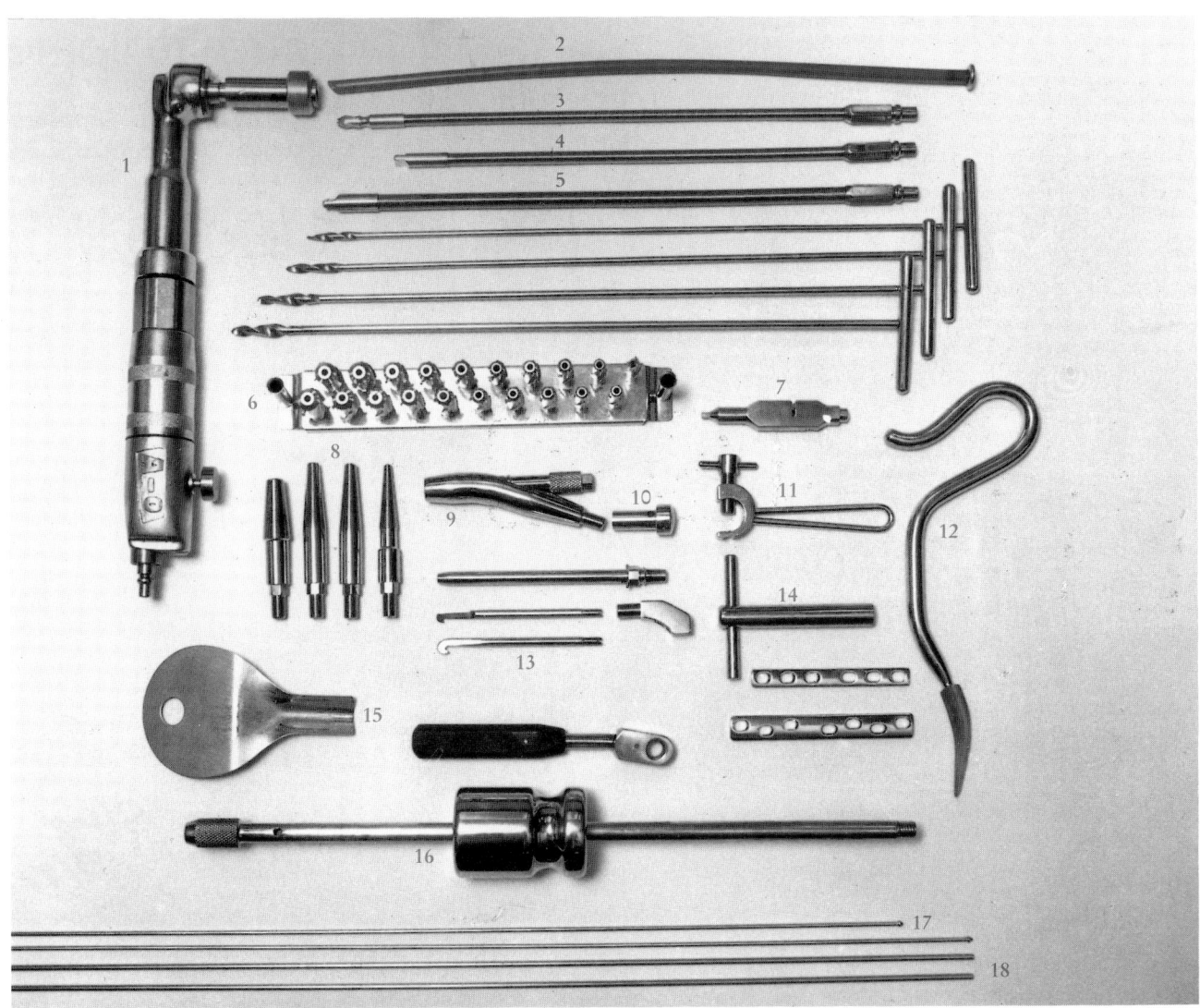

Marknagelinstrumentarium

1	Winkelgetriebe	**4**	biegsame Welle 8 mm Durchmesser	**7**	aufklemmbarer Halte-griff
2	Teflonrohr	**5**	biegsame Welle 10 mm Durchmesser	**8**	Konusteile
3	Bohrer Durchmesser 9 mm	**6**	Bohrkopfsortiment	**9**	gekröpftes Einschlag-stück

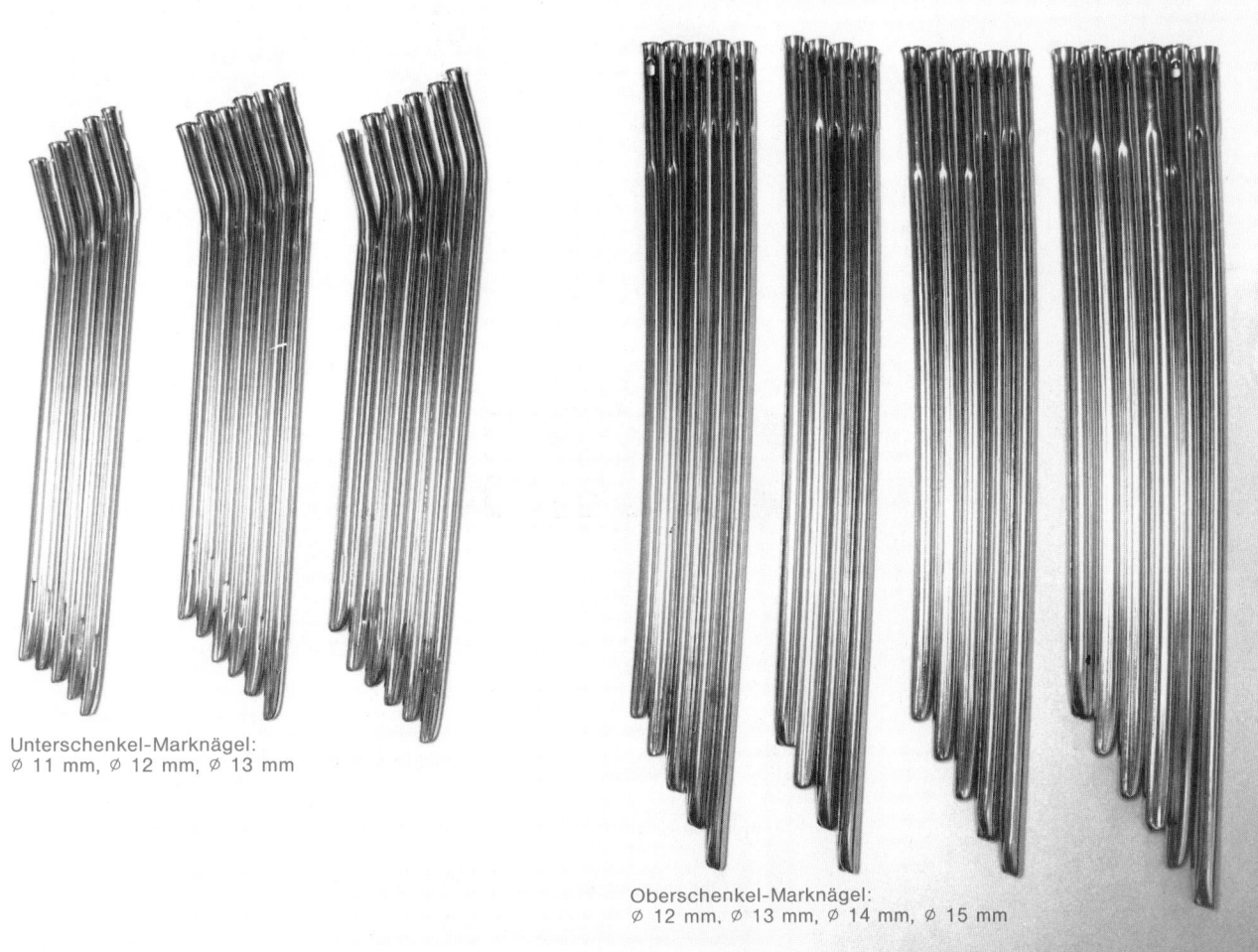

Unterschenkel-Marknägel:
⌀ 11 mm, ⌀ 12 mm, ⌀ 13 mm

Oberschenkel-Marknägel:
⌀ 12 mm, ⌀ 13 mm, ⌀ 14 mm, ⌀ 15 mm

Marknagelsortiment

(noch: Marknagelinstrumentarium)

10	Schlagkopf	15	Weichteilschutz
11	Führungsgriff	16	Führungsstange mit
12	Pfriem		Schlaggewicht
13	Ausschlaghaken	17	Bohrdorne
14	Steckschlüssel	18	Führungsstäbe

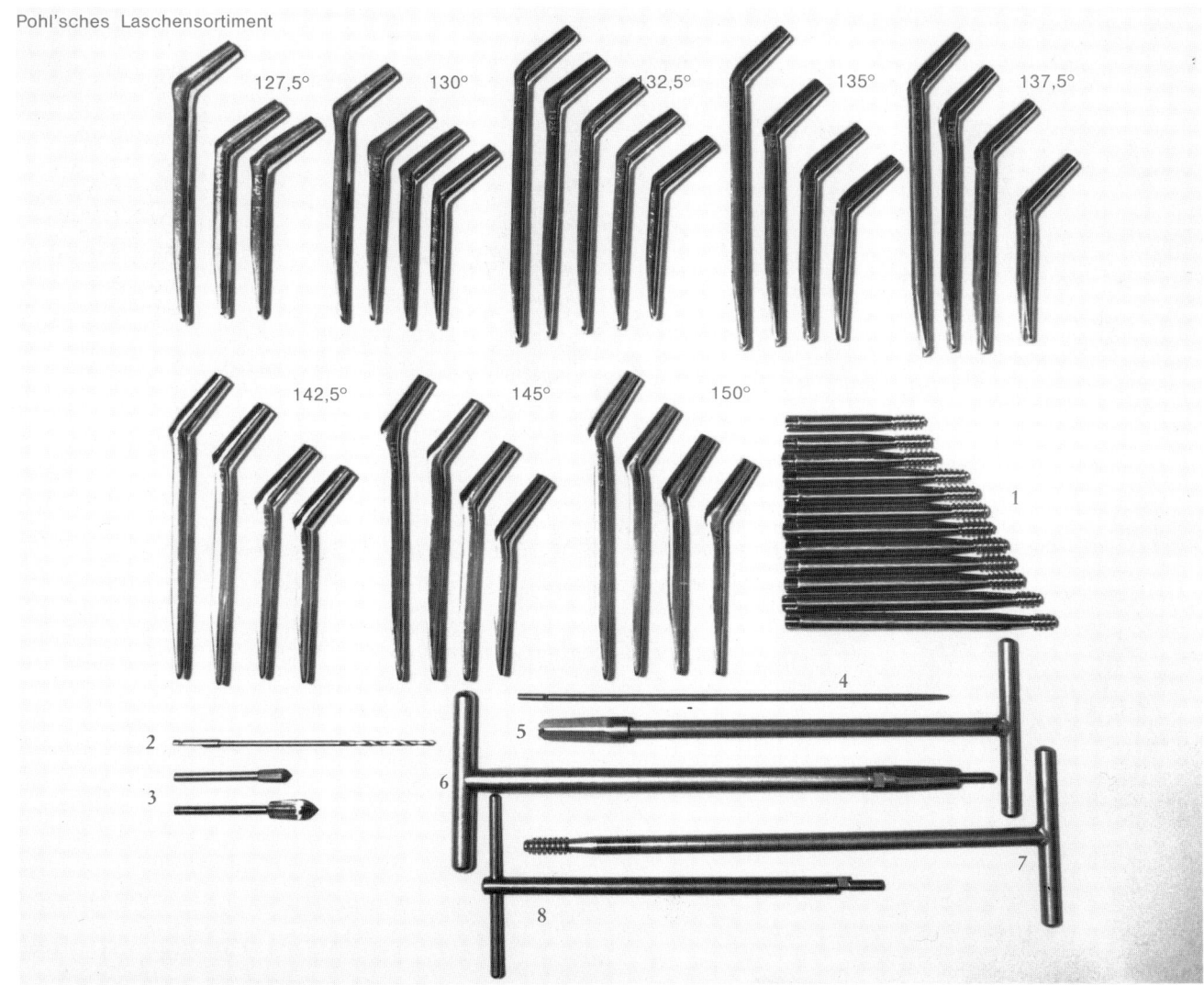

Instrumentarium für Pohl'sche Lasche

1	Schenkelhalsschrauben 80–160 mm	**3**	Olivenfräsen	**6**	Laschenkonusfräser mit Schlüssel	
2	Spiralbohrer 4,5 mm	**4**	Führungsspieß	**7**	Gewindeschneider	
		5	Laschenkonusfräser	**8**	Eindrehschlüssel für Schenkelhalsschrauben	

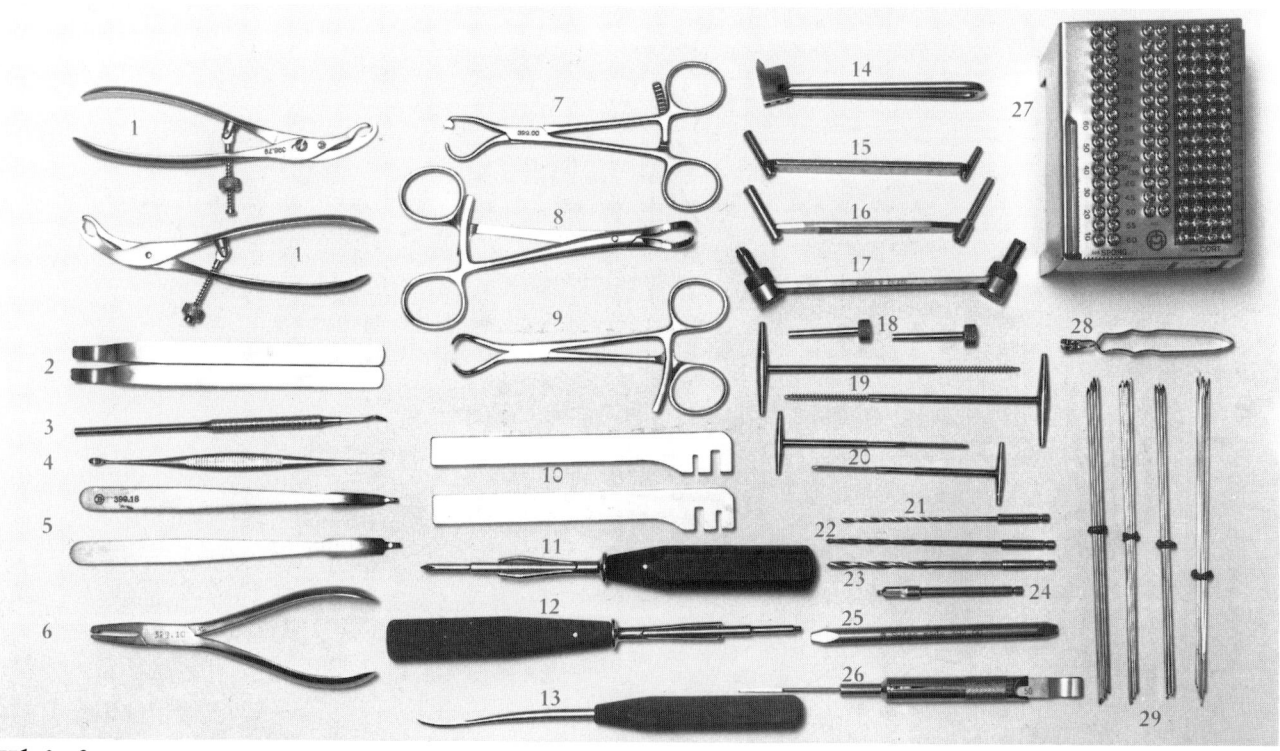

Kleinfragmentinstrumentarium

1	2 Knochenhaltezangen (selbstzentrierend)		Spitzen			3,5 mm
2	2 kleine Knochenhebel (breite Schaufel)	**10**	Schränkeisen	**20**	Gewindeschneider 2,7 mm	
3	scharfer Haken	**11**	kleiner Schraubenzieher (Philipps)	**21**	Spiralbohrer 2,0 mm Durchmesser	
4	scharfer Löffel	**12**	kleiner Schraubenzieher (sechskant)	**22**	Spiralbohrer 2,7 mm Durchmesser	
5	2 kleine Knochenhebel	**13**	Raspatorium, klein	**23**	Spiralbohrer 3,5 mm Durchmesser	
6	Biegezange für kleine Plättchen	**14**	Ziel-Bohrbüchse 2,0 mm	**24**	Mini-Kopfraumfräser	
7	Repositionszange mit Knopf	**15**	Bohrbüchse 2,0/2,7 mm	**25**	Biegebolzen	
8	Repositionszange für Kleinfragmente	**16**	Bohrbüchse 3,5 mm	**26**	Schraubenmeßgerät	
9	Repositionszange mit	**17**	DCP-Bohrbüchse 3,5 mm	**27**	Schraubenbank	
		18	Steckbohrbüchse	**28**	Schraubenpinzette	
		19	Gewindeschneider	**29**	Kirschnerdrähte, von links: 1,8 / 1,6 / 1,2 / 1,0	

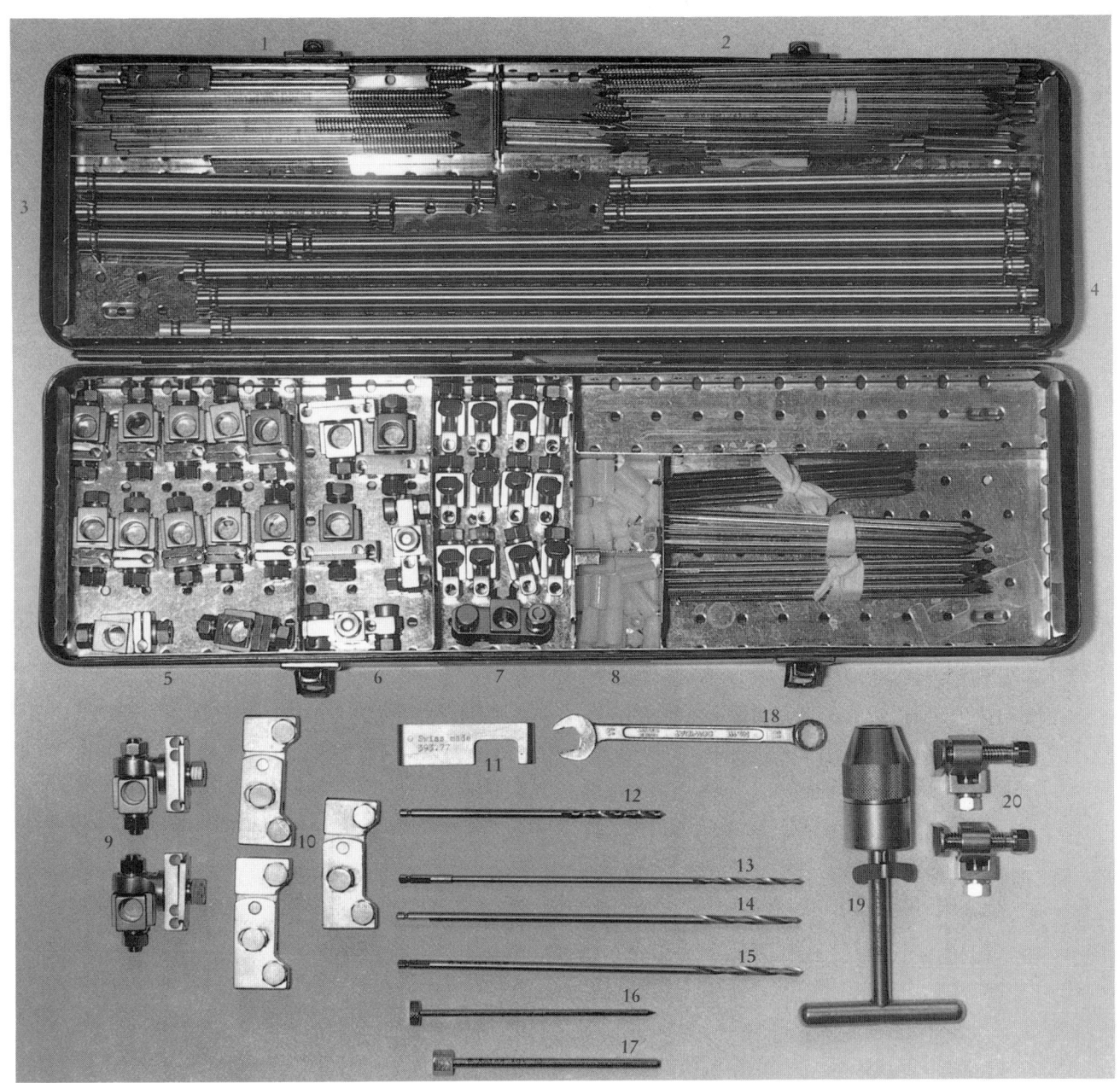

Großer Fixateur externe (Erklärung gegenüber)

Großer Fixateur externe

1 Steinmann-Nägel © 4,5 + 5,0 mm Schanz'sche Schrauben © 5,0 mm
2 siehe 1
3 Rohre kurz
4 Rohre lang
5 Einfachbacken schwenkbar
6 Doppelbacken schwenkbar
7 Standardbacken
8 Schutzkappen
9 Doppelbacken schwenkbar
10 Scharnierstücke
11 Bohrlehre
12 Bohrer 3,5 mm ∅
13 + 14 Bohrer lang 3,5 mm ∅
15 Bohrer 4,5 mm ∅
16 Bolzen 3,5 mm ∅
17 Bohrbüchse 3,5 + 5,0 mm Durchmesser
18 Gabelschlüssel 11 mm
19 Universalbohrfutter
20 Druckspanner offen

Traumatologisches Grundsieb

(ohne Bild)

Oberteil:

1 Lineal
2 Rechenhaken
2 tiefe stumpfe Haken
2 scharfe Haken Achtzinker
2 Einzinker
2 große Hebel nach Hohmann
2 breite Hebel nach Hohmann
5 mittlere Hebel nach Hohmann
2 schmale Hohmannhebel
1 chirurgische Pinzette halblang
2 Knochenpinzetten kurz
2 Repositionszangen mit Schraubarrettierung (=selbstzentrierende Knochenhaltezange)
3 Repositionszangen mit Spitze
1 gerader Meißel
5 Kirschner-Drähte von 1,0/1,2/1,4/1,6/1,8/2,0/2,2
1 Achtlochplatte
5 Redon-Spieße = 8/10/12/14 (2x)
1 Hammer Draht

1 großer Seitenschneider (= Drahtschneidezange groß)
1 großer Luer mit Übersetzung
1 Flachzange
1 Kneifzange (= Drahtschneidezange klein)
4 Raspatorien
2 scharfe Löffel
1 scharfer Löffel, doppelseitig
1 (Sechskant-)Schraubenzieher
1 Elevatorium
1 Winkelmesser
20 Tuchklemmen nach Backhaus

Unterteil:

1 Doppeldruckluftschlauch
1 oszillierende Säge
1 kleine Druckluftpistole
1 Jakobs-Futter
2 Bohrfutterschlüssel
1 Gabelschlüssel
1 Saugzwischenstück
3 Nirosta-Töpfe

Gedeckte Marknagelung (Unterschenkel)

Narkose:
Intubation

Lagerung:
Extensionstisch, Rückenlage, Kranial- und Seitwärtslagerung des gesamten Beines im Beinhalter.
Arm der OP-Seite wird mit Unterarm-Pflasterzügel an der gegenseitigen Schulter fixiert. Operationsfernen Arm seitwärts auslagern. Extensionsbügel (Calcaneusextension) am verletzten Bein. 90°-Winkelung im Kniegelenk über gepolsterter Rolle. Frakturreposition unter Bildwandlerkontrolle. Cave: Rotationsfehler! Pneumatische, gepolsterte Oberschenkelblutsperre.

Abdeckung:
Steriles wasserfestes Tuch unter die Knierolle klemmen. Großes Tuch distal quer über Unterschenkel/Fuß/Extensionssystem der Operationsseite. Zweites großes Tuch ebenso. Fixierung mit Klebestreifen. Großes Tuch quer über gesundes Bein und Stamm des Patienten. Großes Tuch um den kniegelenksnahen Oberschenkel der Operationsseite. Zweites großes Tuch ebenso. Fixierung mit Klebestreifen. Zwei große Tücher zur Abdeckung des Anästhesiebereiches.

Handschuhwechsel (Operateur/Assistent). Abdeckung des Knies und der proximalen 2/3 des Unterschenkels zirkulär mit Inzisionsfolie. Steriler Bezug des Röntgen-Bildwandlers. Anlegen eines Rückenschutzes für Operateur und 1. Assistent. Handschuhwechsel der Operationsschwester.

Technik:
Hautschnitt (ca. 5 cm Länge) vom Patellaunterrand bis zur Tuberositas tibiae. Skalpellklingenwechsel. Spalten des Peritendineums und der Patellarsehne im Faserverlauf nach Einsetzen zweier scharfer Haken. Fassen der beiden Sehnenhälften mit je einer kräftigen PGS-Naht und Annaht an die Haut medial und lateralseitig. Eröffnung des Tibiamarkraumes mit dem Pfriem.
Verknoten einer ausgezogenen Kompresse mit dem Weichteilschutz und Fixation derselben an der Oberschenkelhaut mittels Backhausklemme.
Einbringen des Bohrdorns (mit Knopf!) in den Markraum nach Aufsetzen des aufklemmbaren Haltegriffs. Röntgen-Bildwandlerkontrolle des korrekten Sitzes des Bohrdorns.
Aufstecken des stirnschneidenden 9-mm-Bohrers mit flexibler Welle über den Bohrdorn und Aufweiten des Markraumes. Auswechseln gegen biegsame Welle (Durchmesser 8 mm) und aufsteckbaren Bohrkopf (Durchmesser 9,5 mm). Anschließendes stufenweises Aufbohren des Markraumes in 0,5-mm-Abstand. Eventuell Röntgen-Bildwandlerkontrolle beim Passieren des Frakturbereiches. Weichteilschutz! Bei Bohrköpfen größer als 12,5 mm ist der Austausch der biegsamen Welle Durchmesser 8 mm gegen Durchmesser 10 mm erforderlich!
Aufschieben des Teflonrohrs über den Bohrdorn, Entfernen desselben. Spülung des Markkanals mit 50 cm^3 Einwegspritze mit NaCl-Lösung (0,9 %).
Prüfung, ob zwei **gleichlange** Führungsstäbe vorhanden sind. Einbringen des einen in das Teflonrohr, Entfernen desselben. Röntgen-Bildwandlerkontrolle des korrekten Sitzes des distalen Endes des Führungsspießes in Höhe des oberen Sprunggelenkes. Anlegen des zweiten, gleichlangen Führungsstabes an das herausragende Teil des im Tibiamarkrohr liegenden. Bestimmen der Längendifferenz mit dem Meßstab. Zugabe von 1 cm Länge (wegen der „Herzogkrümmung" des Tibiamarknagels) ergibt die definitive Nagellänge. Die Nagelstärke wird durch das Maß des letztverwendeten Bohrkopfes bestimmt.

Montage des Nagels:
Einschrauben des passenden Konusteils (siehe Beschriftung). Auf-

setzen des gekröpften Einschlagstückes. Montage des Schlagkopfes. Befestigung des aufschraubbaren Führungsgriffes am proximalen Nagelende in entsprechendem Bohrloch.

Einfädeln des Nagels auf den Führungsspieß. Unter sorgfältiger Beachtung der exakten Rotation des Nagels Eintreiben desselben mit Hammerschlägen bis zum Frakturbereich. Das Passieren der Fraktur durch den Nagel erfolgt unter Röntgen-Kontrolle. Subtotales Einschlagen des Nagels, Entfernen des Führungsstabes, zuletzt des Führungsgriffes. Endgültiger Nageleinschlag. Lockern des Extensionszuges und Stauchen der Fraktur durch dosierte Faustschläge auf den distalen Oberschenkel.

Abschließende Röntgen-Kontrolle des Unterschenkels in ganzer Länge. Spülung des Markraumes mit NaCl-Lösung, Einbringen einer Redon-Drainage Nr. 14 – durch die Haut ausgeleitet – in das Nagellumen (Annaht).

Lösen der Haltenähte. Verschluß des Patellarsehnenschlitzes und Peritendineums mit kräftigen PGS-Einzelknopfnähten, Subkutannaht, Hautnaht, steriler Pflasterverband, elastische Stützwickelung des gesamten Beines nach Entfernung des Extensionsbügels.

Instrumente:
Traumatologisches Grundsieb (ohne Bild)
Marknagelinstrumentarium
Marknagelsortiment

Fixateur externe (Unterschenkel)

Narkose:
Intubation, pneumatische Oberschenkelblutsperre

Lagerung:
Normaltisch, Rückenlage, Seitwärtsauslagerung beider Arme

Abdeckung:
Steriles wasserfestes Tuch unter Unterschenkel mit Kniegelenk (Operationsseite), weißes Tuch über Oberkörper und Kopf. Zwei große Tücher quer über freies Bein, beide kopfwärtigen Enden werden proximal des Kniegelenkes zusammengeführt und mit Backhausklemme fixiert.

Überstreifen eines sterilen Handschuhs über den Fuß (Operationsseite), zwei große Tücher über Oberkörper/Anästhesiebereich, zwei große Tücher an beiden Operationstischseiten, ein großes Tuch am Fußende.

Anlegen eines Rückenschutzes für Operateur und 1. Assistent. Steriler Bezug des Röntgen-Bildwandlers. Handschuhwechsel. **Keine** Inzisionsfolie.

Technik:
am Beispiel der Montage des Klammerfixateurs:
(Montage, wenn möglich, medialseitig oder ventral)

Frakturreposition (gedeckt) unter Bildwandlerkontrolle offen, unter Sicht nach Weichteildebridement, eventuell kombiniert mit Minimalosteosynthese (z. B. Verschraubung)

Stichinzision der Haut ca. 3 Qf. proximal der Innenknöchelspitze. Einstoßen der 3,5-mm-Bohrbuchse mit Bolzen in horizontaler Richtung senkrecht zur Tibiaschaftachse bis zum Knochenkontakt. Entfernen des Bolzens und Bohrung eines Kanals durch die Bohrbuchse mit dem 3,5-mm-Bohrer durch beide Corticales.

Eindrehen einer Schanzschen Schraube Durchmesser 5 mm mit dem Universalbohrfutter nach Entfernen der Bohrbuchse bis zum sicheren Halt in der (lateralen) Gegencorticalis. Gleiches Vorgehen an der kniegelenksnahen Tibia. Aufstecken von 4 schwenkbaren Einfachbacken auf ein Rohr passender Länge und provisorische Montage der am weitesten proximal und peripher gelegenen Einfachbacken an die Schanzschen Schrauben.

Kontrolle der Tibiaschaftachse und -rotation unter Bildwandlerkontrolle.

Aufstecken der Bohrlehre auf die periphere Schanzsche Schraube und planparalleles Einbringen einer proximalen weiteren Schanzschen Schraube (wie oben) durch die freie Schwenkbacke.

Gleiches Vorgehen am proximalen Tibiaschaft. Zur Erhöhung der Stabilität wird weiter medial ein zweites Rohr mit 4 Backen auf die Schanzschen Schrauben aufgesteckt und das gesamte System – je nach Indikation – statisch oder durch Einsatz des offenen Druckspanners dynamisch montiert. Desinfektion der Eintrittsstellen der Schanzschen Schrauben, Wundabdeckung mit eingeschnittenen sterilen Kompressen, elastischem Kompressionsverband (10-cm-Binde) von den Zehengrundgelenken bis zum Knie.

Instrumente:

Fixateur externe-System (AO)
Traumatologisches Grundsieb (ohne Bild)
1 Einmalstichskalpell

Die bimalleoläre OSG-Fraktur

Narkose:
siehe Fixateur externe

Lagerung:
siehe Fixateur externe

Abdeckung:
siehe Fixateur externe, zusätzlich Inzisionsfolie distaler Unterschenkel, steriler Handschuh über Vor- und Mittelfuß

Technik:
Am Beispiel Außenknöchelfraktur Typ Weber B: Drittelrohrplattenosteosynthese.

Am Beispiel Innenknöchelfraktur: Malleolarschraubenosteosynthese mit Kirschnerdraht.

Ca. 7 cm lange Schnittführung an der vorderen Kante der distalen Fibula. Skalpellklingenwechsel. Eingehen bis zum Fibulaperiost. Einstellen des Frakturbereiches mittels zweier kleiner Knochenhebel. Sparsame Deperiostierung des Frakturbereiches mit dem Raspatorium. Ansetzen einer selbstzentrierenden Knochenhaltezange am proximal der Fraktur gelegenen Fibulaschaft.

„Aufklappen" der Fraktur durch maximale Supinationsbewegung des Fußes. Reinigung des Frakturspaltes mit scharfem Haken, scharfem Löffel und ausgiebige Spülung

(20 ml Einwegspritze) mit physiologischer Kochsalzlösung. Frakturreposition und passagere Retention mit Repositionszange mit Spitzen und/oder Knopf, wenn möglich Anbringen von Zugschrauben.

Anmodellieren einer passenden Drittelrohrplatte mit Biegezange und Schränkeisen.

Anbringen der zugehörigen Bohrlöcher mit 2,5-mm-Bohrer durch 2,7-mm-Bohrbuchse. Bestimmen der Schraubenlänge mit dem Meßgerät. Fertigen des Gewindes mit 3,5-mm-Gewindeschneider, zunächst frakturnah, dann vollständig. Plattenfixation durch Eindrehen der zugehörigen Schrauben (3,5 mm), Wundspülung mit Kochsalzlösung, Subkutannaht, Hautschluß durch 3-5x0 Rückstichnaht (atraumatisch).

Anschließend ca. 4 cm messende, bogige Umschneidung der hinteren Innenknöchelkontur. Sparsame Präparation, Fraktursäuberung, Reposition und Retention (s. o.). Einbringen eines ca. 1,4 – 1,6 mm messenden Kirschnerdrahtes durch das Innenknöchelfragment in die Tibia mit kleiner Bohrmaschine. Paralleles Einbringen eines Bohrkanals 3,2 mm durch das Fragment und anschließend vorsichtiges Eindrehen einer passenden Malleolarschraube in die distale Tibia.

Anschließendes Versenken des freien Kirschnerdrahtendes in den Hohlraum des Schraubenkopfes (Biegezange, Seitenschneider), Wundspülung, atraumatische Hautnaht (3-5x0) in Rückstichtechnik.

Steriler Verband, Watteauflage, U/L-Gipslonguettenverband des Unterschenkels.

Instrumentarium:

Kleinfragmentinstrumentarium
Traumatologisches Grundsieb (ohne Bild)
Große Schraubenbank (Malleolarschraube) (ohne Bild)

Schenkelhals-/ pertrochanterer Femurbruch

Narkose:
Intubation eventuell kombiniert mit Periduralanästhesie

Lagerung:
Rückenlage, Arm der Operationsseite mit Unterarmpflasterzügel an der gegenseitigen Schulter fixiert. Der andere Arm wird seitwärts ausgestreckt gelagert.

Abdeckung:
Steriles wasserfestes Tuch unter Hüfte und Oberschenkel (Operationsseite). Weißes Tuch über Oberkörper und Kopf. Zwei große Tücher quer über freies Bein, beide kopfwärtigen Enden werden proximal des Beckenkamms der Operationsseite mit Backhaus-Klemmen fixiert. Kleines Tuch am Fußende des Tisches. Kleines Tuch zum Einschlagen des unsterilen Unterschenkels mit Fuß (zwei Backhaus-Klemmen). Überstreifen eines wasserfesten Beinlings und Fixation mit elastischer Binde (10 cm) und Klebestreifen. Zwei große Tücher quer über Oberkörper/Anästhesiebereich. Zwei große Tücher beidseits des Operationstisches. Ein großes Tuch am Fußende. Handschuhwechsel. Abdeckung des Operationsfeldes (gesamter Oberschen-

kel) mit großer Inzisionsfolie. Anlegen eines Rückenschutzes für Operateur und 1. Assistent. Handschuhwechsel der Operationsschwester.

Technik:

Hautschnitt vom Trochanter major bis mittleres Oberschenkeldrittel, Durchtrennung der subkutanen Fettschicht, Einsetzen scharfer Wundhaken. Blutstillung. Spalten der Fascia lata mit der Schere. Umgekehrt L-förmiges Ablösen des Musc. vastus lateralis wenig distal des Trochanter major-Ansatzes mit Skalpell und Raspatorium. Umfahren des Femur mit 2 mittleren Hohmann-Hebeln.

Einbringen eines Kirschnerdrahtes (2 mm) an der Ventralseite des Schenkelhalses zur Markierung der Antetorsion und des CCD-Winkels mit der kleinen Bohrmaschine.

Reposition der Fraktur und Kontrolle der Kirschnerdrahtlage mit Hilfe des eingangs steril bezogenen Röntgen-Bildwandlers. Eindrehen des Führungsspießes in Schenkelhalsmitte bis zur korrekten Lage im Femurkopf.

Erweitern des corticalen Fensters mit dem Laschenkonusfräser über dem liegenden Führungsspieß.

Einbringen des Gewindes der Schenkelhalsschraube mit dem Gewindeschneider bei liegendem Führungsspieß. Bildwandlerkontrolle.

Bestimmen der Schraubenlänge am markierten Gewindeschneider.

Auswahl der gewünschten Lasche in bezug auf Winkelgrad und Länge. Einbringen derselben mit der eingesteckten Schenkelhalsschraube in den vorgefertigten Kanal bei liegendem Führungsspieß mit dem Eindrehschlüssel.

Bohren der Löcher des Laschenteils mit 3,2-mm-Bohrer. Bestimmen der Schraubenlänge mit dem Meßgerät. Gewinde schneiden mit 4,5-mm-Gewindeschneider. Einbringen der zugehörigen Schrauben mit Innensechskantschlüssel. Entfernen von Führungsspieß und Kirschnerdraht, Stauchen der Fraktur, Nachziehen der Schenkelhalsschraube mit dem Eindrehschlüssel. Abschließende Röntgen-Kontrolle in 2 Ebenen.

Ausgiebige Spülung der Wunde mit reichlich NaCl-Lösung. Re-Insertion des Vastus lateralis mit kräftigen PGS-Nähten, subfasziale Redon-Drainage. Annaht. Verschluß der Muskelfaszie und der Fascia lata mit PGS-Einzelknopfnähten.

Subkutane Redondrainage (Nr. 14) (Annaht). Hautschluß. Steriler Pflasterverband, elastischer Kompressionsverband des Oberschenkels und der Hüfte (20-cm-Binde)

Instrumente:

Traumatologisches Grundsieb (ohne Bild)
Instrumentarium für Pohl'sche Laschen

Orthopädie

Von Gertraud Metzner und
Dr. Mathias Walden

Fotos: Christiane Wagner

Diagnostische Arthroskopie

Arthroskopie-Sieb

1	Klemme nach Pean
2	Nierenschale
3	Lichtleitkabel
4	Hakensonde
5	Feine chirurgische Pinzette
6	Nadelhalter Baby nach Crile-Wood
7	Schere nach Cooper
8	Punktionskanüle
9	Schale für Desinfektionslösung
10	Schale für Spülflüssigkeit
11	Gaszuführungsschlauch
12	Arthroskopieschaft
13	Scharfer Obturator
14	Stumpfer Obturator
15	Vorausblickoptik 30°
16	Distanzstück
17	50-ccm-Spritze
18	Röhren-Videokamera
19	Kompressen
20	Nahtmaterial für Hautnaht
	Kaltlichtquelle, Kabel

Abdeckung:

Rückenlage, Bein frei beweglich abgedeckt (Extremitätentuch, Stockinette)

Technik:

Anterolateraler Zugang. Stichinzi-

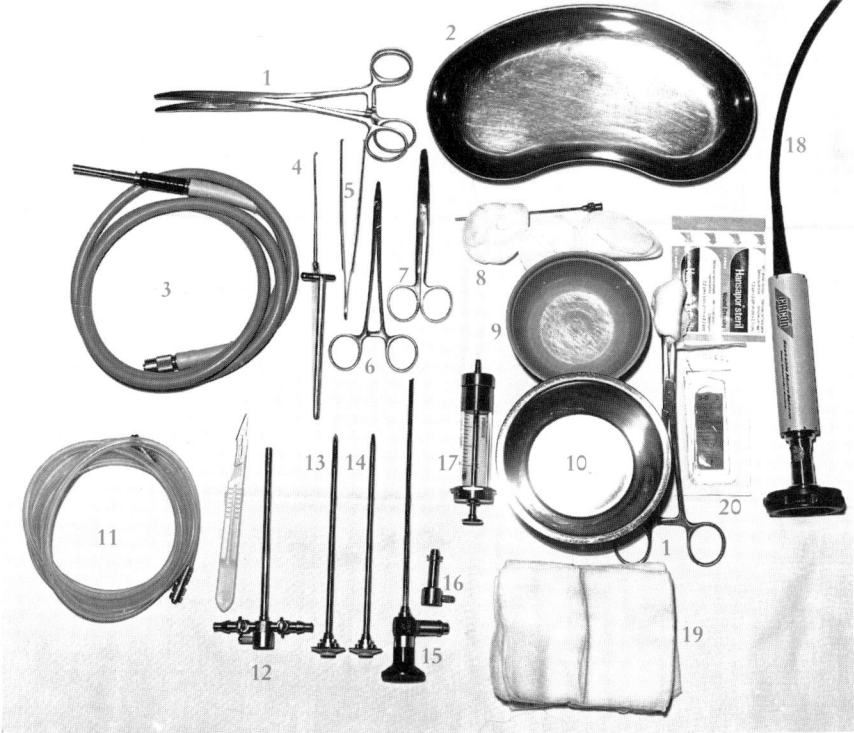

sion mit Skalpell Nr. 11. Eingehen mit einem mit scharfem Obturator versehenen Arthroskopieschaft durch die Kniegelenkkapsel. Eingehen in das Gelenk nach Wechsel von scharfem zu stumpfem Obturator (13, 14). Nach der Entfernung desselben, Einbringen der 30°-Vorausblickoptik (15). Anschluß des Lichtleitkabels (3) und des Gaszuführungsschlauchs (11). Die Videokamera wird mit einem sterilen Bezug versehen und an die Optik angeschlossen (18). Inspektion der retropatellaren Fläche des oberen Rezessus (Ausbuchtung). Einstellen des medialen Feldes mit medialem Meniskus und vorderem Kreuzband. Dann Einstellung des lateralen Feldes des lateralen Meniskus. Zur Sicherung der Diagnose wird gegebenenfalls über eine zweite Stichinzision anteromedial ein Tasthaken (4) in das Gelenk eingeführt. Mit diesem werden die zu beurteilenden Strukturen abgefahren. Mehrfache Gelenkspülung. Entfernung des Arthroskopiebestecks und Verschluß der Wunde durch Einzelknopfnaht. Steriles Pflaster. Elastischer Verband.

Coxarthrose – Hüftendoprothese

Abdeckung:

Seitenlage. Ganzes Bein frei beweglich abgedeckt (1 Tuch mittelgroß quer, 1 Schlitztuch kaudal, 1 Abdecktuch groß von kranial, 1 Klebetuch 75 x 75 Zentimeter zum Einwickeln des Beines.

Technik:

Bogenförmiger, den Trochanter major umfahrender Hautschnitt, Messerwechsel (7), Durchtrennung des subkutanen Fettgewebes, Eröffnen der Faszie. Teils stumpfe, teils scharfe Präparation. Darstellung der am Trochanter ansetzenden Außenrotatoren. Diese werden abgetrennt. Die Hüftgelenkskapsel liegt frei. T-förmige Eröffnung der Hüftgelenkskapsel (5). Resektion der Kapsel soweit möglich. Durch Innenrotation Abduktion und Luxation des Hüftgelenks (34). Mit der oszillierenden Säge Absetzen des Kopfes schräg am Übergang zum Trochantermassiv. Die Hüftgelenkspfanne liegt nunmehr frei. Zur besseren Darstellung Einschlagen eines scharfen Knochenhebels am oberen Pfannenrand (32). Resektion der noch stehenden Kapselreste. Entfernung des Gelenkknorpels (22, 23). Ausfräsen der Pfanne (37). Mit Hilfe einer Probepfanne Bestimmung der zu implantierenden Pfannengröße (39). In den Pfannenboden werden nun mehrere Verbundlöcher zur besseren Fixation des Knochenzements eingebohrt (46). Nach Anrühren des Knochenzements wird die zuvor gewählte Pfannengröße eingebracht und mit Hilfe des Pfannensitzinstruments (38) richtig positioniert. Bis zum Abbinden des Knochenzements manuelle Fixation der Pfanne in ihrer Lage mit dem Pfanneneinsatzinstrument (40).

Einstellen des proximalen Femurendes (31, 35). Entfernung von Spongiosa aus dem Trochantermassiv mit scharfem Löffel und Erweiterung des Markraums mit einer Raspel (36). Einbringen von Knochenzement und Einzementieren des Prothesenschafts. Nach Abbinden Reposition.

Der Wundverschluß erfolgt unter Einlage von zwei Redondrainagen, wobei eine subfaszial und eine subkutan liegen soll. Hautnähte, steriler Verband. Postoperativ Kompressionsverband nach Spica.

(Abbildungen siehe nächste Seiten)

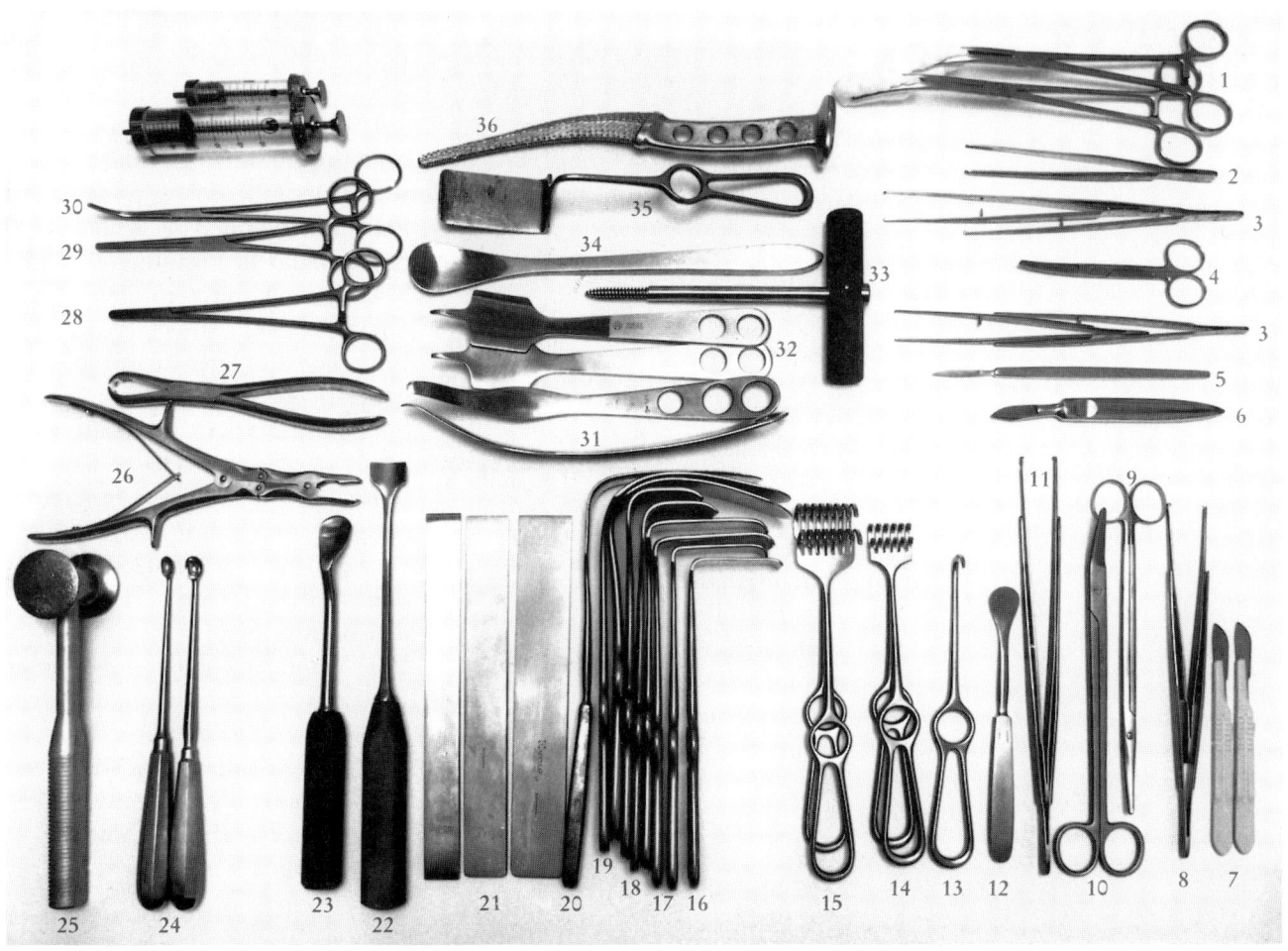

Hüftendoprothesen-Sieb

1	Klemmen nach Pean, lang	**7**	Einmalskalpelle			dillat
2	Anatomische Pinzette (mittellang)	**8**	Mittlere Skalpelle	**13**	Scharfer Einzinkerhaken
3	Koagulationspinzetten	**9**	Halblange Schere nach Nelson-Metzenbaum	**14**	Wundhaken nach Volkmann, 6-Zinker, scharf
4	Schere nach Cooper	**10**	Kapselschere nach Resano	**15**	Wundhaken nach Körte, stumpf
5	Messer nach Simon	**11**	Lange chirurgische Pinzette	**16**	Wundhaken nach Langenbeck
6	Periostmesser	**12**	Raspatorium nach Se-		

17	Wundhaken nach Kocher			
18	Wundhaken nach Israel			
19	Wundhaken nach Simon			
20	Wundhaken nach Martin			
21	Meißel nach Lambotte			
22	Hohlmeißel nach Lexer			
23	Schwanenhalsmeißel			
24	Scharfe Löffel (25 cm lang, Fig. 3/4)			
25	Hammer nach Bergmann			
26	Hohlmeißelzange nach Stille-Ruskin			
27	Knochenhaltezange nach Langenbeck			
28	Knorpelzange nach Martin			
29	Knorpelzange nach Bircher			
30	Klemme nach Overholt			
31	Knochenhebel			
32	Knochenhebel nach Verbrügge-Müller			
33	Auszieher für Schenkelköpfe			
34	Luxationslöffel			
35	Kuhlmann-Haken			
36	Femurraspel			
37	Azetabulumfräse			

38	Pfanneneinsatzinstrument	44	Kopfeinschläger
39	3 Manipulier- bzw. Probepfannen	45	Morgenstern-Fräse
40	Pfanneneinsatzinstrument	46	Hutkrempenbohrer
41	Prothesenvorschlaghammer	47	Stopfer für Knochenzement
42	Schere nach Cooper	48	Sägeblatt für oszillierende Säge
43	Metall- oder Keramikschalen für Knochenzement	49	Gabelschlüssel Nr. 11
		50	Oszillierende Säge
		51	Bohrpistole

Habituelle Schulterluxation

OP nach Max Lange

Abdeckung:
Rückenlage, Arm am Körper, aber frei beweglich abgedeckt (1 Tuch mittelgroß bis zum Oberschenkel, 1 Tuch groß bis Brusthöhe, 1 Schlitztuch von kopfwärts, 1 Klebetuch 75 x 75 Zentimeter zum Einwickeln des Armes)

Technik:
Hautschnitt über dem Sulcus deltoideopectoralis, Messerwechsel (4). Darstellung der Vena cephalica, welche nach lateral gehalten wird. Schrittweise Präparation in die Tiefe. Darstellung des Musculus coraco-brachialis. Z-förmige Durchtrennung nach Anschlingung mit zwei Polyglykolsäurefäden.
Darstellung des darunterliegenden Musculus subscapularis. Dieser wird ebenfalls mit einer Führungshohlsonde (25) unterfahren und in Außendrehung des Armes an seinem Kapselansatz am Humeruskopf durchtrennt. Das abgelöste Ende wird mit einem kräftigen resorbierbaren Faden markiert. Die Schultergelenkkapsel ist bis zum unteren Pfannenende nun frei dargestellt. Das Periost im Bereich des unteren Kapselansatzes wird quer gespalten und die Führungshülse des Einschlaggeräts mit ihren beiden Zapfen fest eingeschlagen. Durch die Führungshülse wird der dazu passende schmale Meißel schrittweise in den unteren Pfan-

nenrand eingeschlagen, so daß es zu einer Anhebung des Pfannenrandes kommt. Vorsichtiges Heraushebeln des Meißels (Spezialmeißel 0,8 cm breit) und Einbringen eines schmalen, zuvor präparierten Knochenspans (Kieler Span, Beckenkamm-Span oder Tibia-Span) – durch die noch nicht entfernte Einschlagführung mit einem in die Führung passenden Vorschlag.
Nach Entfernung des Einschlaggeräts wird palpatorisch die Lage des Spans kontrolliert und zusätzlich eine Röntgenaufnahme angefertigt. (Statt mit dem speziellen Einschlaginstrument kann wie folgt vorgegangen werden: zwei 18 mm breite Meißel werden unterhalb des Pfannenrands eingesetzt und parallel zueinander etwa einen Zentimeter tief eingeschlagen, dann wird der untere Pfannenrand mit dem kranialen der beiden Meißel nach oben aufgebogen und in den nunmehr entstehenden Spalt der zuvor gefertige Span eingeschlagen.)
In Innenrotation Refixierung des Musculus subscapularis am Humeruskopf, Refixierung des M. coracobrachialis.
Einlage einer Redondrainage. Subkutannähte. Hautnähte.
Postoperative Ruhigstellung im Thorax-Arm-Abduktionsgips.

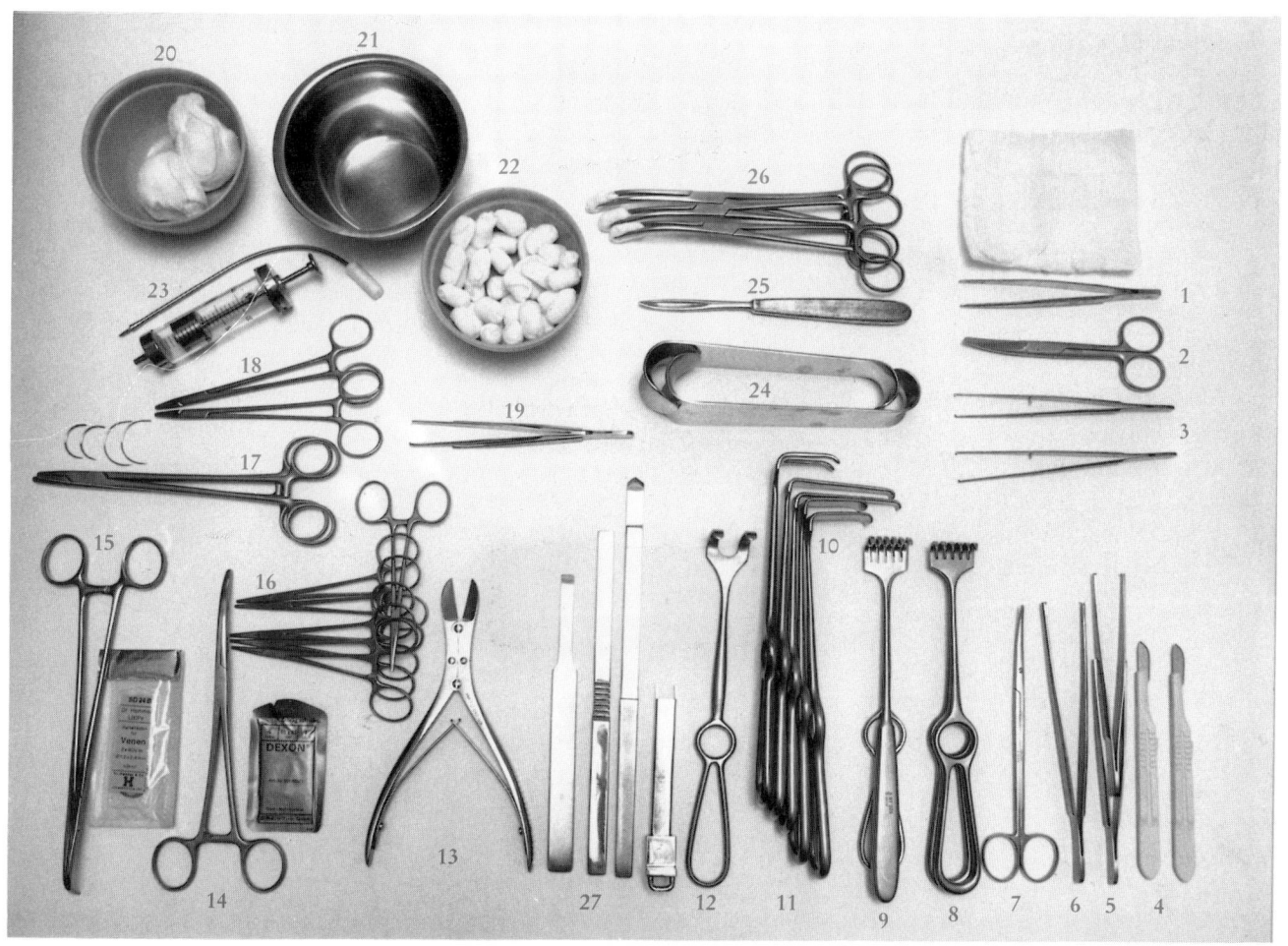

Sieb für OP nach Max Lange

1 Mittlere anatomische Pinzette
2 Schere nach Cooper
3 Koagulationspinzetten
4 Einmalskalpelle
5 Mittlere chirurgische Pinzetten
6 20 cm lange chirurgische Pinzette
7 Präparierschere
8 Wundhaken nach Volkmann, 6-Zinker, stumpf
9 Wundhaken nach Volkmann, 6-Zinker, stumpf
10 Wundhaken nach Langenbeck
11 Meniskushaken n. Langenbeck
12 Wundhaken, tiefe Form, 2-Zinker, stumpf
13 Knochensplitterzange nach Liston
14 Klemme nach Overholt
15 Klemme nach Overholt

(Fortsetzung nächste Seite)

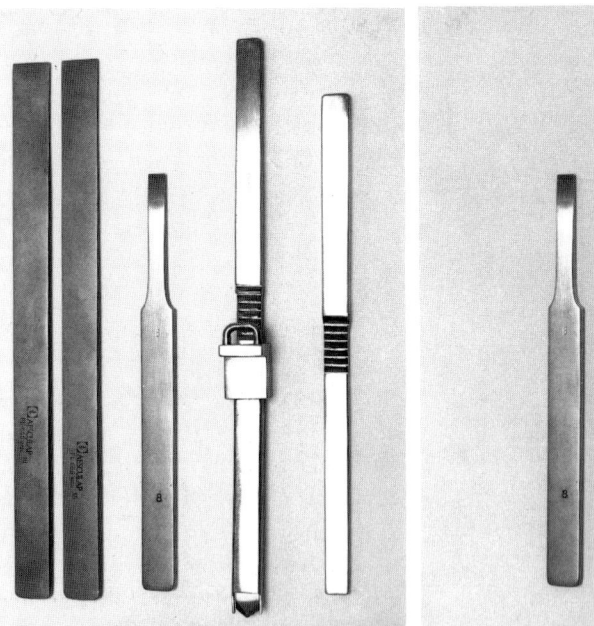

Spezialeinschlaginstrumente:
Gleichlange und breite Meißel
nach Lambotte

Intertrochantere Umstellungs-Osteotomie am Femur

Abdeckung:

Rückenlage, Bein frei beweglich abgedeckt (1 Tuch mittelgroß quer über das gesunde Bein, 1 Schlitztuch von kaudal, 1 großes Abdecktuch von kranial, 1 Klebetuch 75 x 75 Zentimeter zum Einwickeln des Beines)

Technik:

Längsschnitt über dem Trochantermassiv, Messerwechsel (5), Durchtrennen des Subkutangewebes, Eröffnung der Faszie. L-förmige Inzision am Ansatz des Vastus lateralis, der dadurch vom Trochanter abgelöst wird. Weitere Präparation mit dem Raspatorium (9, 10). Nach Einsetzen von abgewinkelten Knochenhebeln (29) liegt die intertrochantere Region frei. Bestimmung der Einschlagstelle für das Plattensitzinstrument unter Bildwandlerkontrolle. Die Corticalis wird an dieser Stelle mit einem schmalen Meißel oder durch Bohren von drei nebeneinander liegenden Bohrlöchern mit Hilfe des Zielgeräts eröffnet. Erweitern der Einschlagstelle mit einem Meißel (19). Einstellen des zuvor gewählten Einschlagwinkels (Korrektur +/− Plattenwinkel an der Führungsplatte, welche auf das Plattensitzinstrument aufgeschoben wird [40]). Schrittweise Vorschlagen des Plattensitzinstruments in den Schenkelhals. Kontrolle der Lage unter Bildwandler.

Lockerung des Plattensitzinstruments mit Hilfe des Schlitzhammers (38). Nunmehr erfolgt die Osteotomie ca. einen Zentimeter unterhalb des liegenden Plattensitzinstruments mit Hilfe einer oszillierenden Säge. Entnahme eines Knochenkeils entsprechend dem geplanten Korrekturwinkel.

Das Plattensitzinstrument wird vorsichtig aus dem Kopf entfernt und eine Winkelplatte, die in das Einschlaginstrument (37) eingespannt ist, schrittweise in den Schenkelhals eingeschlagen. Für die letzten fünf Millimeter wird nach Entfernung des Einschlaginstruments ein Nachschlagbolzen (47) verwendet. Aufeinanderstellen der beiden Osteotomiestellen und Fixierung des Plattenschafts mit Corticalisschrauben. Hiervon werden einige exzentrisch angelegt (32), um eine Kompression der Osteotomie zu erzielen. Refixation des Vastus lateralis.

Einlage eines subfaszialen und eines subkutanen Redondrains. Schichtweiser Wundverschluß.

Postoperativ – zur Kompression – Spica-Verband

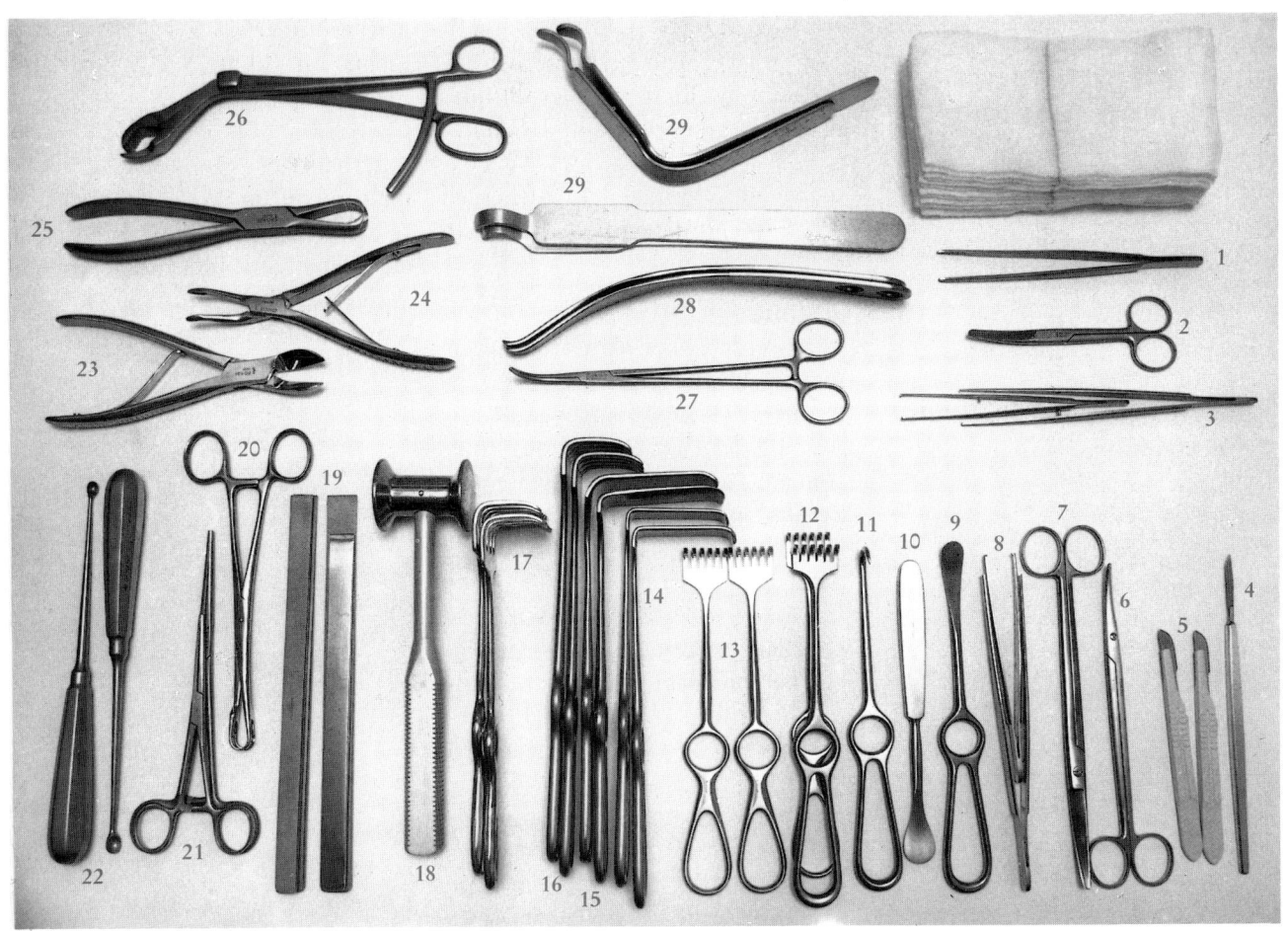

Sieb für intertrochantere Umstellungs-Osteotomie am Femur

1	Anatomische Pinzette	7	Präparierschere nach Wertheim
2	Schere nach Cooper	8	Mittlere, kräftige chirurgische Pinzette
3	Koagulationspinzette	9, 10	Raspatorium nach Sedilot
4	Messer nach Simon		
5	Einmalskalpelle	11	Scharfer Einzinkerhaken nach Kocher
6	Präparierschere nach Metzenbaum	12	Wundhaken, scharf, nach Volkmann
13	Wundhaken, stumpf, nach Volkmann		
14	Wundhaken nach Langenbeck		
15	Wundhaken nach Kocher-Langenbeck		
16	Wundhaken nach Körte		
17	Wundhaken nach Israel		
18	Hammer nach Bergmann		

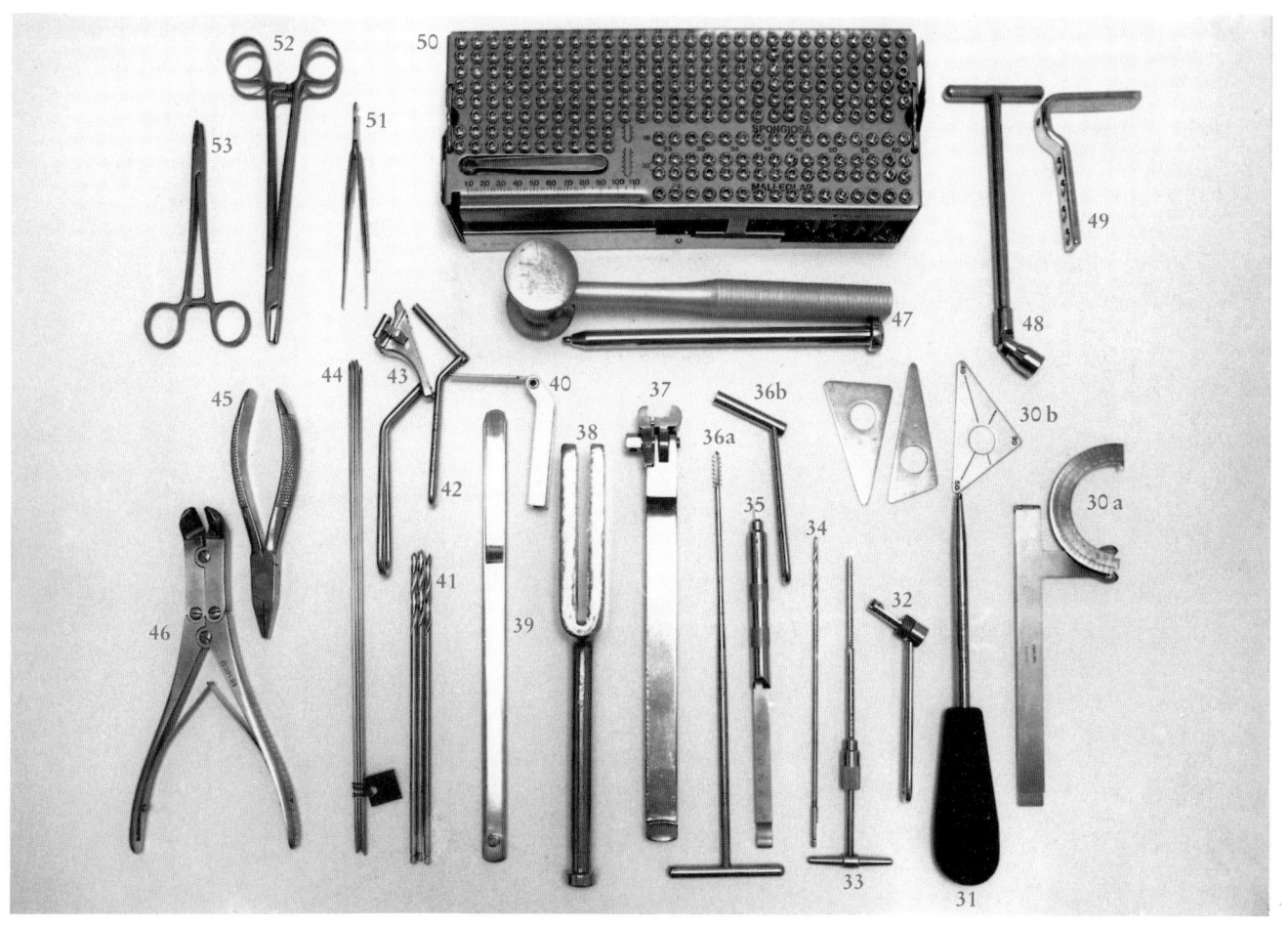

19	Meißel nach Lambotte 16/18 mm		Jansen		durchlässig)
20	Hakenzange nach Czerny	25	Knochenhaltezange nach Langenbeck	30a	Winkelmesser nach Möltgen
21	Klemmen nach Pean und Kocher	26	Knochenhaltezange nach Verbrügge	30b	Dreieckzielplatten (AO)
22	Scharfe Löffel Fig. 2 und 3	27	Klemme nach Overholt	31	Inbusschraubenzieher
23	Knochensplitterzange	28	Knochenhebel	32	DCP-Bohrbüchse
24	Hohlmeißelzange nach	29	Knochenhebel, abge-winkelt, aus Alumi-nium (röntgenstrahlen-	33, 34	Gewindeschneider für lange Spiralbohrer 3,5 cm

(Fortsetzung nächste Seite)

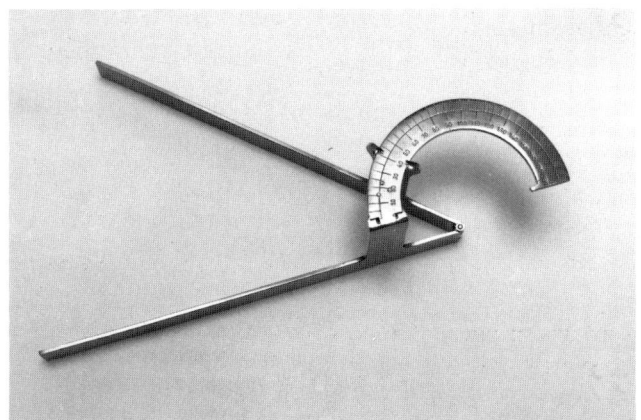

Winkelmesser

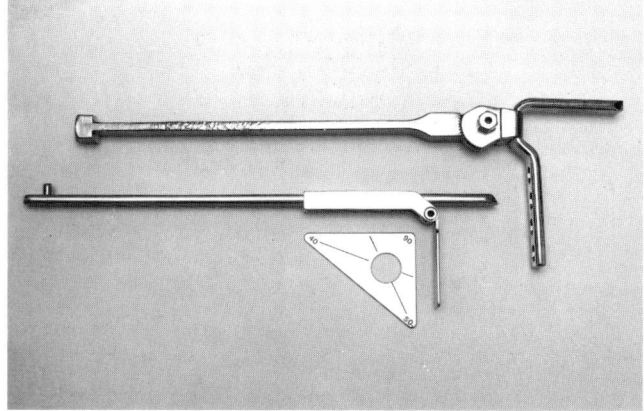

Einschlaginstrument

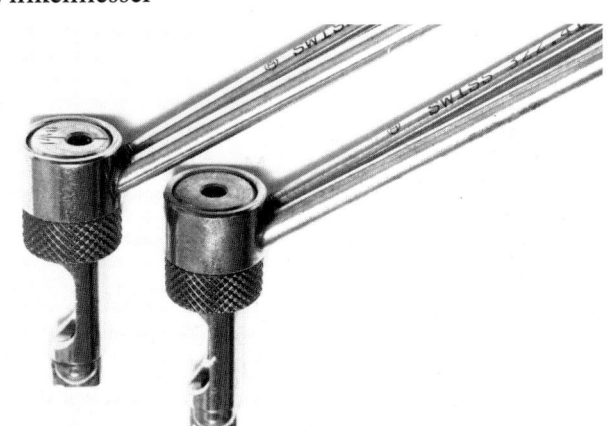

Neutral-Bohrbüchse 4,5 mm

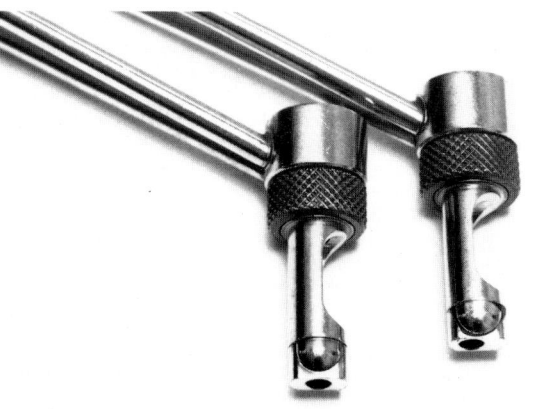

Sparten-Bohrbüchse 4,5 mm

Beckenosteotomie nach Chiari

Abdeckung:
Rückenlage, Bein frei beweglich abgedeckt (1 Tuch mittelgroß quer, 1 Schlitztuch von kaudal, 1 großes Tuch von kranial, 1 Klebetuch 75 x 75 Zentimeter zum Einwickeln des Beines)

Technik:
Schnitt über dem linken Hüftgelenk, Messerwechsel (6). Eingehen lateral des Muskulus sartorius in die Tiefe. Darstellung der Gelenkkapsel und Freipräparation des oberen Pfannenerkers. Abschieben der Muskulatur medial und lateral (9). Einsetzen der Chiari-Hebel (34). Schräg vom Pfannenerker nach proximal medial verlaufende Beckenosteotomie (oszillierende Säge, Meißel). Verschiebung des distalen Beckenanteils mit dem proximalen Femur nach medialer Fixation der Knochenanteile mit einem von lateral eingebrachten Kirschnerdraht und einer Spongiosaschraube mit Unterlegscheibe (44).
Sorgsame Blutstillung. Einlage einer Redondrainage. Schichtweiser Wundverschluß, nach Anlegen von Hautnähten steriler Verband.

Sieb für Beckenosteotomie nach Chiari
(Abbildung nächste Seite)

1	Anatomische Pinzette
2	Schere nach Cooper
3	Mittlere Koagulationspinzette
4	Kurze Koagulationspinzette
5	Messer nach Simon
6	Einmalskalpelle
7	Kräftige chirurgische Pinzette
8	Präparierschere nach Tönnes-Adson
9	Verschieden breite Raspatorien nach Sedilot
10	Scharfer Einzinkerhaken nach Kocher
11	Wundhaken, scharf, nach Volkmann
12	Wundhaken, stumpf, nach Volkmann
13	Hüftenzweizinker
14	Wundhaken nach Langenbeck
15	Wundhaken nach Kocher-Langenbeck
16	Meniskushaken nach Langenbeck
17	Hammer nach Bergmann
18	Meißel nach Lambotte (13 – 25 mm)
19	AO-Meißel
20	Klemme nach Kocher
21	Klemme nach Pean

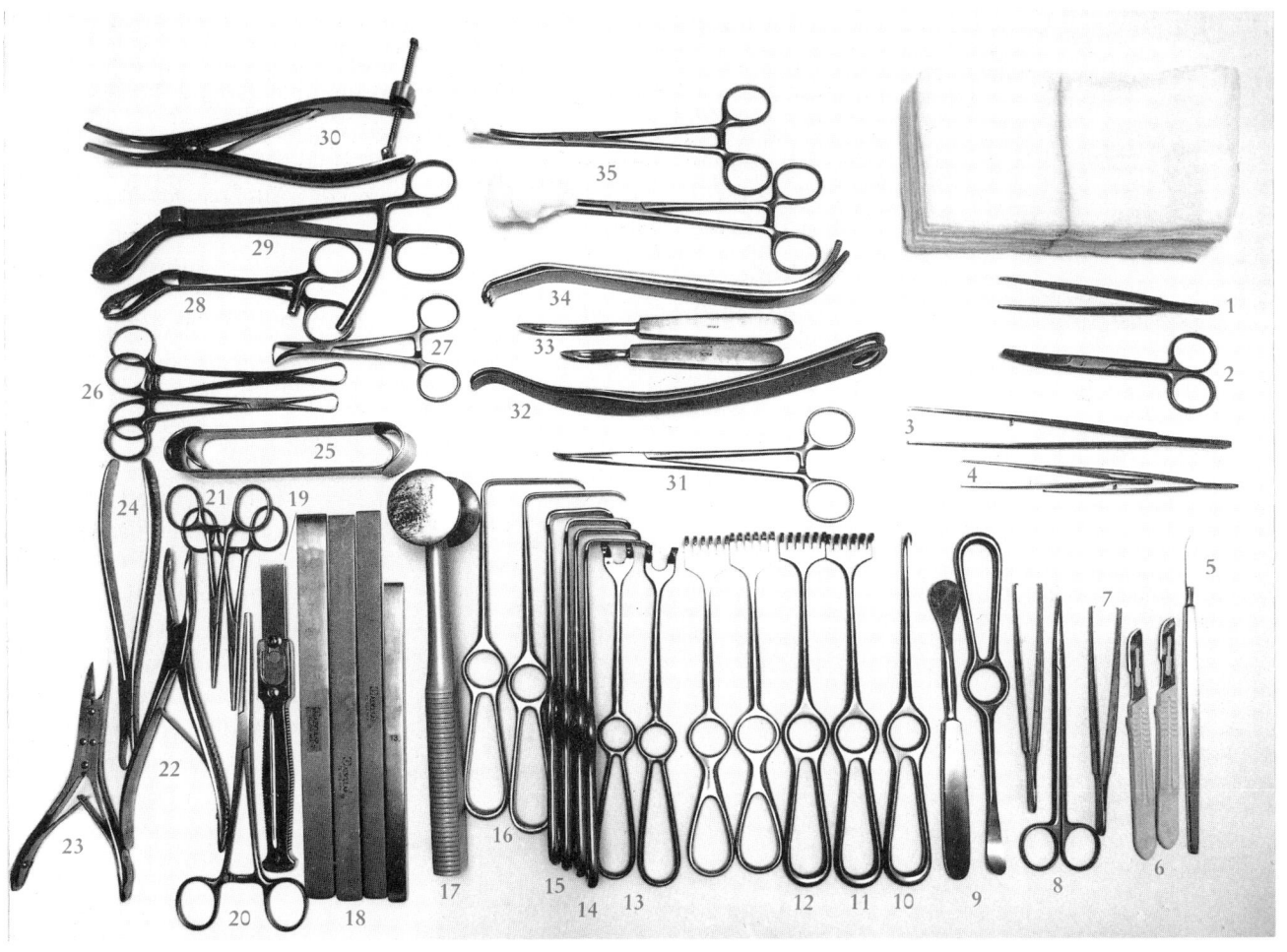

22	Hohlmeißelzange nach Jansen	28	Knochenhaltezange nach Verbrügge Nr. 0		nach Schmieden und Payr
23	Knochensplitterzange	29	Knochenhaltezange nach Verbrügge Nr. 1	34	Chiari-Hebel
24	Knochenhaltezange			35	Stieltupfer
25	Haken nach Roux	30	Knochenspreizzange	36	Große Schneidezange
26	Hakenzangen nach Bernhard	31	Klemme nach Overholt Nr. 1	37	Inbusschraubenzieher (4,5 / 6,5 mm)
27	Tuchklemme nach Backhaus	32	Knochenhebel	38	Gewebeschutzhülse 6,5 mm
		33	Führungs-Hohlsonden		

(noch: Beckenosteotomie n. Chiari)

39	Gewindeschneider für Spongiosaschrauben 6,5 mm
40	Schraubenmeßgerät, groß
41	Gewebeschutzhülse 4,5 mm
42	Extralanger Spiralbohrer 4,5 mm
43	Kirschnerdrähte 1,8 / 2,0 mm
44	Spongiosaschraube 6,5 mm mit Unterlegscheibe
45	Vorschlag mit Kerbe
46	Hohlbolzen
47	Großfragmentkassette
48	Kleine chirurgische Hautpinzette
49	Nadelhalter nach Hegar-Mayo
50	Nadelhalter nach Hegar

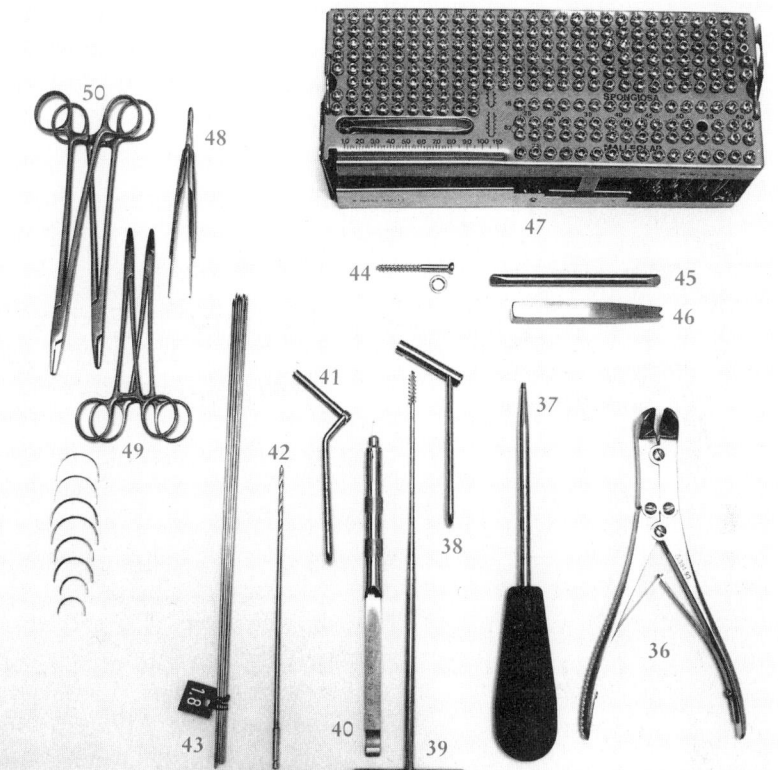

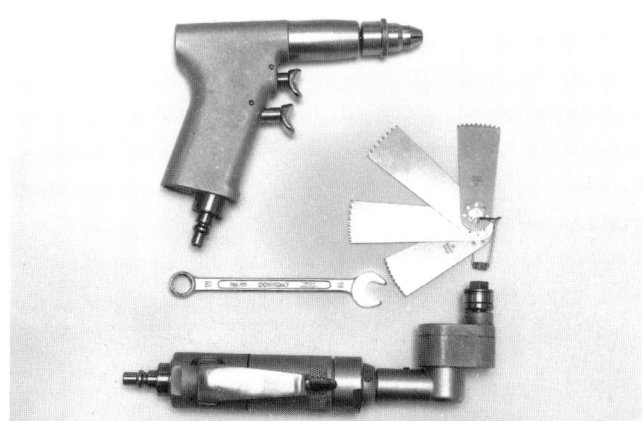

Oszillierende Sägen

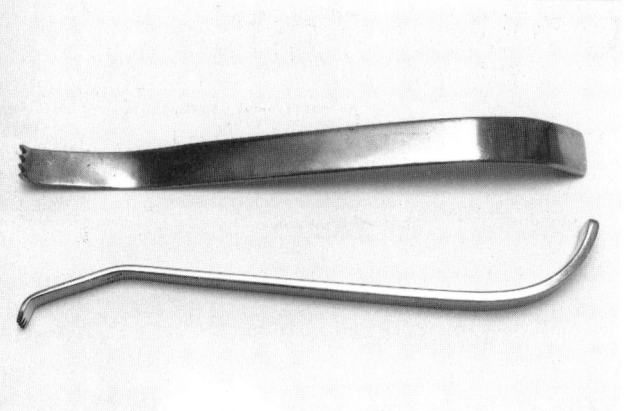

Chiari-Hebel

Meniskektomie

Rückenlagerung:
Pneumatische Oberschenkelblutleere. Desinfektion des gesamten Beines.

Abdeckung:
Extremitätentuch, großes Stofflaken quer

Technik:
Hautschnitt über dem Gelenkspalt. Messerwechsel. Einsetzen von Wundhaken (11). Durchtrennung des Subkutangewebes (12). Eröffnung der Kapsel, Eröffnung der Synovia. Einsetzen von Meniskushaken nach Langenbeck (14). Inspektion des Gelenkes. Abfahren der Meniskusränder und des Kreuzbandes mit einem kleinen stumpfen Haken (24). Loslösen des Vorderhorns mit dem Meniskotom (5). Anklemmen des Meniskus und schrittweise Meniskektomie. Entfernung des Hinterhorns gegebenenfalls mit dem Smillie-Messer (6) oder einem Hinterhornmesser (7). Gelenkspülung.

Inspektion auf verbliebene Hinterhornreste, die gegebenenfalls mit einer kleinen Synovektomiezange (15) entfernt werden. Eröffnung der Blutleere. Sorgsame Blutstillung. Schichtweiser Verschluß der Wunde. Steriler Verband. Elastischer Verband.

Meniskus-Sieb

1	1	Mittlere anatomische Pinzette
2	1	Schere nach Cooper
3	2	Koagulationspinzetten
4	2	Einmalskalpelle
5	1	Meniskotom nach Ullrich
6	1	Messer nach Smillie rechts

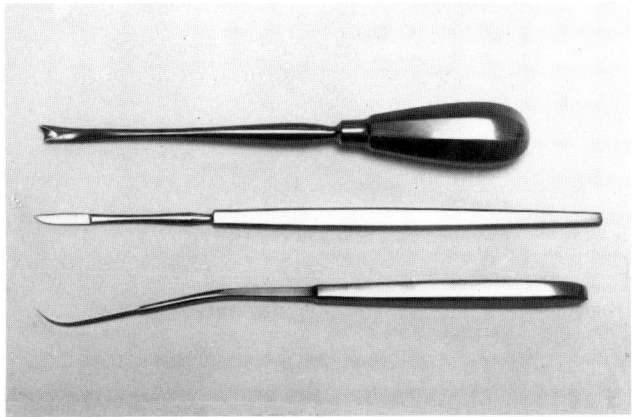

Meniskotom, Smillie-Messer, Hinterkornmesser

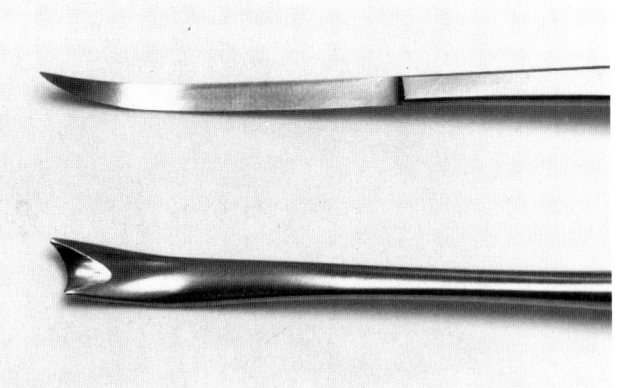

Hinterkornmesser, Meniskotom (Details)

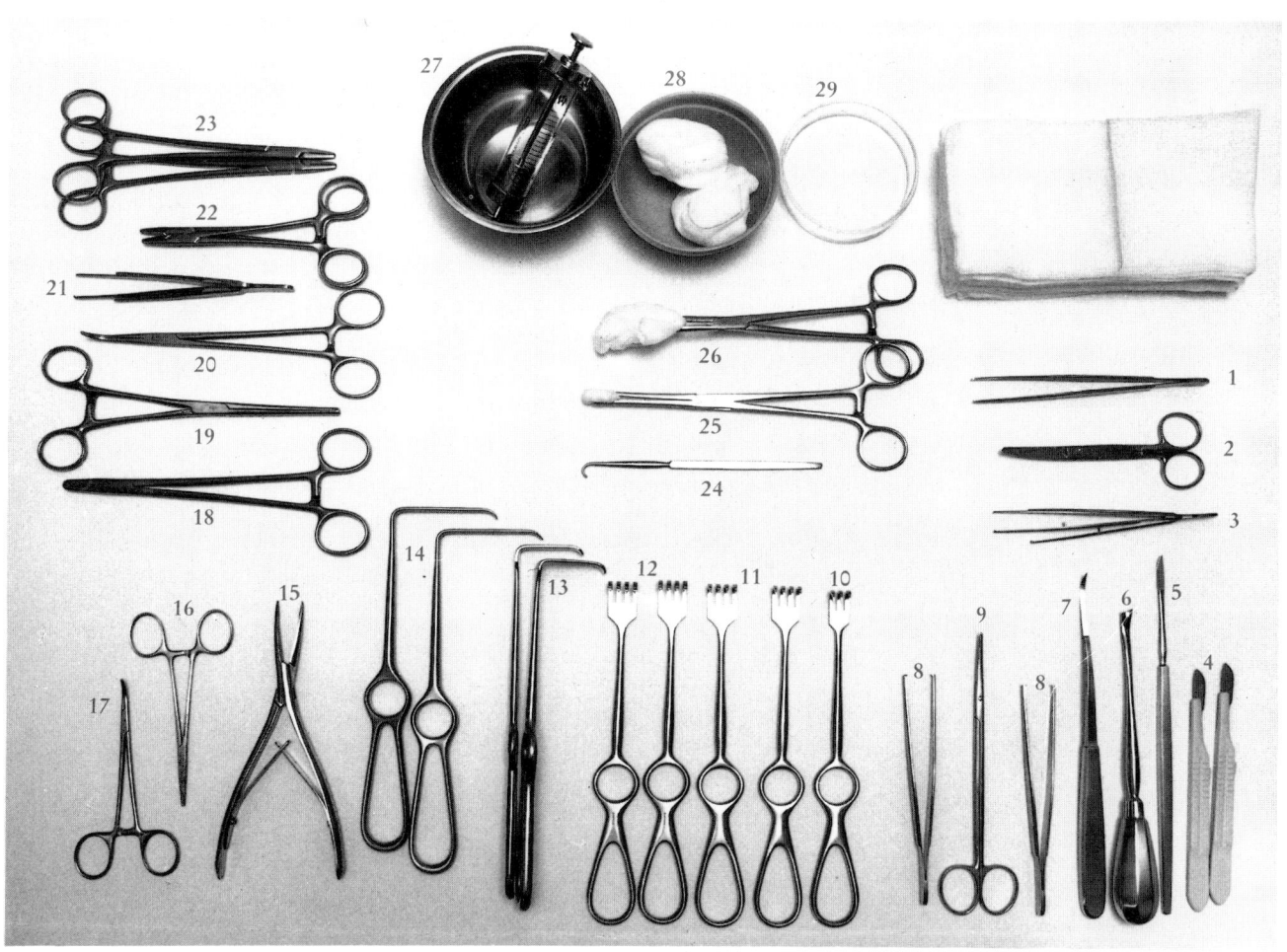

7	1 Hinterhornmesser	12	1 Paar Wundhaken nach Volkmann, vierzinkig, stumpf	17	Mosquitoklemme, gebogen, stumpf
8	2 Chirurgische mittlere Pinzetten			18	Meniskusklemme nach Martin
9	1 Präparierschere nach Metzenbaum	13	1 Paar Wundhaken nach Langenbeck	19	Meniskusklemme nach Bircher
10	1 Wundhaken nach Volkmann, dreizinkig, scharf	14	1 Paar Meniskus-Haken nach Langenbeck	20	Klemme nach Overholt
11	1 Paar Wundhaken nach Volkmann, vierzinkig, scharf	15	Synovektomiezange	21	2 feine chir. Pinzetten
		16	Mosquitoklemme, gerade, scharf	22	2 Nadelhalter n. Halsey
				23	2 Nadelhalter nach Hegar

Handchirurgie

Von Helga Weckwerth
und Dr. Gerhard Köster

Fotos: Christiane Wagner

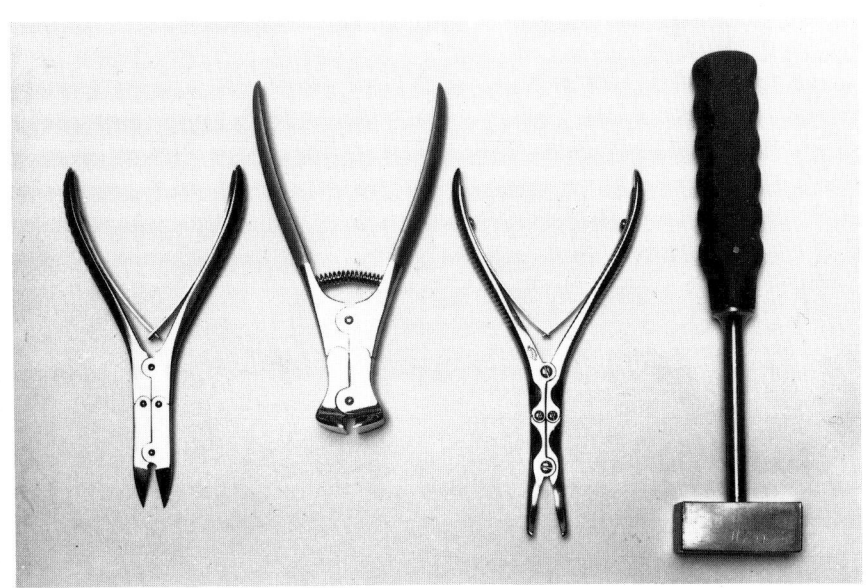

Knocheninstrumente
(von links nach rechts)
Knochenzange nach Liston
Drahtzange
Hohlmeißelzange nach Luer
Hammer

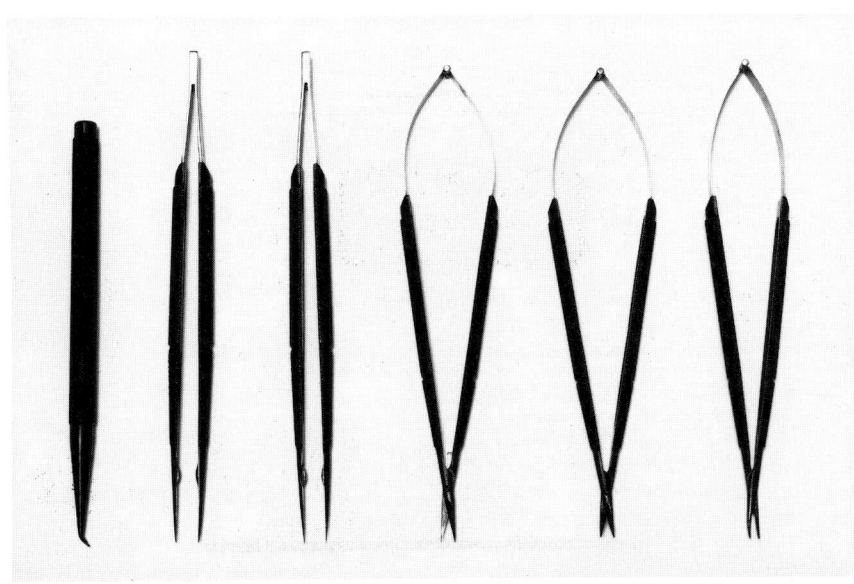

Mikroinstrumente
(von links nach rechts)
Gefäßdilatator
Pinzette breit
Pinzette schmal
Schere gerade
Schere gebogen
Nadelhalter

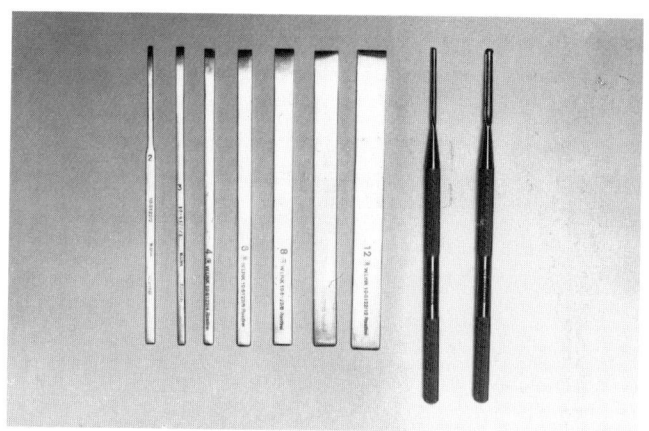

Satz Flachmeißel grifflos Breite 2 – 12 mm
Hohlmeißel 2 und 4 mm breit

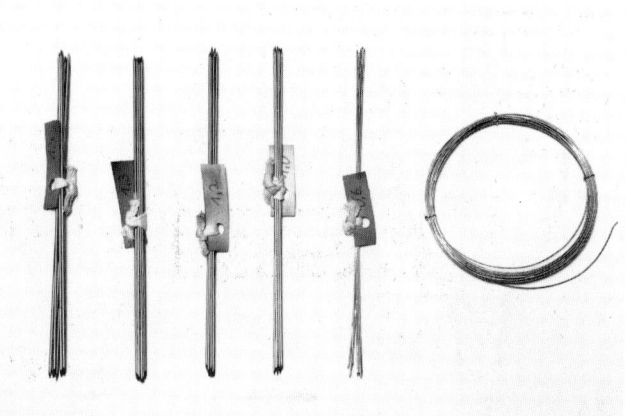

Kirschnerdrähte in den Stärken 0,6 – 1,5 mm
Cerclagedraht 0,4 mm

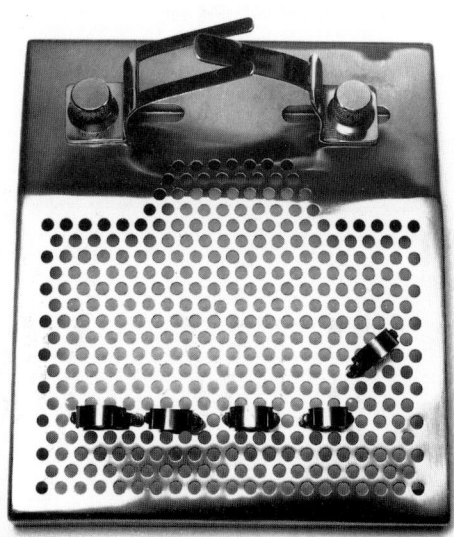

Handfixationsplatte

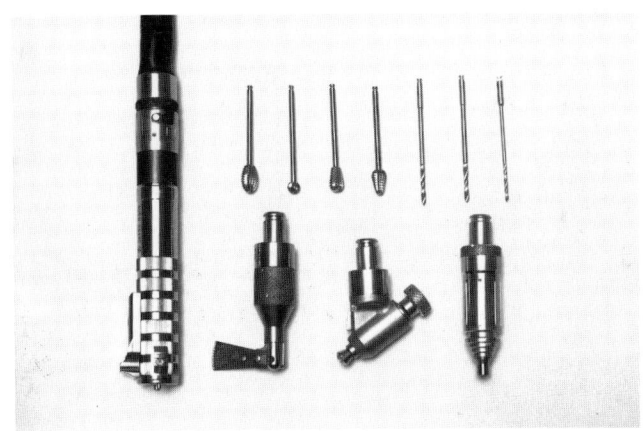

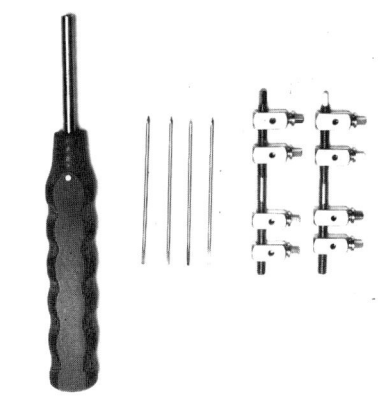

Preßluftturbine mit Wechselköpfen zum Sägen, Bohren und Fräsen

Kleiner Fixateur externe

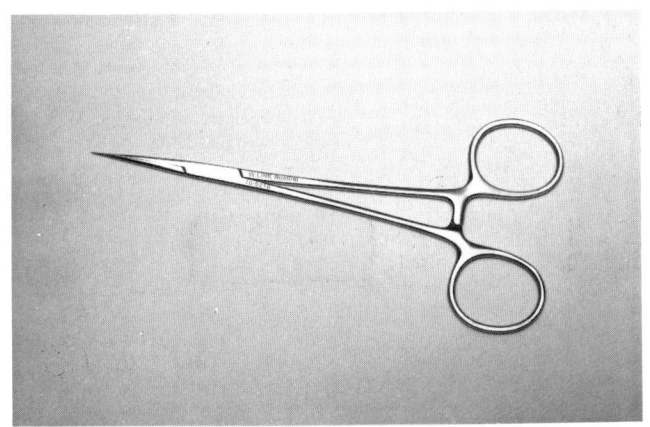

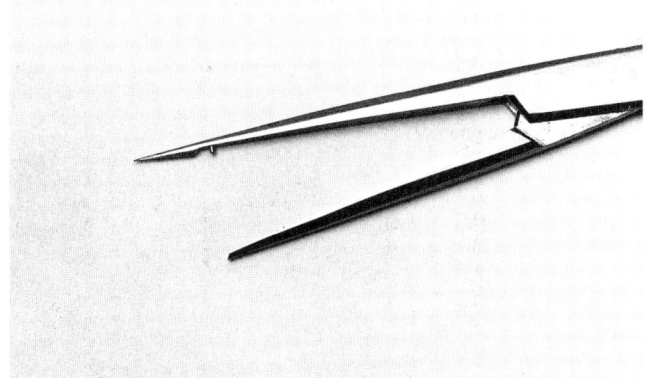

Sehnendurchflechtungszange

Detail des Mauls der Sehnendurchflechtungszange

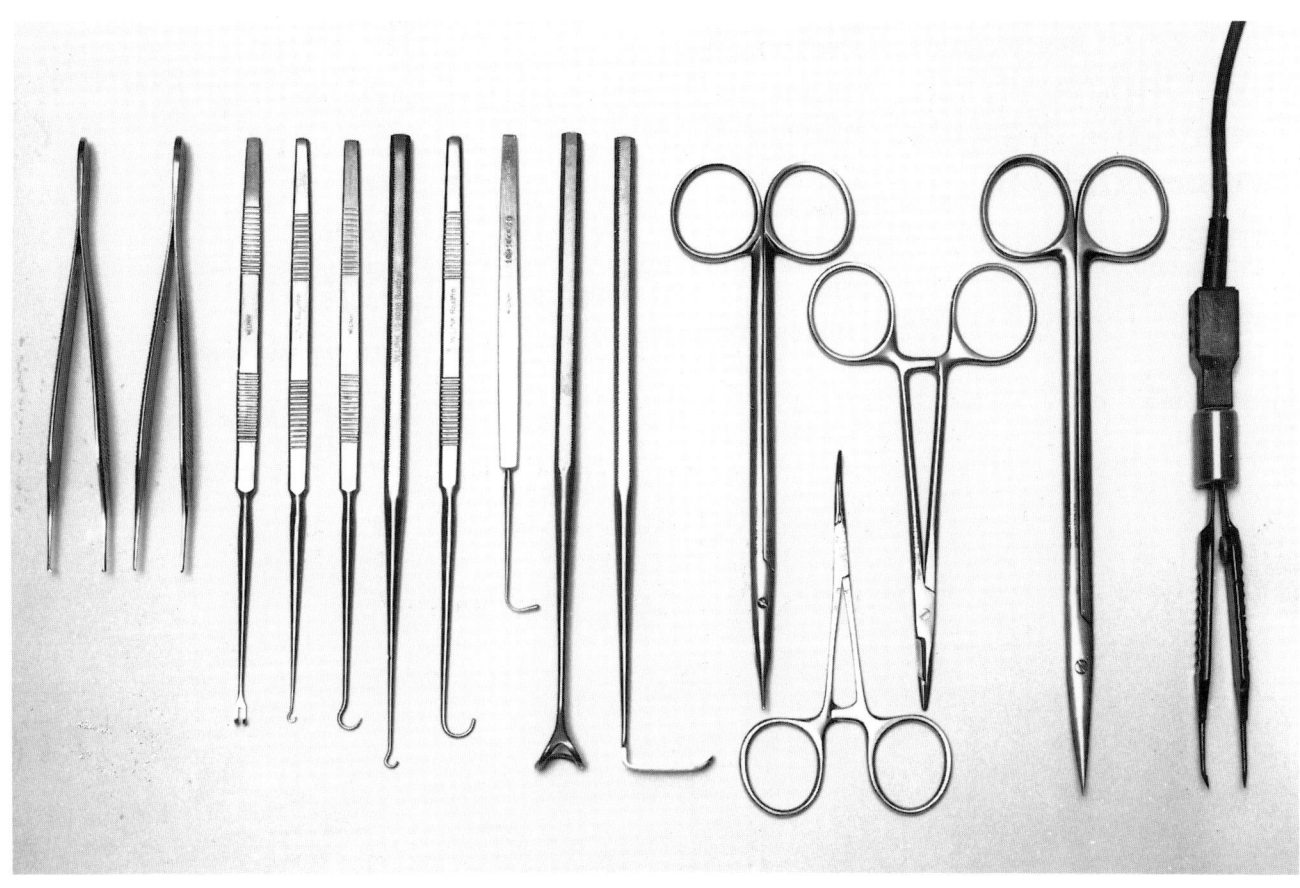

Grundsieb

(von links nach rechts)

Pinzette chirurgisch
Pinzette anatomisch
Wundhaken zweizinkig
Einzinker klein, scharf
Einzinker groß, scharf
Einzinker klein, stumpf
Einzinker groß, stumpf
Einzinker rechtwinklig
Lidhaken

Haken n. Langenbeck klein
Präparierschere
Mosquito-Klemme
Nadelhalter mit Schere
Schere lang, spitz
Bipolare Koagulationspinzette

Weichteil-Operation (z.B. Dupuytren'sche Kontraktur, Karpaltunnel-Syndrom

Anästhesie:
Regionalanästhesie

Lagerung:
Rücken

Instrumentierung:
Grundsieb

Nervennaht

Anästhesie:
Regionalanästhesie

Lagerung:
Rücken

Instrumentierung:
Grundsieb
Mikroinstrumentarium

Nerventransplantation

Anästhesie:
Vollnarkose

Lagerung:
Rücken, Hüfte der Gegenseite angehoben

Instrumentierung:
Grundsieb
Mikroinstrumentarium

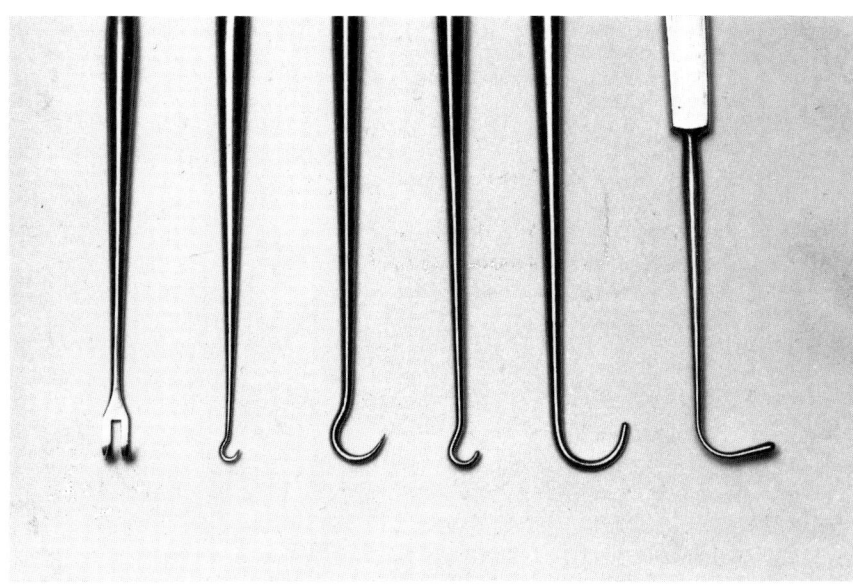

Detailaufnahme eines Teiles der Instrumente des Grundsiebes

Spongiosaplastik

Anästhesie:
Vollnarkose

Lagerung:
Rücken

Instrumentierung:
Grundsieb
Knocheninstrumentarium
Preßluftturbine

Sonstige Operationen am Knochen

Anästhesie:
Regionalanästhesie

Lagerung:
Rücken

Instrumentierung:
Grundsieb
Knocheninstrumentarium
Preßluftturbine

Hals-Nasen-Ohren-Chirurgie

Von Helmgard Ridder
und PD Dr. Josef Thoma

Fotos: Klinikum Charlottenburg
der FU Berlin

Generelles zur Instrumentierung

Für die einzelnen Eingriffe existiert eine große Anzahl von Instrumenten, deren Auswahl für das jeweilige Operationssieb dem Geschmack beziehungsweise der Neigung des einzelnen Operateurs entspricht. In diesem Sinne geben die zusammengestellten Operationssiebe nicht einen obligaten Tatbestand wieder, sondern sie können je nach Notwendigkeit selbstverständlich anders bestückt beziehungsweise variiert werden.

Da eine Zuordnung jedes einzelnen Instrumentes auf den Operationssieben die Übersichtlichkeit gefährdet, wurden nur mikrochirurgische Instrumente, die auf Übersichtsaufnahmen verständlicherweise nicht eindeutig zu identifizieren sind, in Mikroaufnahmen abgebildet.

Instrumentensieb für Ohreingriffe

(Abbildung gegenüber)

1	3 verschiedene Metalltöpfe
2	1 Glasschälchen
3	1 Porzellanschälchen
6	1 Skalpellgriff Nr. 3
30	1 Chirurgische Pinzette, fein
27	1 Anatomische Pinzette, fein
	1 Anatomische Pinzette
28	1 Pinzette nach Adson-Brown
29	1 Bajonettpinzette
8	1 Schere nach Wullstein
7	1 stumpfe Präparierschere
9	1 Schere nach Cooper
15	1 Scherchen nach Wullstein mit Rohrschaftführung
34	3 Raspatorien nach Dieter, Plester, Joseph
10	1 Nasenspekulum, klein
4	3 Mosquitoklemmen, gerade, stumpf
17	1 gebogene Mosquitoklemme, groß
18	4 Ohrtrichter Gr. 1 – 4 (Plastik)
35	1 Wundspreizer, scharf, 2 – 3 Zinken
	2 Wundspreizer, scharf, 2 – 2 Zinken
	1 Wundspreizer, 2 Zinken und 1 Valve (re)
35	1 Wundspreizer, 2 Zinken und 1 Valve (li)
33	2 Wundhäkchen mit Griff
32	1 2-Zinker-Wundhäkchen
	12 Tuchklemmen
31	2 Löffel nach House
26	6 Küretten
14	1 Ohrzängchen nach Strümpel
19	1 Silbersonde, Gr. 1 – 2
12	3 Ohrzängchen n. Hartmann, fein u. extrafein
13	2 Zängchen, fein mit Doppellöffel
11	2 Maulzängchen, nach rechts u. links gebogen
16	1 Hammerkopfstanze
	1 Scherchen n. Belluci
	1 Antrumhäkchen
21	2 Tubensonden, verschieden, mit Hülse
20	1 Watteträger, fein
22	1 Saugröhrchen, gebogen
24	1 Sauggriff nach Wullstein
23	6 Saugröhrchen nach Shea
25	2 Sauger nach Plester
5	1 Nadelhalter nach Hegar
	1 Silikonblock
	1 Salbenspatel
	2 Glasplatten

Verbandstoff
Spitztupfer
Mullkompresse 7,5 x 7,5
Wattebausch
Wattekompresse 10 x 10

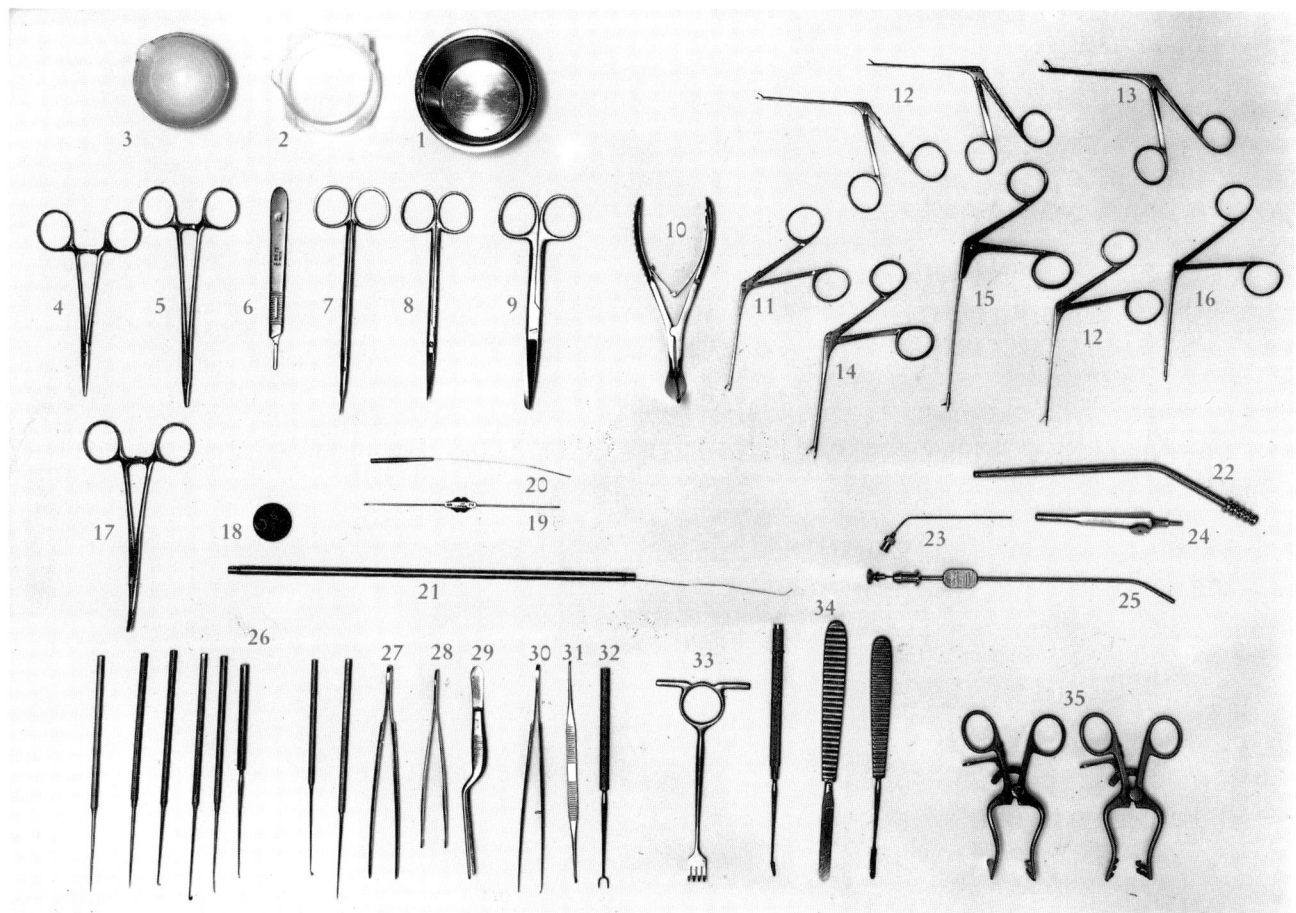

Abb. 1: Tympanoplastik-Sieb

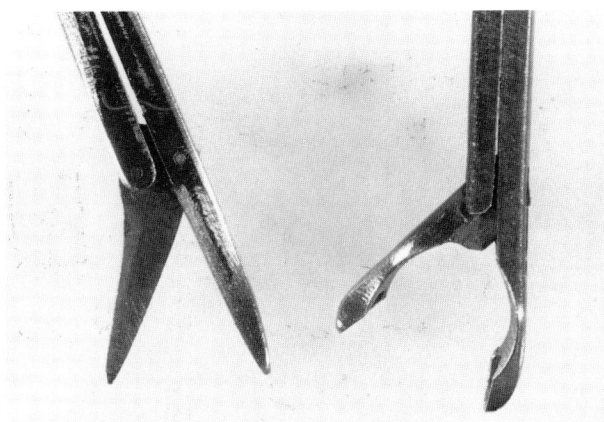

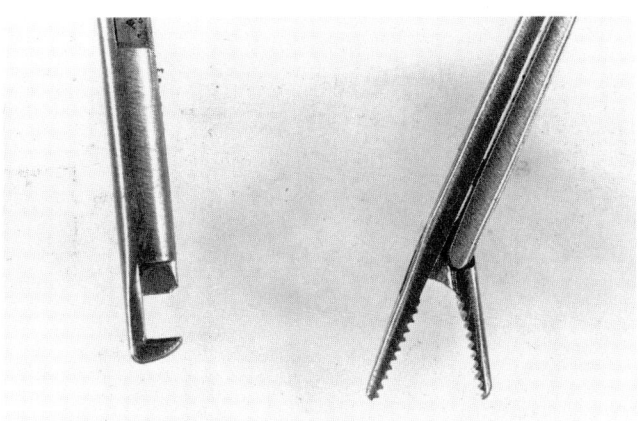

Abb. 1a: Schere nach Belluci (li.); Zängchen mit Doppellöffel (re.)

Abb. 1b: Hammerkopfstanze (li.); Zängchen nach Hartmann (re.)

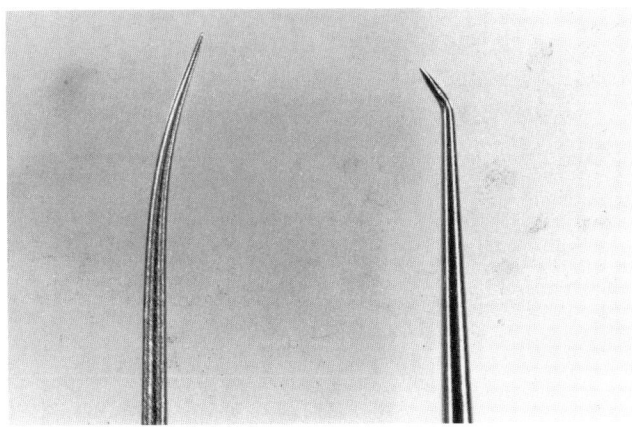

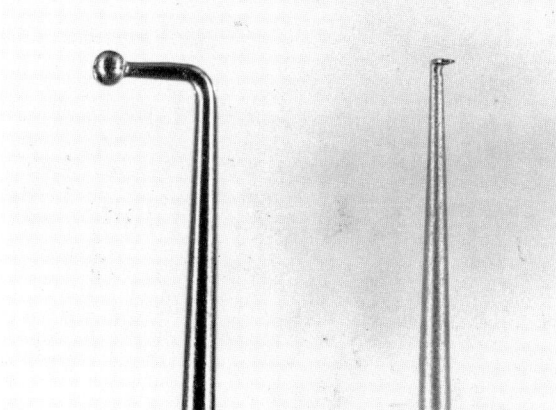

Abb. 1c: 45-Grad-Häkchen (re.); gebogene Nadel (li.)

Abb. 1d: Fußplattenhäkchen (re.); Antrumhäkchen (li.)

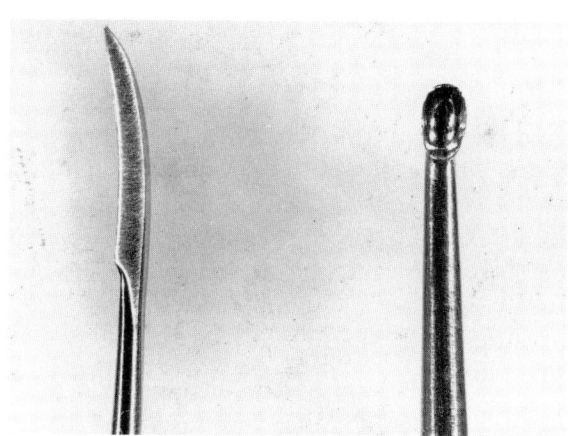

Abb. 1e: Löffel nach House (re.); Sichelmesser (li.)

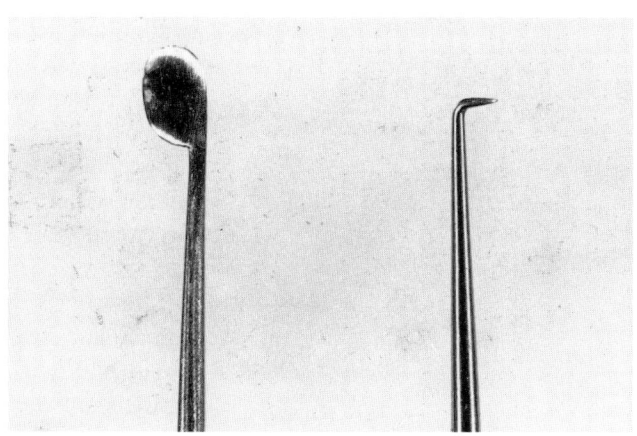

Abb. 1f: 90-Grad-Häkchen (re.); gerades Messer nach Plester (li.)

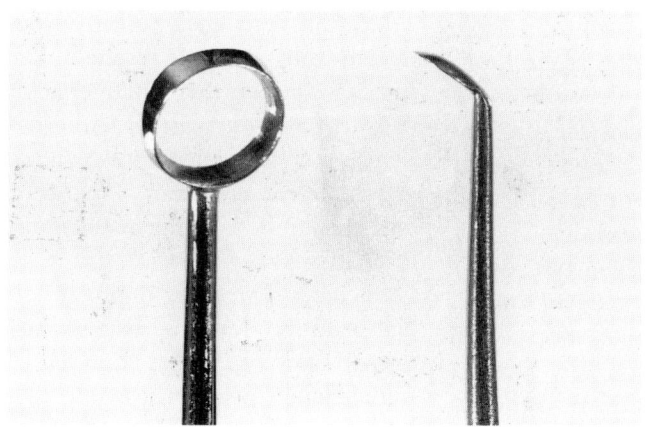

Abb. 1g: Rundschnittmesser (Tellermesser, re.); Ohrkürette (li.)

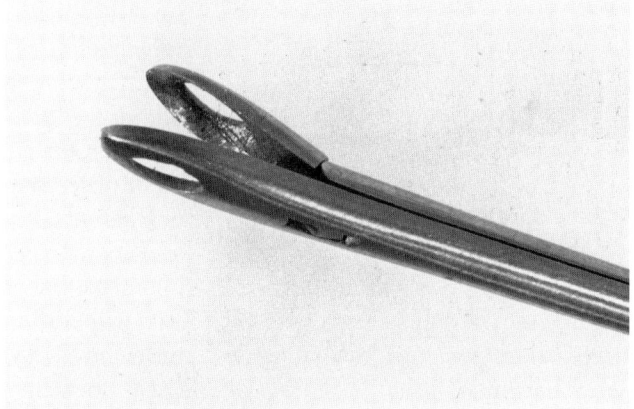

Abb. 1h: Ohrzängchen nach Strümpel

Beispiel für Eingriffe am Mittelohr:

in PVP-Jod getauchten Spitztupfers gereinigt werden (Spitztupfer einlegen). Anschließend wird PVP-Jod in den Gehörgang gefüllt und vom Operateur bei Operationsbeginn wieder abgesaugt.

Bei Vorliegen einer Trommelfellperforation darf nur ein möglichst trockener PVP-Jod-Spitztupfer in den Gehörgang eingelegt werden. Darüber hinaus dürfen keine Flüssigkeiten in den Gehörgang eingebracht werden (Gefahr der Innenohrschädigung).

Abdeckung:
Ein Nesseltuch als Kopfunterlage. Einwickeln des Kopfes in ein Dreieckstuch, eine selbstklebende Lochfolie auf beziehungsweise um das Ohr. Darauf ein Lochtuch, Sauger und Bohrer werden in ein Nesseltuch gewickelt und auf den Thorax des Patienten gelegt, welcher vorher mit einem Laken abgedeckt wurde. Das Operationsmikroskop wird mit einem Nesseltuch oder (besser) einer speziell dafür erhältlichen Kunststoff-Folie umhüllt.

Technik:
Hautschnitt entweder hinter dem Ohr (retroaurikulär) oder vorne im Gehörgang (enaural). Entnahme von Faszie aus dem Schläfenmuskel (Temporalisfaszie). Abschieben der Gehörgangshaut und Bilden eines Haut-Trommelfellappens mit Eröffnung des Mittelohres.

Je nach vorliegender Krankheit finden die verschiedensten Manipulationen im Warzenfortsatz oder/und im Mittelohr statt. Nach dem Eingriff wird das Trommelfell mit Silikonscheibchen abgedeckt und der Gehörgang mit resorbierbarem Schaum (zum Beispiel Marbagelan®) austamponiert.

Wichtig:
Bei Ohroperationen muß auf steriles Arbeiten größter Wert gelegt werden. Da es sich um mikrochirurgische Eingriffe handelt, die vom Operateur ein hohes Maß an Konzentration verlangen, soll im Operationsraum Ruhe herrschen. Die Instrumente werden so zugereicht, daß die Hand der instrumentierenden Schwester nicht im Mikroskopblickfeld erscheint. Hektische und hastige Bewegungen sollen unterbleiben.

Da sich bei Ohroperationen oftmals erst während des Eingriffs entscheidet, ob und welche Art von Gehörknöchelchen beziehungsweise Gehörknöchelchenprothesen erforderlich sind, sollte eine zweite (unsterile) Schwester in der Lage sein, die benötigten Materialien herbeizuholen.

Verband:
Je ein Spitztupfer in die Ohrmuschel und hinter das Ohr. Sterile Lagen (eventuell auch als „Bäuschchen"), zirkulärer Kopfverband.

Die Tympanoplastik

Vorbereitung des Patienten:
Rasur eines Streifens von zwei bis drei Zentimeter um die Ohrmuschel herum

Lagerung:
Rückenlage

Narkose:
Intubationsnarkose oder örtliche Betäubung

Zur Hautdesinfektion:
Bei intaktem Trommelfell (zum Beispiel bei der Stapedektomie) sollte der Gehörgang mittels eines

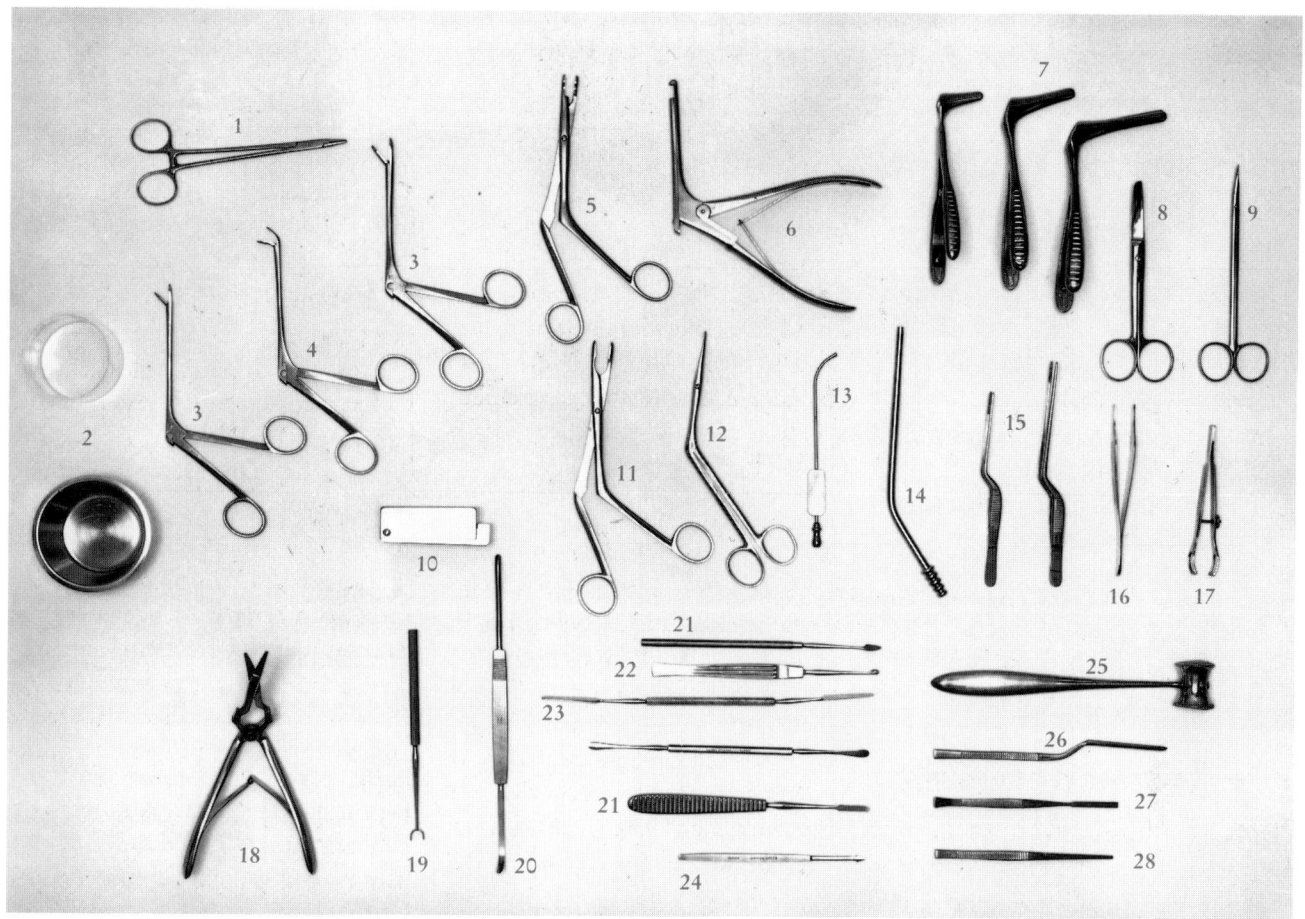

Abb. 2: Septum-Sieb

Instrumentensieb für Naseneingriffe

2	3 Metalltöpfe (verschiedene Größen)		Cottle	**16**	1 Pinzette nach Adson-Brown
	1 Glasschälchen	**12**	1 Nasenschere nach Heymann	**7**	4 Nasenspecula
	1 Skalpellgriff	**8**	1 Schere nach Cooper	**23**	2 Elevatorien nach Killian und Freer
22	1 Mukosamesser	**9**	1 Präparierschere nach Wullstein	**21**	2 Raspatorien nach Joseph, Dieter
	1 Ritzmesser n. Masing	**18**	1 Septum-(Knochen-)schere nach Becker	**24**	1 Raspatorium nach Mc Kenty
	1 Septummesser nach	**15**	2 Bajonettpinzetten, kurz – lang		

20	1 Doppelraspatorium nach Cottle
28	1 Flachmeißel (Würzburg)
26	1 Septummeißel n. Claus
25	1 Hammer
11	1 Nasenzange nach Heymann
5	1 Nasenzange nach Brünings
3	2 Faßzangen (gerade) nach Blakesley
4	1 Faßzange (gebogen) nach Blakesley
1	1 Nadelhalter nach Hegar
13	1 Spülröhrchen nach v. Eicken
14	3 verschiedene Metallsauger
	1 Nadelelektrode
	1 Salbenspatel
	1 Mundspatel
19	1 Wundhäkchen 2-Zinker
	1 Stanze nach Kerrison
	6 Tuchklemmen
	1 Knorpelquetscher
17	1 Columellaklemme nach Cottle
27	1 Blutstillungsmeißel nach Passow
10	1 Knochenpresse nach Cottle
6	1 Kieferhöhlenstanze

Beispiel für operative Eingriffe in der Nase:

Die Begradigung der Nasenscheidewand (Septumplastik)

Lagerung:
Rückenlagerung

Abdeckung:
Nesseltuch als Kopfunterlage. Einwickeln des Kopfes in Dreiecktuch. Laken auf den Körper des Patienten. Lochtuch über die Nase. Sauger und bipolare Koagulationspinzette liegen (in ein Nesseltuch gewickelt) auf der Brust des Patienten

Narkose:
Intubationsnarkose oder lokale Betäubung

Technik:
Hemitransfixionsschnitt im rechten Nasenvorhof. Darstellen der freien Septumkante und Ablösen der Schleimhaut (Mukoperichondrium) der linken Septumseite. Durchtrennen der Knorpel-Knochen-Grenze am Übergang vom knorpeligen zum knöchernen Septum. Herausnahme der verbogenen (deviierten) Teile des knöchernen Septums. Herausschneiden von dünnen Knorpelstreifen (Strips), um dem knorpeligen Septum die Spannung zu nehmen. Herausmeißeln von Bodenleisten. Eventuell Wiedereinsetzen von (begradigten)

Knochen- oder Knorpelstückchen. Naht des Hemitransfixionsschnitts. Falls die (unteren) Nasenmuscheln zu groß (hyperplastisch) sind, wird eine Verkleinerung der unteren Nasenmuscheln (Conchotomie) mit der abgewinkelten Nasenschere oder dem Conchotom durchgeführt. Nach Eingriffen an der Nasenscheidewand oder an den Nasenmuscheln werden beide Nasenhaupthöhlen mit armierten Spitztupfern, die zuvor mit einer antibiotikahaltigen Salbe eingestrichen wurden, oder mit einer fortlaufenden Streifentamponade austamponiert.

Beispiel für operative Eingriffe am äußeren Hals:

Radikale Halslymphknotenausräumung (neck dissection) (Abb. 3)

Vorbereitung des Patienten:
Vollbad am Vorabend des Eingriffs. Rasur des Gesichts und des Halses bis zum Schlüsselbein am Operations-Tag.

Lagerung:
Rückenlagerung, Schulterrolle (zur Überstreckung des Halses). Seitwärtsdrehung des Kopfes (je nach zu operierender Seite)

Narkose:
Intubationsnarkose. Falls zusätzlich zur neck dissection noch Eingriffe in der Mundhöhle, im Rachen oder im Kehlkopf durchgeführt werden: vorher Tracheotomie in Intubationsnarkose, danach Umintubieren auf das Tracheostoma

Abdeckung:
Ein Nesseltuch als Kopfauflage. Darauf ein Dreieckstuch, in das der Kopf des Patienten eingewickelt wird. Abdecken des Körpers mit einem Laken. Abdecken des Operations-Feldes (Hals) mit vier Nesseltüchern. Darauf Klebefolien in Form eines Vierecks.
Sauger, bipolare Koagulationspinzette, elektrisches Messer, Nervenstimulator werden in ein Nesseltuch (zu einem Schlauch geformt)

eingeschlagen und zweckmäßigerweise auf einem über den Körper des Patienten zu schiebenden Beistelltischchen gelagert.

Technik:

Schnitt entlang des Kopfnickermuskels (Musculus sternocleidomastoideus). Abpräparieren des Platysmas mit Unterbindung der oberflächlichen Halsvenen. Durchtrennen des unteren (schlüsselbeinnahen) Endes des Musculus sternocleidomastoideus mit dem elektrischen Messer. Unterbinden der tiefen Halsvene (Vena jugularis interna) und Umstechung des unteren (schlüsselbeinnahen) Endes dieser Vene. Aufsuchen der tiefen Halsfaszie und Hochpräparieren des Präparats, bestehend aus Vena jugularis interna, Musculus sternocleidomastoideus, Fettgewebe und Lymphknoten auf dieser Faszie. Ausräumen der Unterkieferdrüse (Glandula submandibularis). Unterbinden, Durchtrennen und Umstechen des oberen (schädelbasisnahen) Endes der Vena jugularis interna. Abtrennen des Musculus sternocleidomastoideus unterhalb des Warzenfortsatzes. Blutstillung, Einlage eines oder mehrerer Redon-Drainageschläuche. Subkutane Naht, Hautnaht.

Verband:

Desinfektion der Wunde mit PVP-Jod, sterile Lagen. Lockerer zirkulärer Verband.

218

Lymphknoten-Sieb

(Abbildung gegenüber)

14	2	Skalpellgriffe
25	2	chirurgische Pinzetten
26	2	anatomische Pinzetten
	2	Pinzetten nach Witzel
24	2	Pinzetten nach Adson-Brown
22	2	Splitterpinzetten, lang, chir. u. anatomisch
23	1	Bajonettpinzette
1	2	Scheren nach Cooper (spitz, stumpf)
3	2	Präparierscheren, gebogen (stumpf – stumpf)
	1	Präparierschere, (spitz – spitz)
2	1	Präparierschere nach Wullstein
7	1	Gitterhaken nach Israel
6	2	Wundhaken, 8-Zinker stumpf
	2	Wundhaken, 6-Zinker scharf
	2	Wundhaken, 4-Zinker scharf
	2	Wundhaken, 4-Zinker stumpf
	2	Wundhaken, 3-Zinker scharf
5	2	Wundhaken, Ohrhaken (klein)
10b	2	Wundhaken, 2-Zinker scharf
	2	Wundhaken, 2-Zinker scharf
10a	1	Wundhaken, 1-Zinker stumpf und scharf
8	1	Paar Haken nach Langenbeck, lang
	1	Paar Haken nach Langenbeck, kurz
	4	Paar Haken nach Langenbeck, Nr. 1 – 4
	11	Trachealhaken nach Schönborn
	1	Präparierklemme nach Thomas
27	2	Klemmen nach Redon
	2	Faßzangen nach Allis
32	2	Faßzangen nach Marschik-Krone und Blohmke
30	2	Nadelhalter, lang
	2	Nadelhalter, kurz
4	2	Wundsperrer 3-Zinker
17	1	Mundspatel
	1	Salbenspatel
	2	Duraspatel
14a	1	Orbitaschoner n. Halle
	1	Lippenhaken
20	16	Mosquitoklemmen gebogen
19	10	Mosquitoklemmen gerade
29	4	Gefäßklemmen
21	4	gerade Klemmen
	2	gebogene Klemmen
28	6	Klemmen nach Mikulicz (lang)
31	1	Klemme nach Overholt Nr. 5
	12	Tuchklemmen
	1	Sonde nach Kocher
9	2	Raspatorien nach Joseph, Dieter

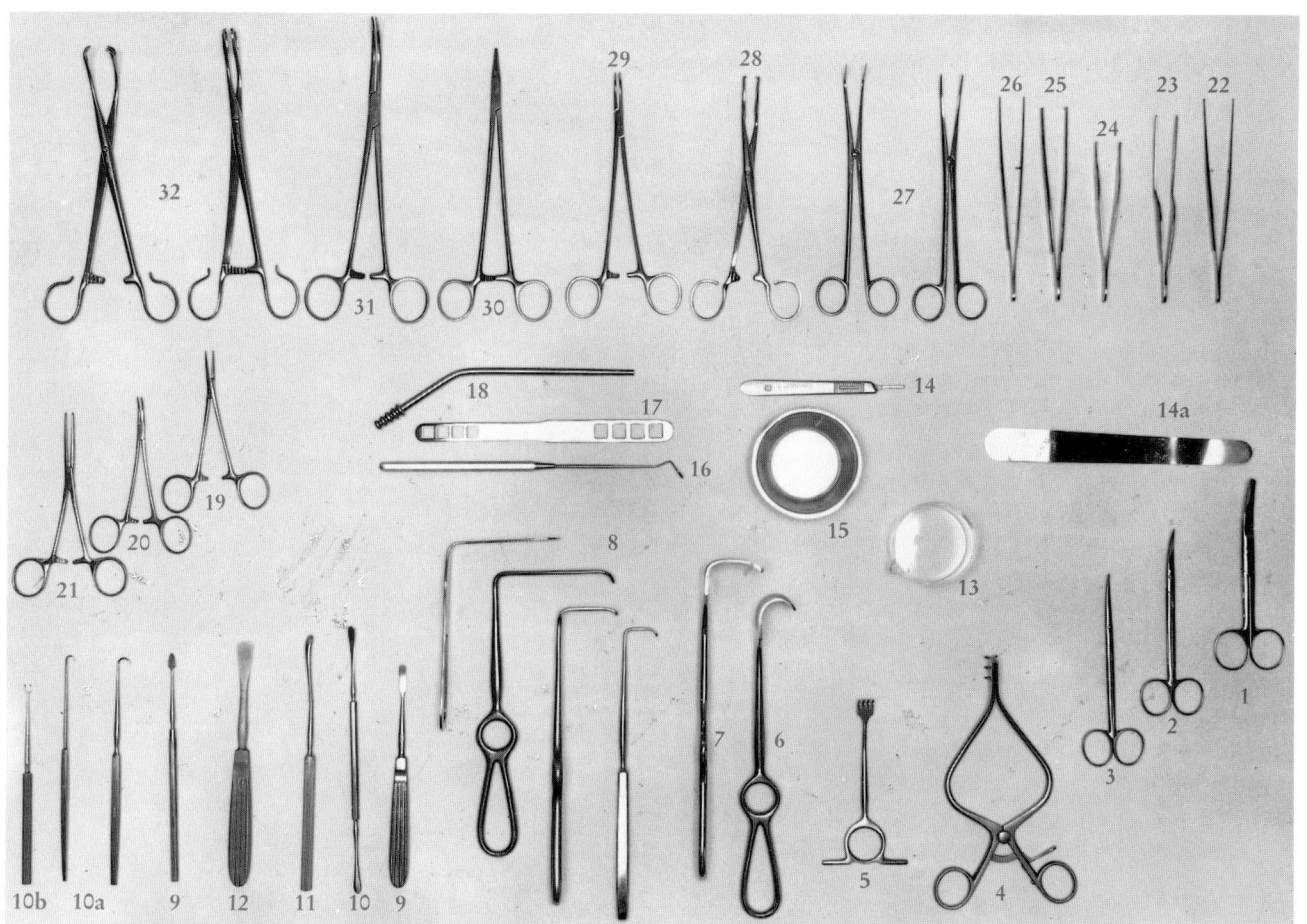

Abb. 3: Lymphknoten-Sieb

12	1 Raspatorium breit		1 Knopfsonde mit Griff-platte	**13**	1 Glasschälchen
11	1 Raspatorium nach Seewall		1 Watteträger		1 Nadeldose, Nadeln, 2 Sicherheitsnadeln
10	1 Elevatorium nach Freer	**18**	3 Metallsauger		3 Elektroden (Kugel, gerade, abgewinkelt, 2 Knöpfe)
16	1 Paar Unterbindungs-nadeln n. Deschamps		2 Redonspieße (verschie-dene Stärke)		Wattestäbchen
		15	5 Metalltöpfe		

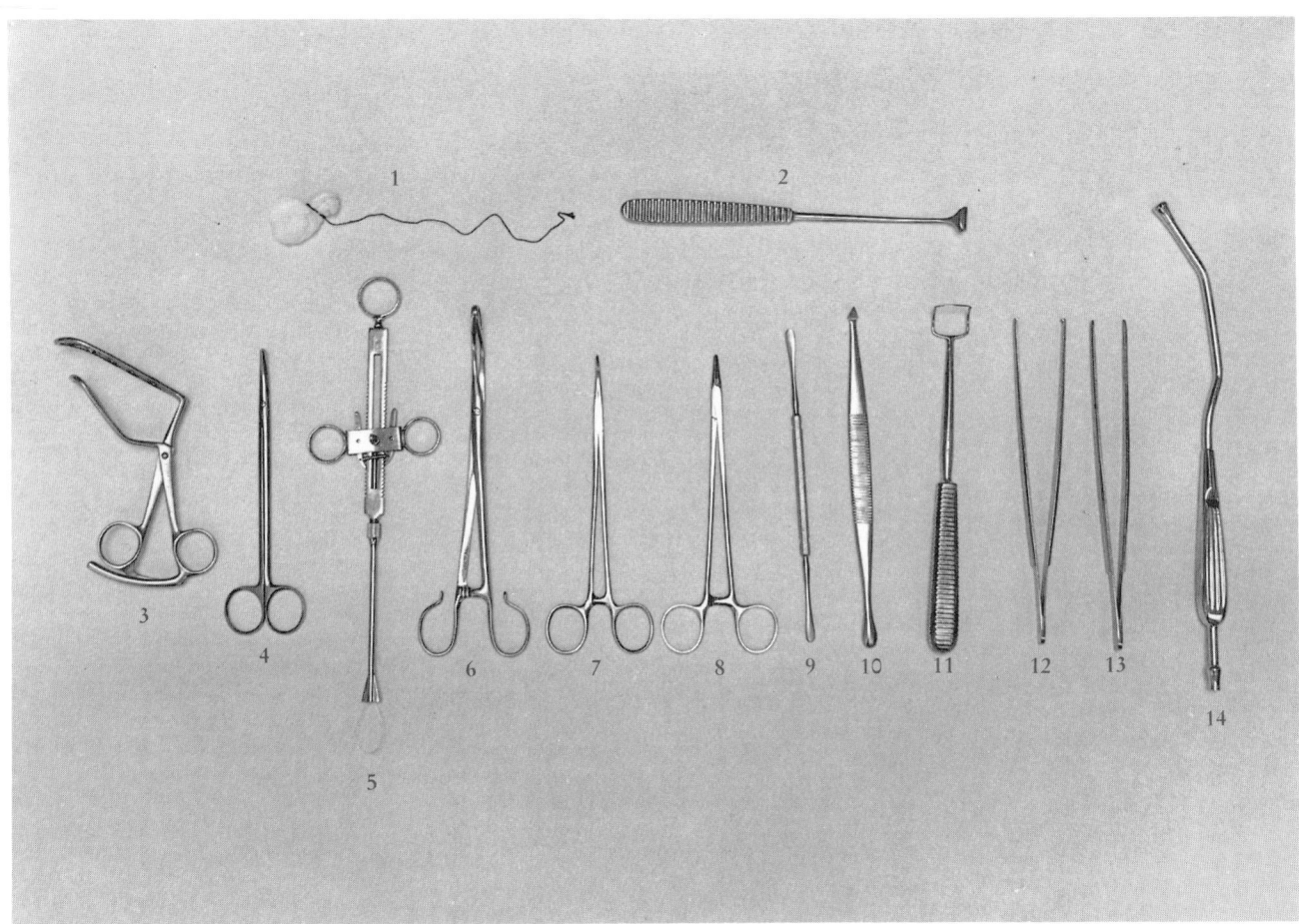

Tonsillektomie-/
Adenotomie-Sieb

	1 Metalltopf
	1 Glasschälchen
	2 Tonsillenkanülen (11 cm)
12	1 chirurgische Pinzette (lang)
13	1 anatomische Pinzette (lang)

8	1 Nadelhalter
10	2 Tonsillen-Raspatorien nach Henke
9	1 Elevatorium nach Freer
4	2 Tonsillenscheren
6	1 Faßzange nach Blohmke
	1 Nasen-Rachen-Zange nach Juracz
7	2 Klemmen nach Pean

	(halblang – gebogen)
	2 Gefäßklemmen
	1 Conchotom
2	1 Gaumenbogenhaken
	2 Unterbindungsnadeln nach Deschamps
3	3 Zungenzangen nach Stirlen
	2 Mundsperrer (Modell Würzburg)

14	1 Tonsillensaugrohr nach Yankauer
	1 Mundsperrer nach Davies-Meyer
	1 Satz Spatel (Nr. 1 – 2 – 3 – 4) für Sperrer nach Davies-Meyer
11	4 Ringmesser (Größen: 2 – 3 – 4 – 5)
	3 Tuchklemmen
	1 Mundspatel
	Verbandmaterial
1	armierter Tupfer
5	Tonsillenschnürer nach Brünings

Beispiel für operative Eingriffe im Kehlkopf:

Die direkte Kehlkopfspiegelung (Stützautoskopie)

Lagerung:
Rückenlage auf einem speziellen Endoskopietisch mit der Möglichkeit, den Kopf stark nach hinten zu kippen.

Abdeckung:
Nicht notwendig

Hautdesinfektion:
Nicht notwendig

Technik:
Überstrecken des Kopfes. Wenn eigene Zähne vorhanden: Einsetzen eines Zahnschutzes. Einführen des Stützautoskops und Einstellen der Kehlkopfebene.
Betrachtung des Kehlkopfinneren mit dem Mikroskop (Brennweite: 400 Millimeter!). Durchführung des Eingriffs: zum Beispiel Dekortikation der Stimmlippen – Abtragung von Polypen – Entnahme von Gewebeproben usw.
Blutstillung mit auf einem Watteträger aufgedrehter Watte, welche vorher in Privin®- oder in Suprarenin®-Lösung (1 : 1 000) getaucht wurde.

Wichtig:
Genügend Glasschälchen (mit physiologischer Kochsalzlösung gefüllt) bereithalten: Die Schälchen sind zu numerieren. Die verschiedenen Gewebeproben werden unmittelbar nach Entnahme in das entsprechende Schälchen gelegt; es wird eine schriftliche Notiz darüber angefertigt. Verwechslungen können für den Patienten fatale Folgen haben!

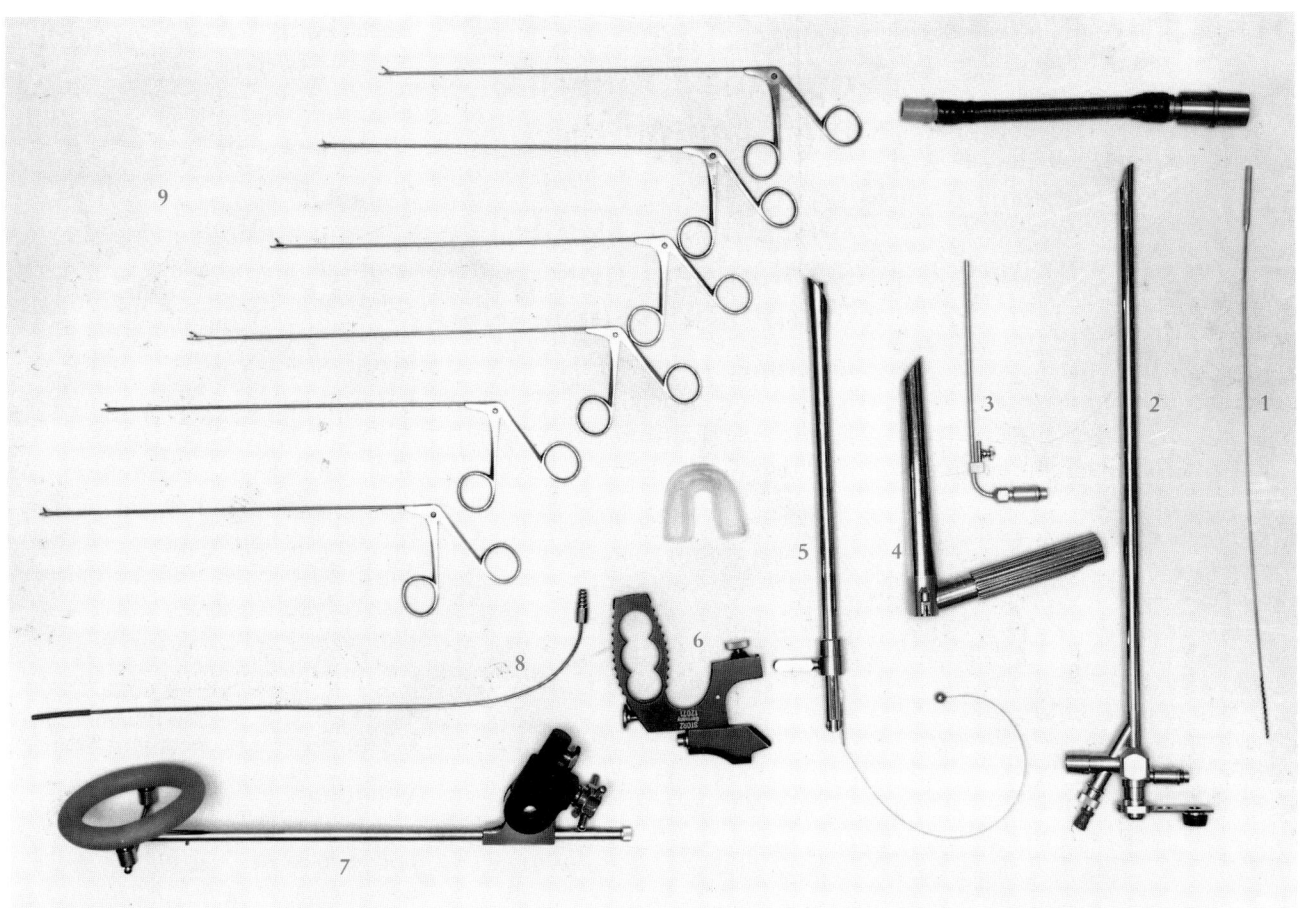

Abb. 5: HNO-Endoskopie

Instrumentensieb für
endoskopische Eingriffe

7   1 Bruststütze (für Stütz-
       laryngoskopie)

4   3 Mikrolaryngoskoptuben
       (Größen A – B – C)

3   1 Lichtleistensatz

8   1 Saugrohr mit
       Gummiaufsatz

       1 Sonde mit stumpfem

Kopf

9 {
3 Doppellöffelzangen: ge-
rade, nach links und
nach rechts

3 Scheren: gerade, nach
links und nach rechts

1   2 Watteträger

       1 Saugansatz mit
       Gummiaufsatz

9 {
1 Löffelzange

1 Universalzange

1 Fremdkörperzange mit
Hechtmaul

Zusätzlich für Oesophaguskopie

6   1 Handgriff (für Oeso-
       phaguskop)

5   Oesophaguskop (ver-

schiedene Größen), dazu jeweils passendes Verlängerungsrohr
1 Saugrohr mit Gummiaufsatz
1 Watteträger

Zusätzlich für Bronchoskopie
2 1 Bronchoskop

Für alle endoskopischen Eingriffe
1 Zahnschutz
Verschiedene Metall- und Glasschälchen für physiologische Kochsalzlösung – Privin®- histologische Proben usw.

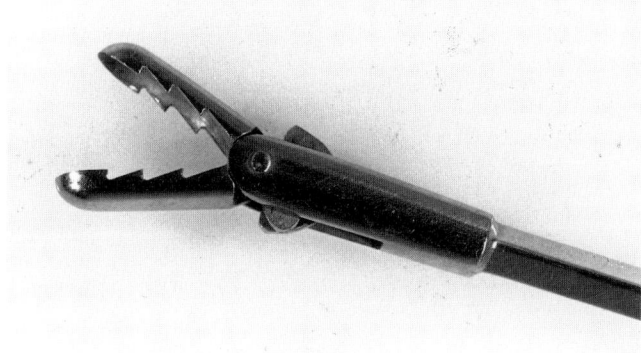

Abb. 5 a: Fremdkörperzange

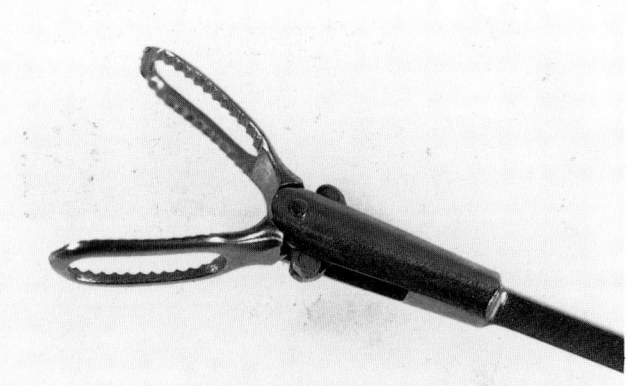

Abb. 5 b: Fremdkörperzange

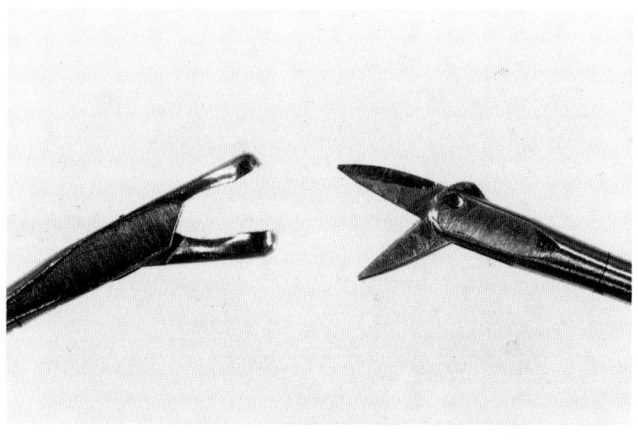

Abb. 5 c: Zängchen (li.), Messer (re.)

Kieferchirurgie

Von Bärbel Kowalewski
und Thomas Zapp

Fotos: Christiane Wagner

Kiefer-Grundsieb

(ohne Abbildung)

- 2 Haken n. Langenbeck Fig. 2
- 2 Haken n. Langenbeck Fig. 3
- 2 Haken n. Middeldorpf
- 1 Haken n. Wasmund
- 2 Haken n. Kocher scharf 4zahnig
- 2 Wundhaken scharf 4zahnig klein
- 2 Sehnenscheidenhaken 2zahnig
- 2 Hauthäkchen n. Gillies Fig. 1
- 2 Hauthäkchen n. Gillies Fig. 2
- 2 Nasenflügelhalter 2 Größen
- 1 Zungenspatel n. Brünings
- 1 Zungenspatel n. Tobold
- 1 Mundsperrer n. Denhart
- 2 Pinzetten chirurgisch 20 cm n. Waugh
- 2 Pinzetten chirurgisch 18 cm n. Waugh
- 2 Pinzetten anatomisch 20 cm n. Cushing
- 1 Pinzette anatomisch 14,5 cm
- 1 Fadenführpinzette 14,5 cm nach Ochsner
- 1 Pinzette bajonettförmig
- 1 Pinzette zahnärztlich
- 1 Pinzette kurz 4 x 5zahnig
- 1 Raspatorium n. Willinger
- 1 Raspatorium n. Willinger gerade 8,5 mm
- 1 Raspatorium n. Willinger gebogen 8,5 mm
- 1 Raspatorium n. Willinger gerade 3 mm
- 1 Raspatorium n. Willinger

- gebogen 3 mm
- 1 Löffel scharf Fig. 3
- 1 Löffel scharf Fig. 1
- 1 Löffel scharf Fig. 0
- 1 Löffel scharf Fig. 3 biegsam
- 1 Hirnspatel Nr. 3
- 1 Löffel scharf Fig. 1 biegsam
- 1 Löffel zahnärztlich
- 1 Schere stumpf/stumpf
- 1 Schere n. Lexer (Goldgriff)
- 1 Fadenschere n. Cooper
- 1 Schere (Aesculap)
- 10 Klemmen n. Kocher gebogen
- 10 Klemmen n. Halstead stumpf
- 10 Tuchklemmen n. Backhaus
- 1 Schlauchklemme
- 1 Lungenfaßzange n. Allis
- 1 Kornzange gebogen
- 1 Zungenzange n. Löbker
- 1 Deschamps klein rechts
- 1 Deschamps mittel links
- 2 Nadelhalter n. Hegar
- 1 Nasenspekulum für Erwachsene
- 1 Meßstab 25 cm
- 1 Skalpellgriff
- 2 Skalpellgriffe
- 3 Bowmannsonden Fig. 0 – 00, 1 - 2, 3 - 4
- 2 Bowmannsonden Fig. 3 - 0, 4 - 0
- 1 Sonde zahnärztlich
- 1 Spiegel zahnärztlich
- 1 Tamponstopfer
- 2 große Schalen
- 1 mittelgroße Schale
- 1 Tumorfaßklemme (Aesculap)

- 4 Klemmen Halschirurgie 18 cm gebogen
- 2 Klemmen n. De Bakey 19 cm
- 2 Klemmen n. De Bakey 18,5 cm
- 1 Overholt Gr. 1
- 1 Overholt Gr. 2
- 1 Nasenspekulum lang n. Fischer
- 4 Arterienklemmen n. Crile
- 1 Hohlsonde
- 1 Zirkel
- 1 Holzstäbchen
- 1 Kiefer-Nadelsieb
- 1 Metallfederhalter n. Häberle
- 1 Testbogen m. Datum u. Namen
- 2 kleine Schalen
- 2 Filmklammern
- 1 Abfalltüte
- 1 Tyroidhaken
- 1 Conchotom
- 1 Knopfkanüle gebogen

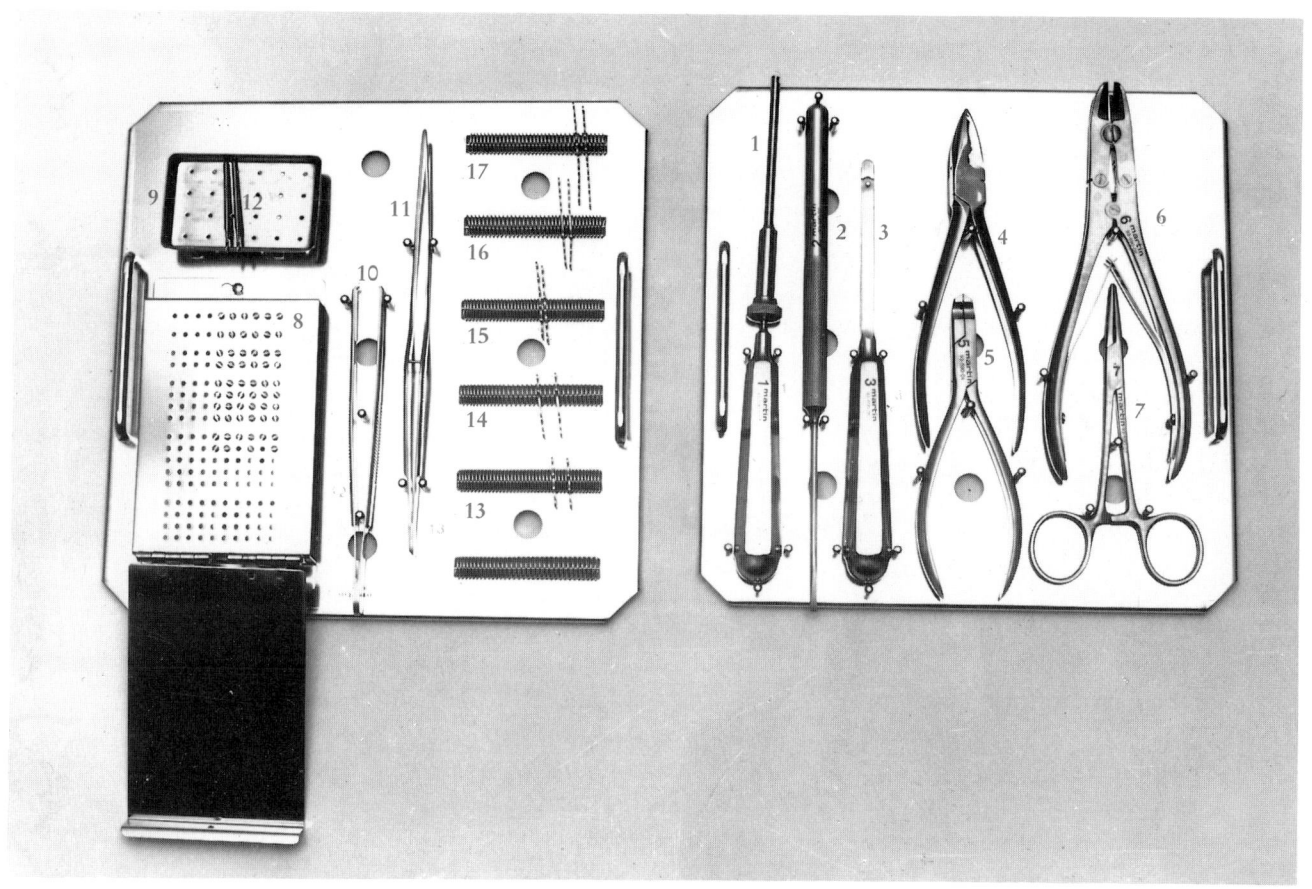

Martin-Champy-Osteosynthese

1	Entnahmeschrauben-zieher	9	Bohreretui	17	2 Platten 8 Loch	
2	Schraubenzieher	10	Schraubenfaßpinzette		Behälter und Lager-racks	
3	Modellierhebel	11	Plattenfaßpinzette		Instrumentenracks	
4	Biegezange	12	2 Bohrer 1,6 mm Durch-messer			
5	Modellierzange	13	2 Platten 4 Loch lang			
6	Seitenschneider	14	2 Platten 4 Loch kurz			
7	Zwirbelzange	15	2 Platten 6 Loch lang			
8	Schraubenkassette	16	2 Platten 6 Loch kurz			

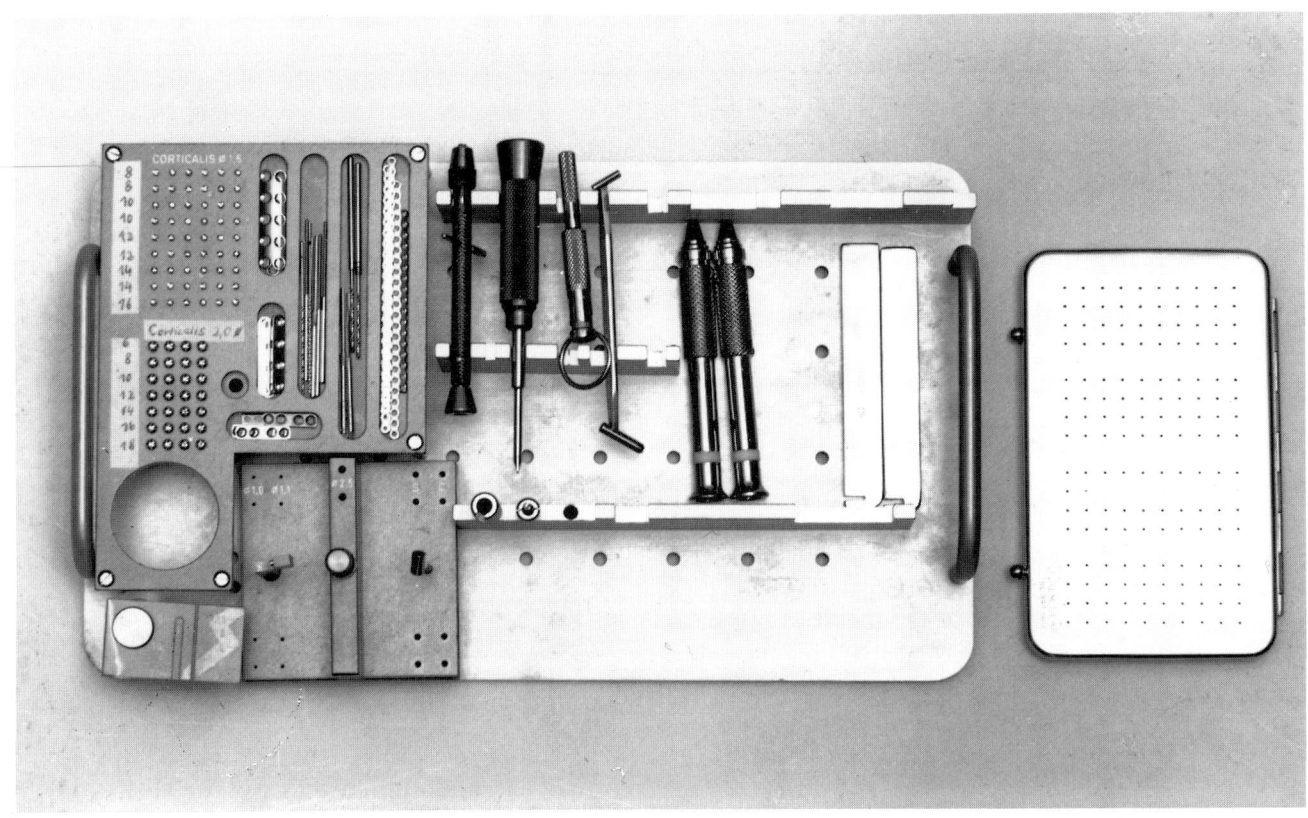

Osteosynthese: Zusatz zum Knochensieb – Minifragmente

Minifragmente

4 Bohrer 1,0 mm
4 Gewindeschneider 1,5 mm
1 Gewebeschutzhülse 2,0 mm
1 Handgriff für Gewinde-
  schneider
1 Schlüssel für Handgriff
1 Schraubenzieher
1 Halter für Corticalisschrauben

1 Meßschablone
4 Platten 9,6 cm
6 Corticalisschrauben 8 mm
6 Corticalisschrauben 10 mm
6 Corticalisschrauben 12 mm
6 Corticalisschrauben 14 mm
6 Corticalisschrauben 16 mm
1 Einsatz für Bohrer, Bohrhülse,
  Gewindeschneider

Zahnzangensieb

1   Frontzahnzangen
      links: Oberkiefer
      rechts: Unterkiefer

2   Prämolarenzangen
      links: Oberkiefer
      rechts: Unterkiefer

3   Molarenzangen Ober-
      kiefer
      oben: für rechte Seite
      unten: für linke Seite

4   Molarenzange für
      Unterkiefer

5   Weisheitszahnzange

6   Hebel nach Bein, schmal

7   Hebel nach Bein, breit

8   Bajonettzangen
      oben: schmal
      unten: breit

9   Hebel nach Barry
      links: für linke Seite
      rechts: für rechte Seite

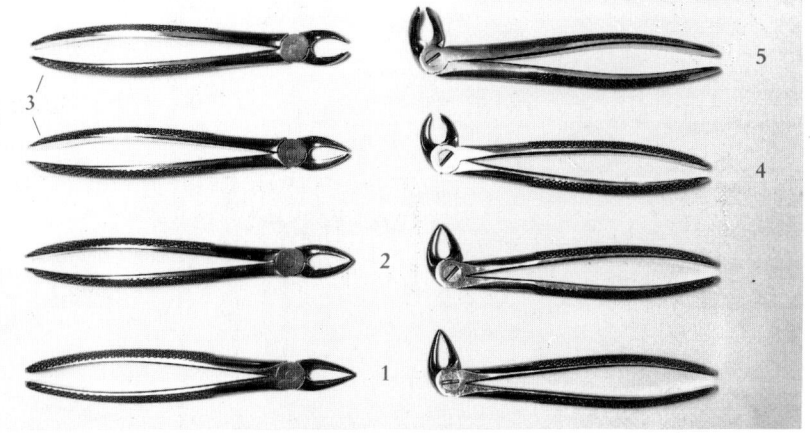

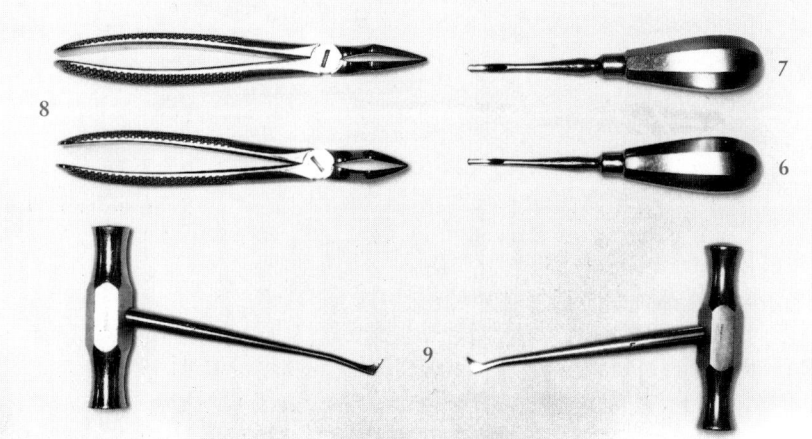

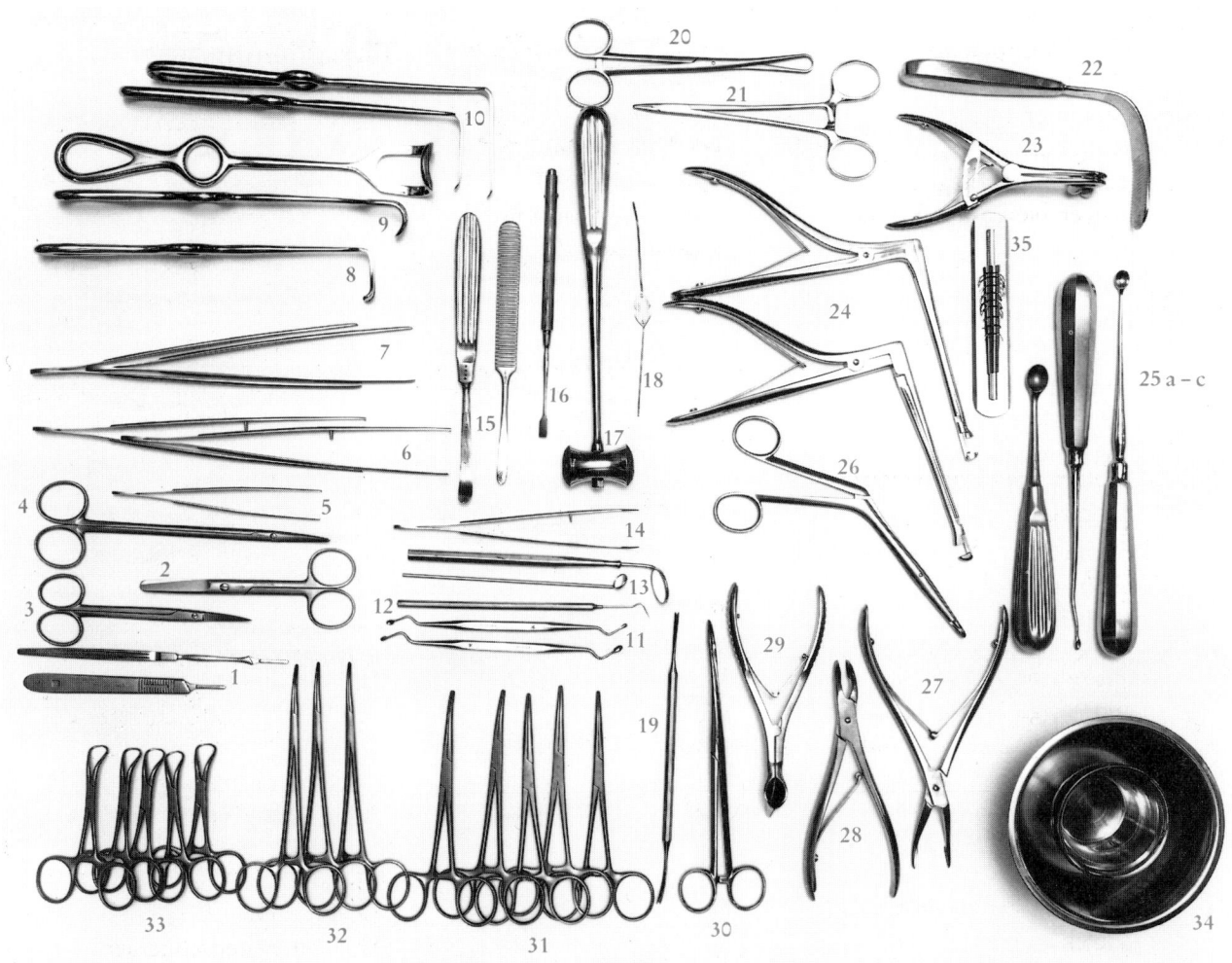

Caldwell-Luc-Sieb (Kieferhöhlen-, Knochensieb)

1	1 Skalpellgriff	**5**	1 Pinzette chirurgisch fein 16,5 cm	**20**	1 Zungenzange nach Löbker
1	1 Skalpellgriff	**6**	2 Pinzetten chirurgisch 20 cm nach Waugh	**22**	1 Zungenspatel
2	1 Fadenschere	**14**	1 Pinzette zahnärztlich	**30**	1 Kornzange 18 cm fein gebogen
3	1 Schere	**21**	1 Nadelhalter nach Hegar	**32**	Klemmen nach Halstead scharf
4	1 Präparierschere	**23**	1 Mundsperrer nach Denhart	**31**	Klemmen nach Kocher

(noch Caldwell-Luc-Sieb)

33	6	Tuchklemmen nach Backhaus
17	1	Hammer
25a	1	Löffel scharf Fig. 0
25b	1	Löffel scharf Fig. 3
25c	1	langer biegsamer Löffel Gr. 2
11	2	Löffel zahnärztlich Fig. 1 und 2
15	1	Raspatorium nach Willinger
15	1	Raspatorium gebogen 8,5 mm
9	1	Haken nach Middeldorpf schmal
9	1	Haken nach Middeldorpf breit
10	1	Haken nach Langenbeck Fig. 3 kurz
10	1	Haken nach Langenbeck Fig. 2 lang
8	1	Haken nach Wasmund
28	1	Hohlmeißelzange nach Bane
27	1	Knochenzange nach Luer, Bajonett
24	2	Knochenstanzen nach Hajek
26	1	Tumorfaßzange nach Brünings
16	1	Meißel
18	1	Bowmannsonde Fig. 1– 2
29	1	Nasenspekulum
13	1	zahnärztlicher Spiegel
12	1	Sonde zahnärztlich

19	1	Tamponstopfer nach Luniatschek
35	1	Nadelbänkchen
34	1	Schale groß
34	1	Schale mittel
	1	Schale klein
7		Pinzette anatomisch nach Cushing 20 cm

Zahnärztliche Instrumente:

11	Scharfe Löffel
12	zahnärztliche Sonde
13	zahnärztlicher Spiegel
14	zahnärztliche Pinzette

Kieferchirurgie – Einschienung
(Abbildung Seite 232)

1	1	Mundsperrer nach Dehnhart
2	1	Haken nach Middeldorpf schmal
2	1	Haken nach Middeldorpf breit
3	2	Haken nach Langenbeck
4	1	Haken nach Wasmund
5	1	Zungenhalter nach Tobold
6	2	Klemmen nach Kocher
8	2	Klemmen nach Halstead stumpf
7	1	Klemme nach Crile
9	2	Tuchklemmen nach Backhaus
10	2	Nadelhalter nach Hegar
11	1	Pinzette chirurgisch 20 cm
12	1	Pinzette anatomisch
13	1	Pinzette zahnärztlich
14	1	Fadenschere
15	2	Korkhausklemmen
16	1	Flachzange
17	1	Seitenschneider
18	1	Drahtschere
19	1	Spiegel zahnärztlich
20	1	Sonde zahnärztlich
21		Tamponstopfer
22	1	Spatel gewinkelt zahnärztlich
23	1	Spatel gerade
24	1	Luftblaseansatz schwarz

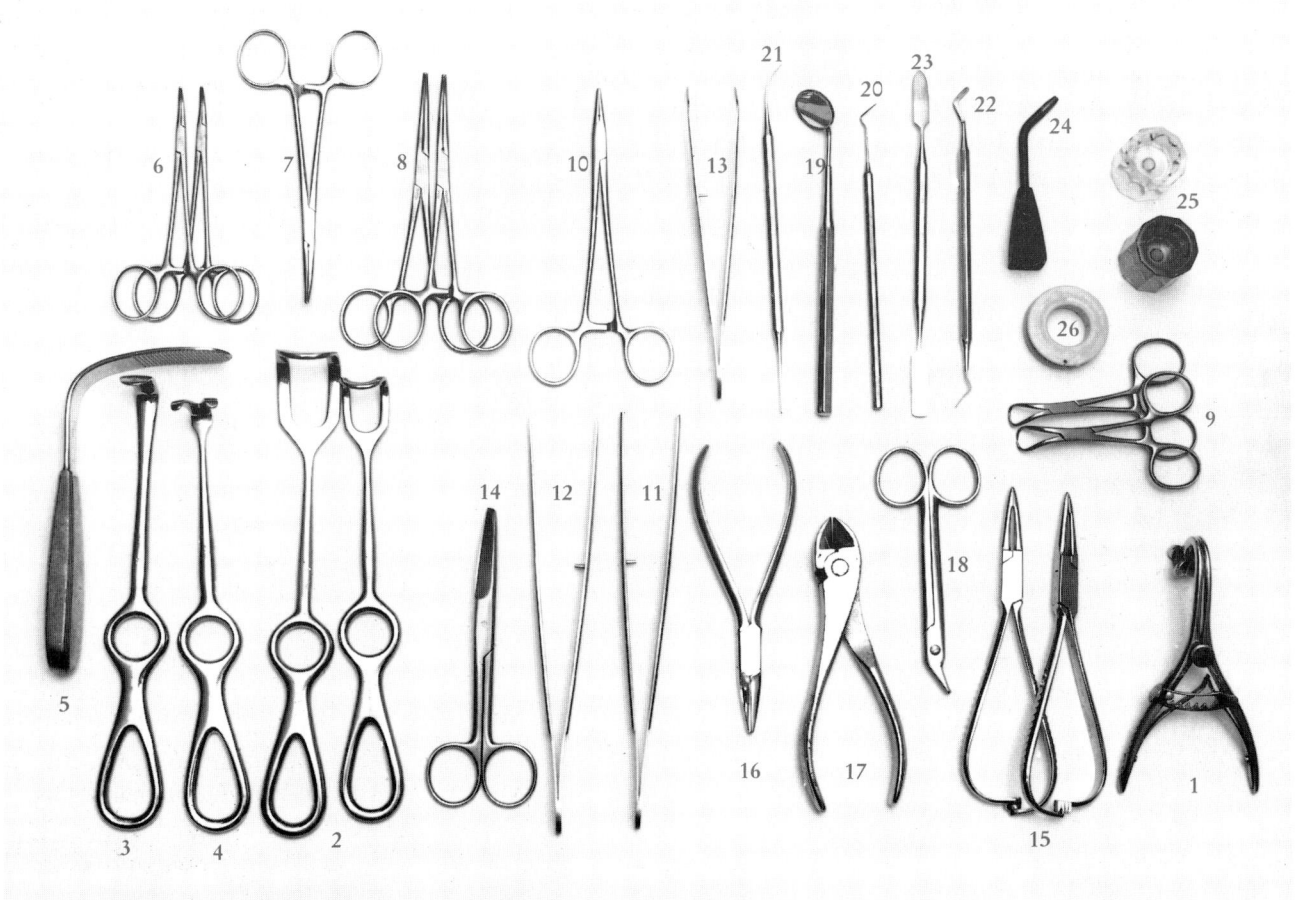

Einschienungssieb

25   2 Dappengefäße Glas
      farbig
26   1 Rolle Stahldraht,
      weich ⌀ 0,4 mm

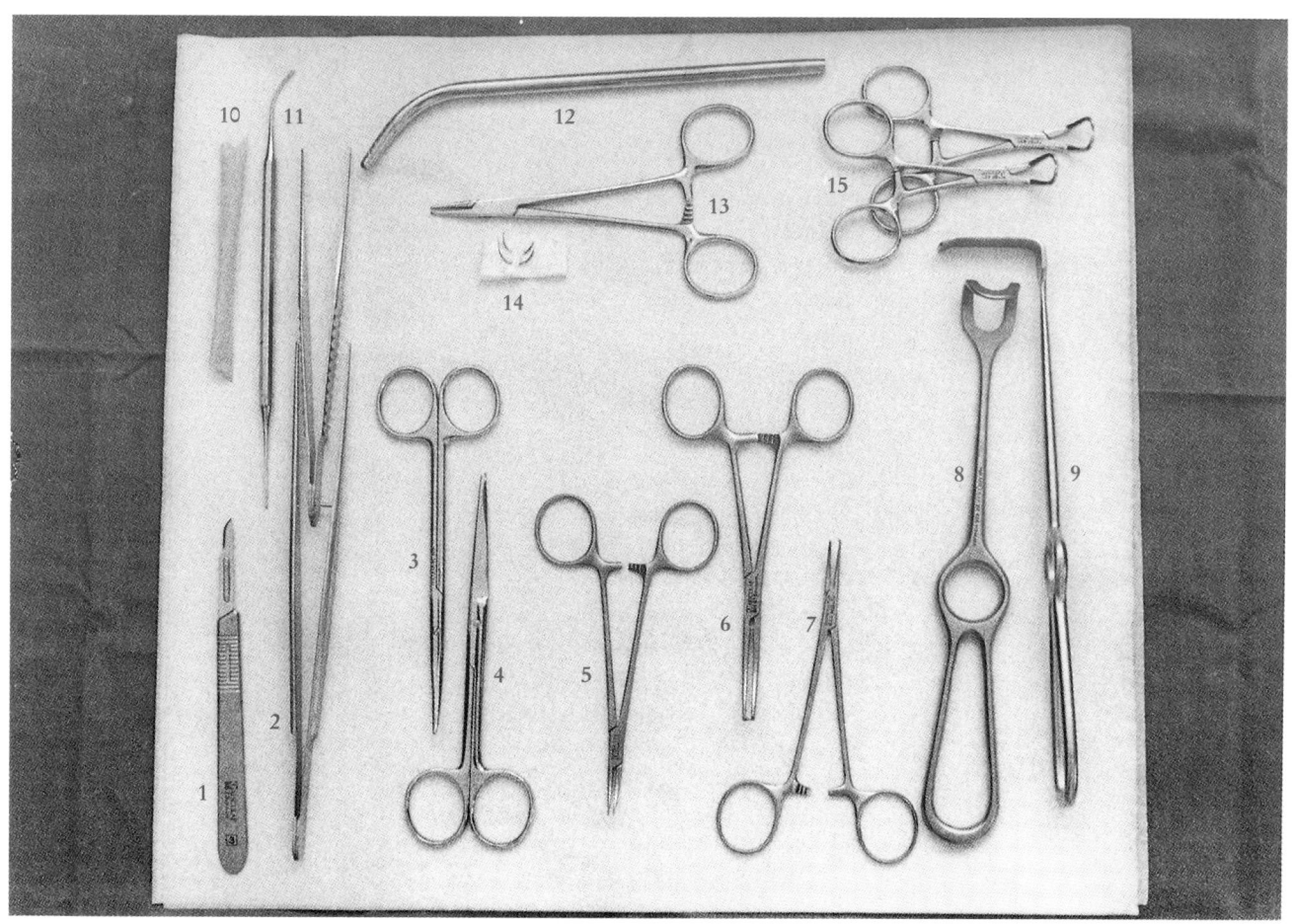

Weichteilsieb

1	Skalpell	**6**	Klemme n. Kocher ge-
2	2 chirurgische Pinzetten		bogen scharf
	anatomische Pinzette	**7**	Klemme n. Halstead-
3	Präparierschere		Mosquito gerade scharf
4	Fadenschere	**8**	Haken n. Middeldorpf
5	Klemme n. Halstead-	**9**	Haken n. Langenbeck
	Mosquito gebogen	**10**	Latexdrain
	stumpf	**11**	Tamponadestopfer nach
			Luniatschek

12	Sauger
13	Nadelhalter
14	Nadeln
15	Tuchklemmen nach
	Backhaus

Zusätzlich für Abszeßinzisionen:
Kornzange
Abstrichröhrchen
Sicherheitsnadel

Unterkiefer-Abszeß-Inzision

Narkose:
Orale Intubationsnarkose

Lagerung:
Rückenlage

Abdeckung:
Blaues Tuch Oberkörper, blaues Tuch unter den Kopf, zum Dreieck gelegtes blaues Tuch um den Kopf, so daß der Gesichts- und obere Halsbereich frei bleibt. Fixieren der Tücher gegeneinander mit Backhaus-Klemmen

Operationsverlauf:
Nach Hautdesinfektion über dem Operationsgebiet Hautschnitt über dem Punktum maximum der Schwellung etwa 2 cm unterhalb des Unterkieferrandes. Stumpfe Präparation mit der Präparier-Schere zum Unterkieferrand. Eröffnen der Abszeßhöhle mit der Kornzange und Spreizen der Höhle. Sekretabstrich, Erweitern der Abszeßhöhle mit der Kornzange unter scheibenwischerartigen Bewegungen um den Unterkieferkörper. Einlage eines perforierten Latex-Drains und Sicherung desselben mit einer Sicherheitsnadel.
Abschließend Verband mit 10 x 10 cm Kompressen und einer Klingbinde.

Instrumente:
Weichteilsieb
zusätzlich:
Kornzange
Latex-Drain
Sicherheitsnadel
Abstrichröhrchen

Kieferhöhlen-Revision mit Anlage eines Nasenfensters bei Sinusitis maxillaris links

Narkose:
Orale Intubationsnarkose

Lagerung:
Rückenlage

Abdeckung:
Blaues Tuch Oberkörper, blaues Tuch unter den Kopf, zum Dreieck gelegtes blaues Tuch um den Kopf, so daß das Gesicht frei bleibt. Fixieren der Tücher gegeneinander mit Backhaus-Klemmen

Operationsverlauf:
Nach Schleimhaut-Desinfektion intraoral mit Braunol-Lösung Einspritzen von vasokonstringenshaltigem Lokalanästhetikum im linken oberen Quadranten. Schnitt am Übergang von beweglicher zu unbeweglicher Schleimhaut im linken Oberkiefer-Vestibulum von der Oberkiefermitte bis in den Tuberbereich mit einem Entlastungsschnitt mesial. Abpräparieren des Mucoperiostlappens mit dem normal-breiten Raspator, mesial bis zur Apertura piriformis, weiter nach kranial mit dem Stieltupfer bis zum Austrittspunkt des Nervus infraorbitalis, der dargestellt und während der Operation nicht weiter tangiert wird. Zugang zur Kieferhöhle von der facialen Kieferhöhlenwand mit dem Meißel und Vergrößern des Zugangs mit der Fräse, so daß ein nierenförmiges Knochenfenster zur Kieferhöhle entsteht. Ausräumen der pathologisch veränderten Kieferhöhlenschleimhaut mit der Faßzange und dem biegsamen scharfen Löffel. Anlegen eines Fensters zum unteren äußeren Nasengang; dazu zunächst Präparation subperiostal von der Apertura piriformis mit dem normalen Raspator soweit, bis man unter die Kieferhöhlenschleimhaut am Ostium naturale gelangt. Türflügelartiger Einschnitt der Schleimhaut in diesem Bereich sowie Vergrößerung des bestehenden Knochenfensters mit der Fräse, schließlich Exzision eines entsprechend großen Schleimhautareals von der nasalen Schleimhaut. Blutstillung mit dem Bipolator, Ausspülen der Kieferhöhle mit physiologischer Kochsalzlösung und nach Kontrolle auf Bluttrockenheit Austamponieren der Kieferhöhle mit 200%iger, 2 cm breiter Jodoformgazetamponade, wobei ein Ende durch das Nasenfenster zum unteren Nasengang herausgeleitet und mit einem Pflaster an der Nase befestigt wird. Rücknähen des Mucoperiostlappens mit 2/0 schwarzer Seide, teils mit Seide-Einzelknopfnähten, teils mit Rückstichnähten.

Abschließend Inspektion auf Bluttrockenheit.

Instrumente:
Kieferhöhlensieb
extra: Bohrmaschine mit Bohrern

Tumor-Exzision mit suprahyoidaler Lymphknotenausräumung rechts, Unterkieferteilresektion, Plattenosteosynthese bei Unterkiefer-Karzinom rechts

Narkose:
Nasale Intubationsnarkose

Lagerung:
Rückenlage mit überstrecktem Hals

Abdeckung:
Selbstklebendes Folien-Neck-Dissection-Tuch, sonst blaue Tücher wie bei den zuvor beschriebenen Operationsabläufen

Operationsverlauf:
Einzeichnen der vorgesehenen extraoralen Schnittführung. Einspritzen von vasokonstringenshaltigem Lokalanästhetikum, Präparation des äußeren submandibulären Blattes unter Schonung des Nervus-facialis-Mundastes. Bildung des mesialen Blattes nach Aufsuchen der Biventer-Zwischensehne und des Nervus hypoglossus. Durchtrennung der Unterlippe in der Mitte und nach Zurückschlagen der Wangenweichteile erscheint der Tumor

in der Tiefe. Umschneiden des Tumors schleimhautseitig in 1 cm Abstand und Präparation von buccal her bis auf den Knochen.
Anbiegen einer Unterkiefer-Überbrückungsplatte, Teilresektion des Unterkiefers, nachdem desolate Zähne nahe der Resektionsränder mit der Zange entfernt sind. Unter Sicht und sorgfältiger Schonung des Nervus hypoglossus Umschneidung des Tumors, so daß eine Verbindung mit den zuvor geschaffenen Präparationsgrenzen der suprahyoidalen Ausräumung entsteht. Entfernung des en-bloc-Resektates. Primärer intraoraler Wundverschluß mit Seide-Einzelknopfnähten und sodann nach nochmaliger sorgfältiger Schleimhaut-Desinfektion mit Braunol-Lösung mehrschichtiger extraoraler Wundverschluß mit Einlage von 2 oder 3 Redon-Saugdrainagen, die in ihrer Lage mit jeweils einer Naht fixiert werden. Abschließend Legen einer Magensonde und Abkleben der extraoralen Wunde mit Steristrips.

Instrumente:
Kieferhöhlensieb plus Zusatzinstrumente für Knochen
zusätzlich: Osteosyntheseplatten und Schrauben plus AO-Bohrpistole und Nervreizgerät
extra: Bohrmaschine mit Bohrern plus Stryker mit Sägen

Einschienung nach Schuchardt mit Drahtkunststoffschienen, Plattenosteosynthese und Zahnextraktion

Narkose:
Nasale Intubationsnarkose

Lagerung:
Rückenlage

Abdeckung:
Blaues Tuch Oberkörper, blaues Tuch unter den Kopf, zum Dreieck gelegtes blaues Tuch um den Kopf, so daß der Gesichtbereich frei bleibt. Fixieren der Tücher gegeneinander mit Backhaus-Klemmen

Operationsverlauf:
Nach sorgfältiger Schleimhautdesinfektion mit Braunol-Lösung Einspritzen von vasokonstringenshaltigem Lokalanästhetikum ins Vestibulum mesial und distal der Fraktur. Luxation des im Bruchspalt stehenden Zahnes mit dem Bein'schen Hebel und Extraktion mit der Zange. Zusammenführen der dislozierten Frakturenden mittels einer Drahtnaht. Einbinden der Drahtschiene im Unterkiefer mittels 0,4 mm starken Drahtligaturen. Gleiches Vorgehen im Oberkiefer, Auftragen von Kunststoff zur Versteifung der Schiene und Abdecken der

abgeschnittenen und umgebogenen Drahtenden. Einstellen der Okklusion und Fixieren derselben durch intermaxilläre Drahtligaturen.

Jetzt Schleimhautschnitt über der Fraktur, Abpräparieren des Mucoperiostlappens und Anbringen einer 4-Loch-Osteosynthese-Platte. Wundverschluß mit 2/0 Seide-Einzelknopfnähten.

Durchtrennen der Unterkieferschiene im Bereich der Fraktur mit dem Seitenschneider, Entfernen der provisorischen Drahtligatur.

Verbleiben am Operationstisch, bis der Patient nach Extubation wach ist. Mitgeben einer Drahtschere zum Lösen der intermaxillären Drahtligaturen im Notfall.

Instrumente:

Einschienungssieb

zusätzlich: Zahnzangen, gegebenenfalls Osteosynthese-Siebe (Martin Champy, Minifragmente)

extra: Bohrmaschine mit Bohrern

Einsatzmöglichkeiten der einzelnen Siebe

Weichteilsieb

Weichteilverletzungen
Plastische Operationen
Lippen-, Kiefer-,
Gaumenspalte
Nasenoperationen
Hauttransplantationen
Abszeßinzisionen als
Zusatzsieb

Kieferhöhlensieb (mit Zusatzinstrumenten = Knochensieb)

Kieferhöhlenoperationen
Frakturen
Unterkiefer
Jochbein
Mittelgesicht
Tumoroperationen
Kieferorthopädische
Operationen (z. B. Progenie) + Spezialinstrumente

Einschienungssieb

Unterkiefer-Frakturen

Zahnzangensieb

Extraktionen
als Zusatzsieb bei Tumor-, Fraktur- und Kieferhöhlenoperationen

Osteosynthesesiebe

Martin-Champy
und Minifragmente für Unterkieferfraktur,
Jochbeinfraktur

Urologie

Von Rosemarie Haase
und Dr. Wolfgang Schneider-Löer

Maßgeblich für das Gelingen und den notwendigen Zeitaufwand für eine Operation sind ein eingespieltes Operations-Team und die Kenntnis der Grundabläufe der jeweiligen Operation.

In unserer Klinik wird vorwiegend resorbierbares Nahtmaterial verwendet, wobei, entsprechend den Anforderungen, möglichst dünnes und atraumatisches Material zur Anwendung kommt.

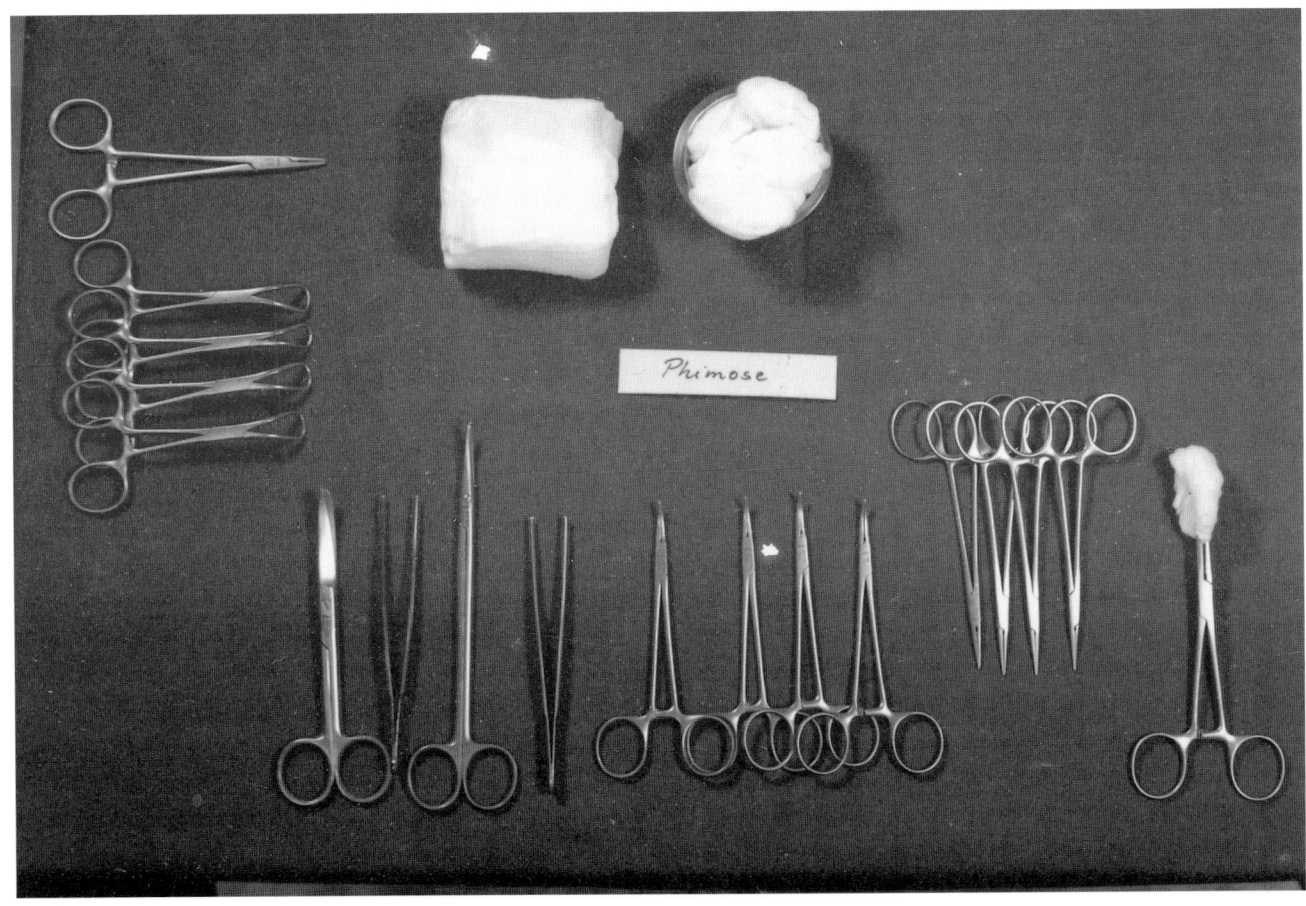

Zirkumzisions-Sieb

Zirkumzisions-Sieb

(Abbildung gegenüber)

1 Fadenschere
2 feine kurze chirurgische Pinzetten
1 feine Präparierschere
4 gebogene Mosquito-Klemmen
4 gerade Mosquito-Klemmen
1 Klemme nach Kocher mit Tupfer
4 Klemmen nach Backhaus
1 kleiner Nadelhalter
  Kompressen
  Pflaumentupfer

Zirkumzision

Indikation:
Phimose
Condyloma accuminata
größere Präputialverletzung

Lagerung:
Rücken

Technik:
Anklemmen des Präputiums bei sechs und zwölf Uhr mit Mosquito-Klemmen. Elevation der Vorhaut, Abtrennen des Präputiums mit dem Skalpell über einem Pflaumentupfer unter digitalem Schutz der Glans penis, sorgfältige Blutstillung mit der bipolaren Koagulations-Pinzette, Adaption der Präputialränder mit resorbierbarem, atraumatischem Nahtmaterial. PVP-Jod-Salbenverband.

Postoperative Therapie:
Täglicher Verbandwechsel mit PVP-Jod-Salbe.
Ab viertem postoperativem Tag zusätzlich Bäder in Kamillosan®-Lösung.

Komplikationsmöglichkeiten:
Nachblutung
selten Infektion

Instrumentarium:
Zirkumzisions-Sieb

Hydrocele testis

Indikation:
Wasserbruch

Technik:
Infrapubischer Hautschnitt und Durchtrennung des Subkutangewebes im Bereich des Anulus inguinalis externus. Präparation des Funiculus spermaticus, der angeschlungen wird. Hervorluxieren des Testikels aus seinem Skrotalfach und Eröffnen der Hodenhüllen. Absaugen der Hydrozelenflüssigkeit. Abtragen der Hodenhüllen und Koagulation der Schnittränder. Rückverlagerung des Testikels und Einbringen einer extravulnär ausgeleiteten Redon-Drainage. Schichtweiser Wundverschluß, Verband

Postoperative Therapie:
Redon-Entfernung am zweiten postoperativen Tag.
Entfernung der Hautfäden am siebten postoperativen Tag.

Komplikationsmöglichkeiten:
Nachblutung
Infektion

Instrumentarium:
Hydrozelen-Sieb

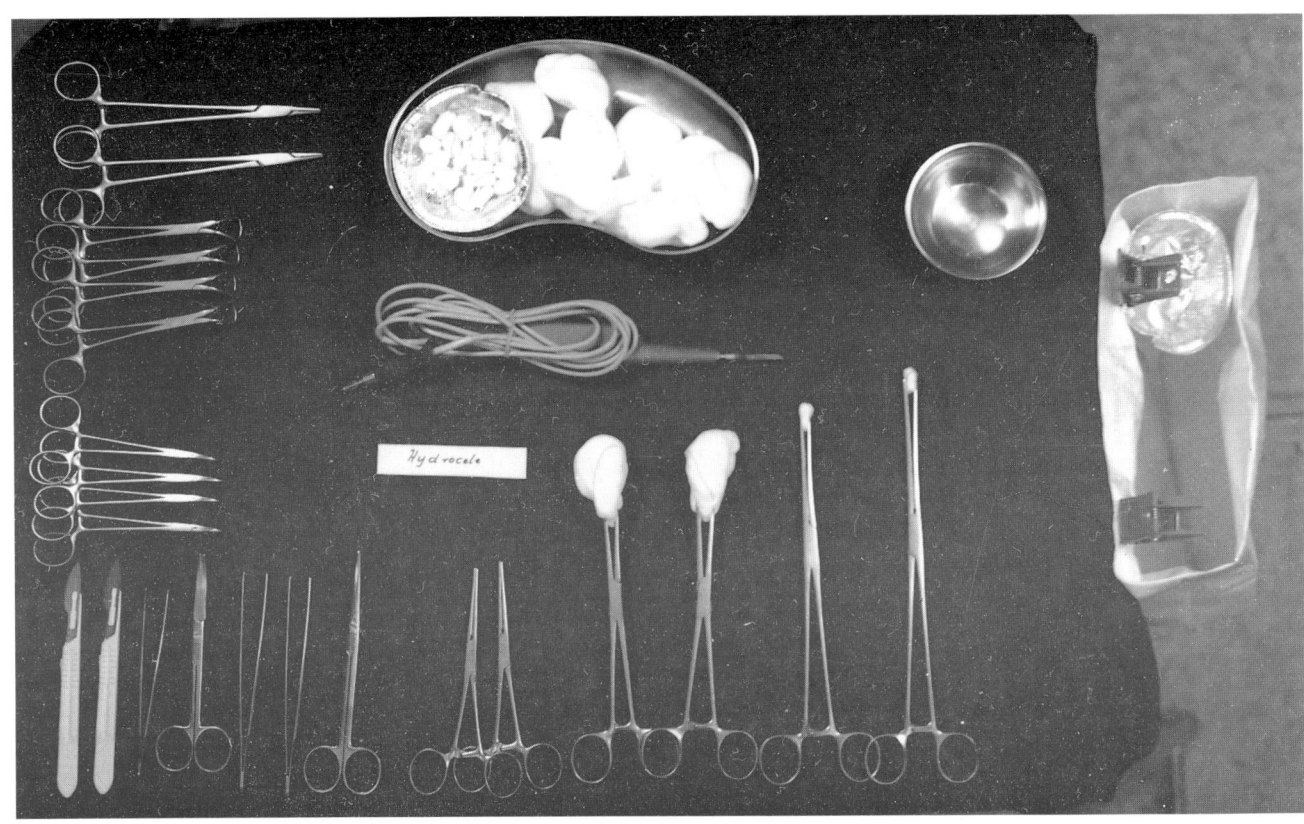

Hydrozelen-Sieb

2 Skalpelle Nr. 24
3 kurze feine chirurgische
  Pinzetten
1 Fadenschere
1 Präparierschere
2 Klemmen nach Kocher
2 Stieltupfer
2 Präpariertupfer
4 Mosquito-Klemmen
4 Klemmen nach Backhaus
2 Nadelhalter

1 Nierenschale mit
  Pflaumentupfern und
  Präpariertupfern
1 Diathermie-Kabel
1 Desinfektions-Schale

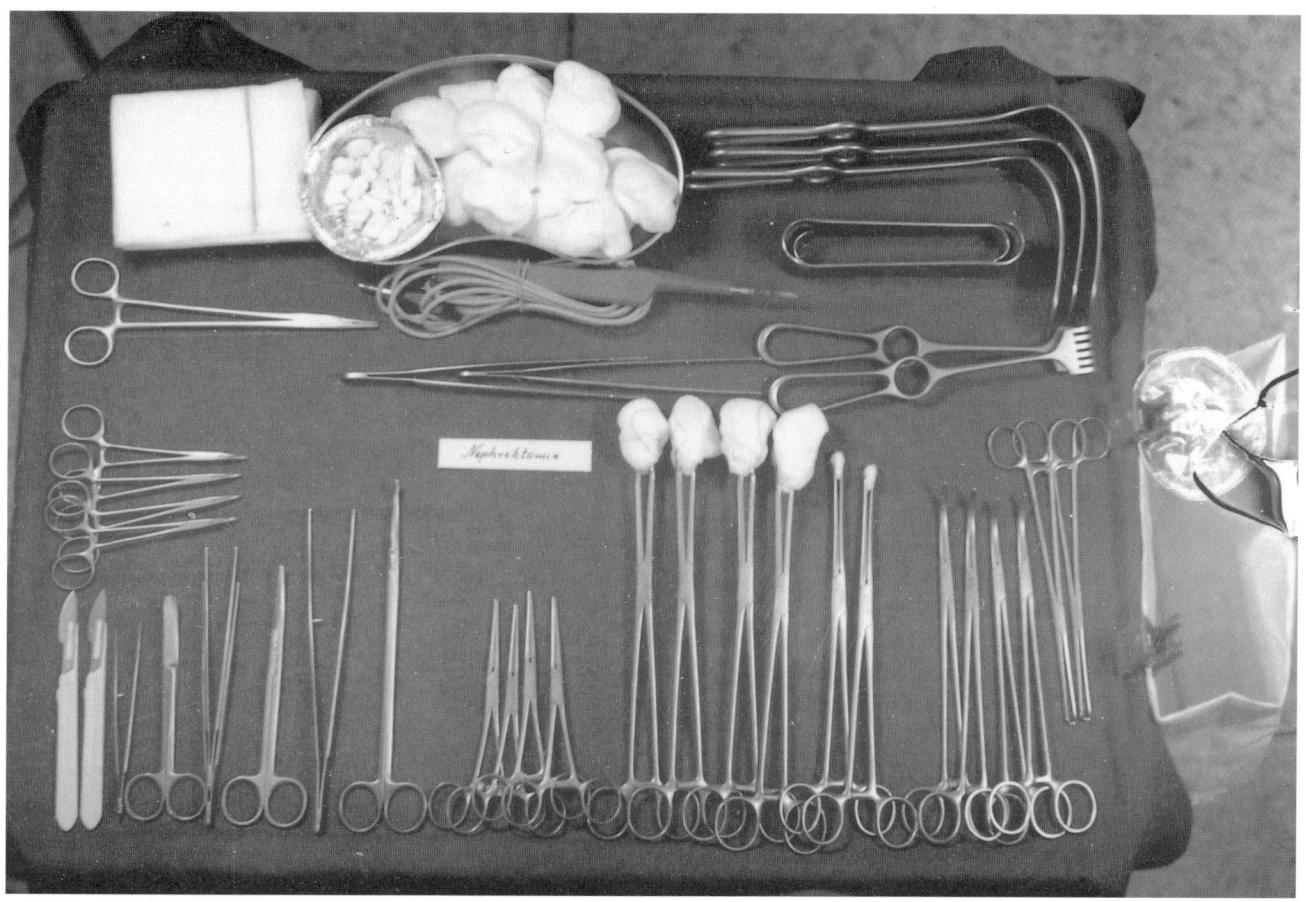

Nephrektomie-Sieb

2 Skalpelle Nr. 24
3 kurze feine chirurgische Pinzetten
1 Fadenschere
1 Präparierschere
1 feine chirurgische Pinzette, lang
1 Präparierschere, lang
4 Klemmen nach Kocher

4 Stieltupfer
2 Präpariertupfer
4 Klemmen nach Overholt
2 Klemmen nach Allis
4 Mosquito-Klemmen
1 Nadelhalter
1 Nierenschale mit Kompressen, Pflaumentupfern, Präpariertupfern
1 Diathermie-Kabel

2 anatomische Pinzetten, lang
3 verschieden große Leberhaken-Paare
2 Haken nach Roux
2 scharfe Sechszinker-Haken

Nephrektomie

Indikation:
Nierentumor
Irreparable Nierenruptur
Pyonephrose
Schrumpfniere
Achtung: Große Nierentumoren müssen transperitoneal entfernt werden!

Technik:
Hautschnitt in Verlängerung der zwölften Rippe und Durchtrennen des Subkutangewebes bis auf die Faszie; Blutstillung. Durchtrennen der Muskelschichten mit dem elektrischen Messer; eventuell Rippen-Teilresektion erforderlich. Abschieben des Peritoneums nach medial, Aufsuchen des Harnleiters; Anschlingen.
Eröffnung der Capsula adiposa und allseitige Mobilisation der Niere. Aufsuchen der Gefäße, wonach der arterielle Schenkel zwischen Overholt-Klemmen durchtrennt und mit Durchstich- und Umschlingungsligatur versorgt wird. Gleiches Vorgehen am venösen Schenkel. Durchtrennen des Ureters weit distal und Ligatur des distalen Ureterstumpfes.
Entfernung des Organs mit der Fettkapsel und erneut sorgfältige Blutstillung.
Einbringen einer extravulnär ausgeleiteten Silikon-Zieldrainage. Nach Einlage einer extravulnär ausgeleiteten subkutanen Redon-Drainage erfolgt der schichtweise Wundverschluß. Ableiten der Drainagen. Präparat zur Histologie.

Postoperative Therapie:
Entfernung der Redon-Drainage am zweiten postoperativen Tag.

Komplikationsmöglichkeiten:
Nachblutung
Sekundärheilung

Instrumentarium:
Nephrektomie-Sieb

Zusatzsieb zur Nephrektomie
1 abgewinkelter langer Nadelhalter
1 lange anatomische Pinzette
2 verschieden große Klemmen nach Satinsky
1 Klemme nach Gouyon
1 Klemme nach Mikulicz
1 Nadelsieb und anatomische Pinzette
1 Desinfektions-Schale
1 Rippensperrer nach Finochietti

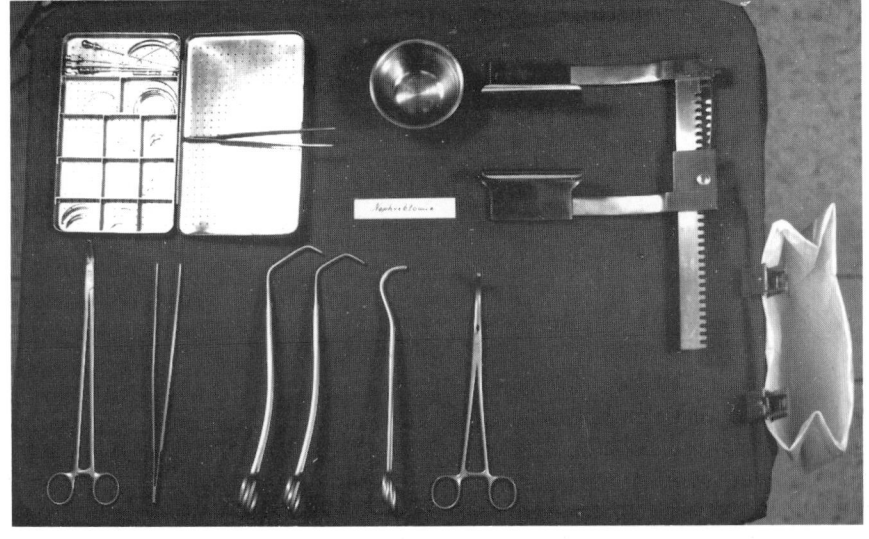

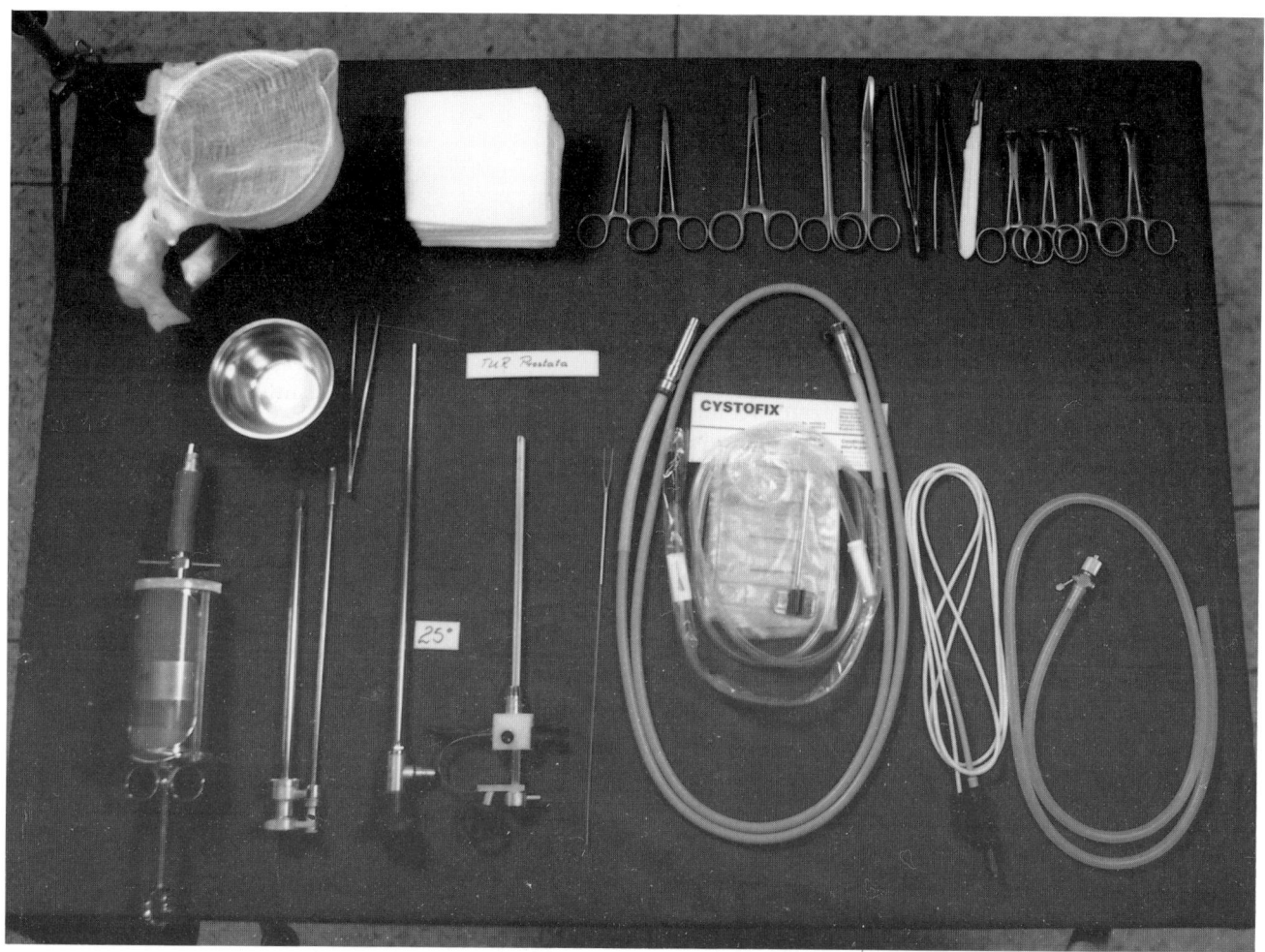

TUR-Prostata-Sieb

1 Blasenspritze mit Ansatz für Resektoskop
1 Resektoskopschaft 24 Charr.
1 Mandrin
1 Optik 25 Grad
1 Arbeitseinsatz
1 Schneideelektrode 24 Charr.

1 Kaltlichtkabel
1 HF-Kabel
1 Spülschlauch
1 Cystofix®
1 Desinfektions-Schale
1 kurze anatomische Pinzette
1 mit Gaze überspannter Topf

Kompressen

Erweiterung des Instrumentariums bei Vasoresektion

2 gebogene Mosquito-Klemmen
1 kleiner Nadelhalter
1 feine Präparierschere

1 Fadenschere
2 feine chirurgische Pinzetten, kurz
1 anatomische Pinzette
1 Skalpell Nr. 11
4 Tuch-Klemmen

Transurethrale Prostataresektion

Indikation:

Prostata-Hyperplasie
obstruktives Prostata-Neoplasma

Technik:

Auffüllen der Blase mit 250 Milliliter Purisole®. Einbringen einer suprapubischen Blasenableitung mittels Cystofix®.

Transskrotale Vasoresektion beiderseits. Einführen eines 24 bis 26 Charr. Resektoskops in die Blase (eventuell vorher Urethrotomia interna notwendig).

Der weitere Ablauf der Operation entzieht sich den Helfern weitgehend: Einstellen des Colliculus seminalis und Resektion des „Mittel-Lappens", weiter werden dann die Seitenlappen entfernt, sorgfältige Blutstillung (reine Resektionszeit maximal 60 Minuten!).

Ausspülen der Resektionsspäne und Einlegen eines 20 Charr. Hämaturiekatheters, der in der Prostataloge geblockt wird (Resektatgewicht in Gramm plus 20 Milliliter H_2O). Anlegen einer Dauerspülung über Cystofix® und Ableiten des Hämaturiekatheters.

Präparate zur Histologie

Postoperative Therapie:

Ausreichende Spülung!
Entfernung des Hämaturiekatheters nach 24 Stunden.
Entfernung des Cystofix® nach 72 Stunden, wobei der Restharn deutlich unter 50 Milliliter liegen muß!

Komplikationsmöglichkeiten:

Nachblutung
Blasentamponade
Harninkontinenz

Instrumentarium:

TUR-Prostata-Sieb

Endoskopie

Von Gisela Duden
und Dr. A. Munck

Fotos: Christiane Wagner

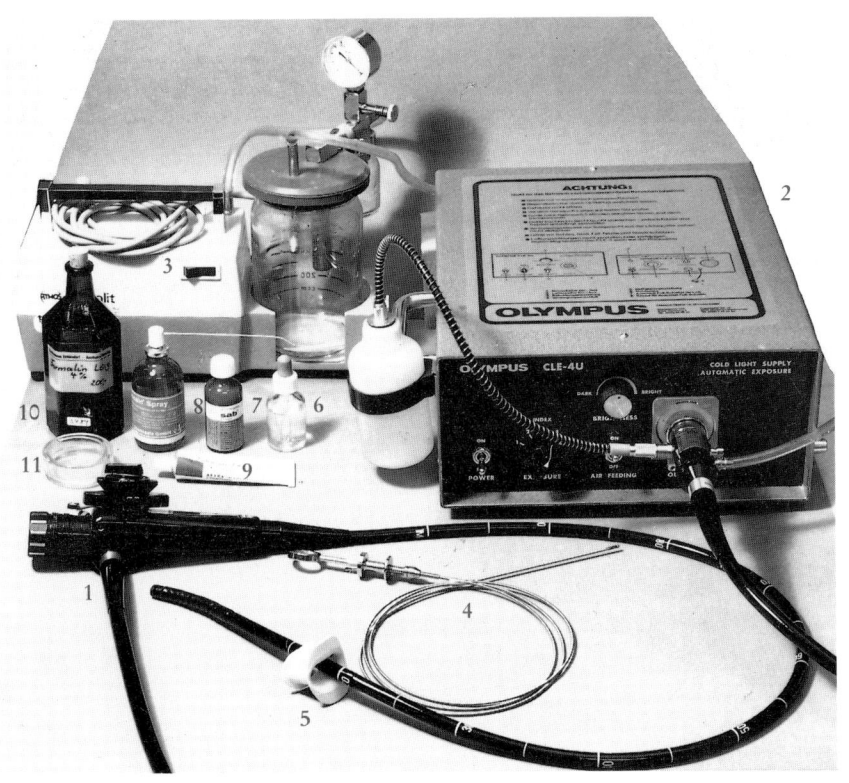

Gastroskopie

1 Gastroskop
2 Lichtquelle mit Wasser-
    spülung
3 Saugung
4 Biopsiezange
5 Beißring
6 Antibeschlagmittel
7 Entschäumer
8 Rachenanästhesie
9 Gleitgel
10 4 % Formalinlösung
11 Petrischale

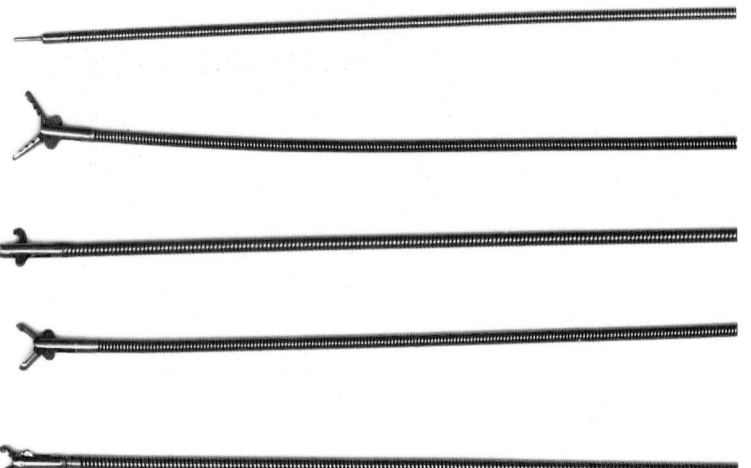

Flexibles Zubehör für Fiber-Endoskope

(von oben nach unten)
Injektionssonde
Fremdkörperfaßzange
Schere
Fremdkörperfaßzange
Biopsiezange

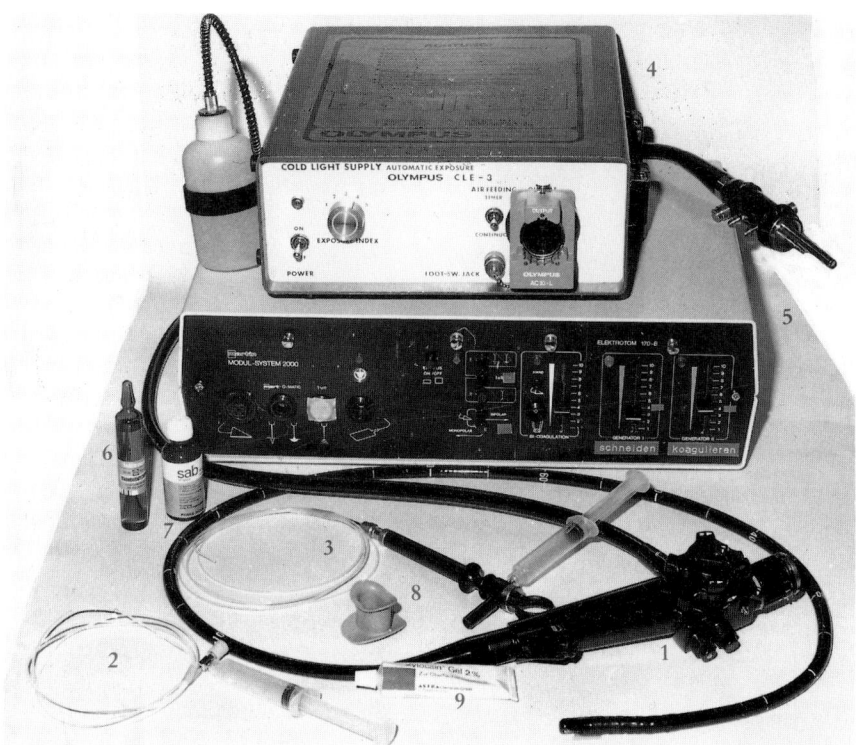

Duodenoskopie (ERCP: Endoskopische retrograde Cholangio-Pankreaticographie)

1	Duodenoskop
2	Kontrastmittelsonde
3	Papillotom
4	Lichtquelle mit Spülflasche
5	Elektrotom
6	Kontrastmittel
7	Entschäumer
8	Beißring
9	Gleitgel

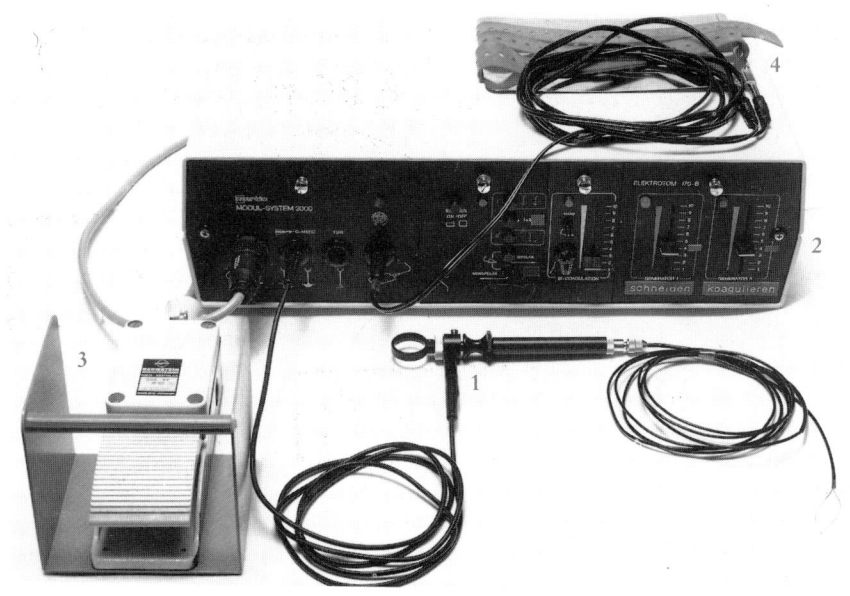

Papillotomie

1   Papillotom
2   Elektrotom
3   Fußschalter
4   Neutrale Elektrode

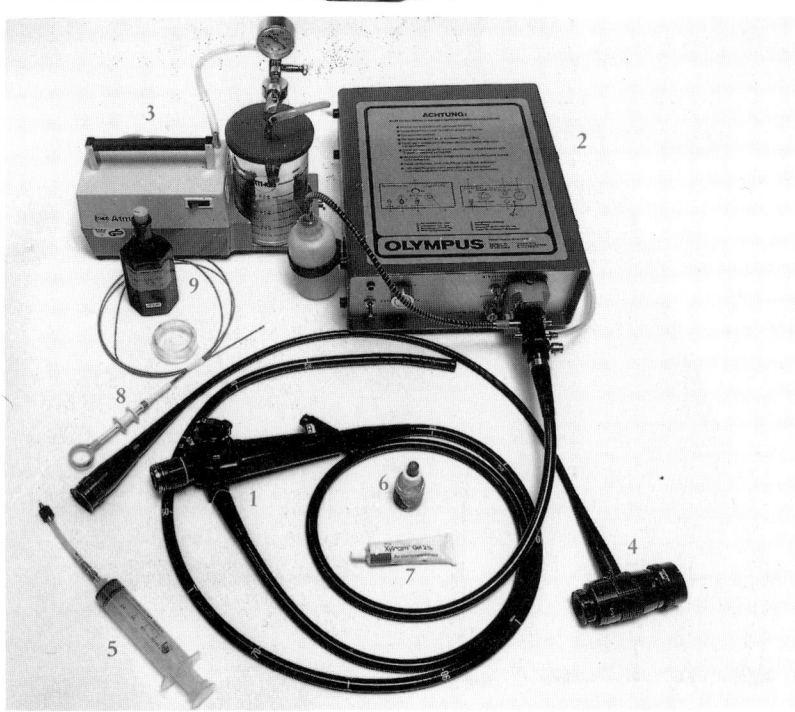

Coloskopie

1   Coloskop
2   Lichtquelle mit
     Spülflasche
3   Saugung
4   Teaching
5   Zusatzspülung
6   Antibeschlagmittel
7   Gleitgel
8   Biopsiezange
9   4 % Formalinlösung

Laparoskopie

1 Tupferklemme
2 Tupferklemme
3 Mosquito-Klemme
4 anatomische Pinzetten
5 + 6 Tuchklemmen
7 Koagulationssonde
8 Tast-Sonde
9 Laparoskop mit Biopsiekanal
10 Laparoskop
11 Kaltlichtkabel
12 Lachgaszuleitung
13 Aspirationsspritze
14 Punktionskanüle
15 Führungskanüle für Sonde
16 Vereskanüle
17 + 18 Lokalanästhesie
19 Skalpell
20 + 21 Trokar
22 chirurgische Pinzetten
23 Nadelhalter mit Nadel
24 Schere
25 Biopsiezange

Röntgendiagnostik

Von Gertraud Spenemann
und Dr. Chester Aviles

Fotos: Christiane Wagner

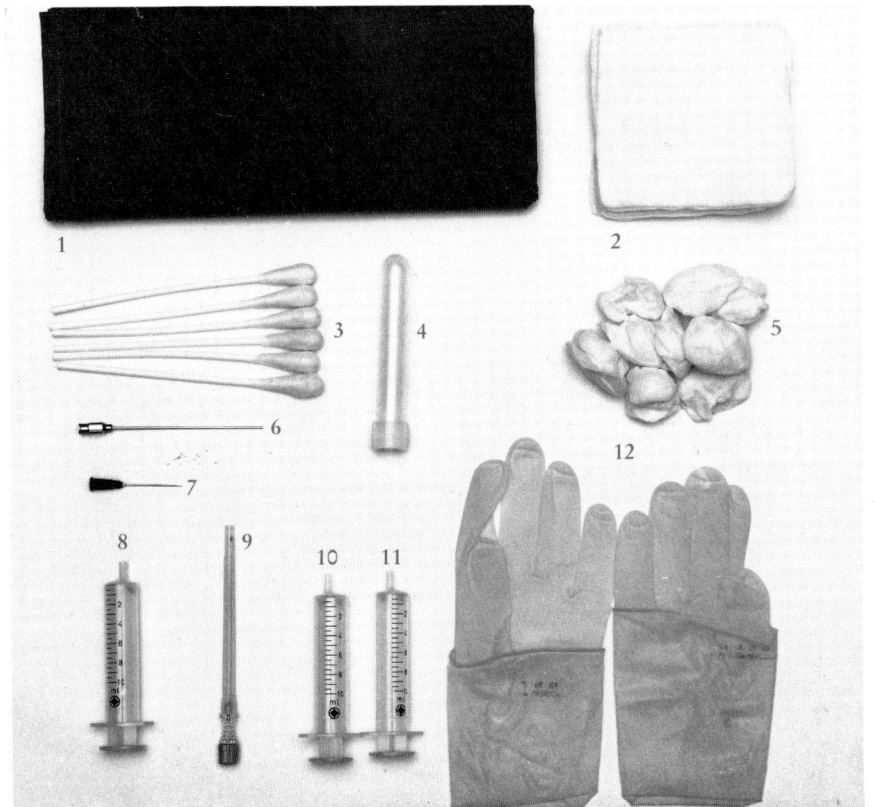

Myeolografie

1	Tuch
2	Kompressen
3	Watteträger
4	Röhrchen für Liquor
5	Tupfer
6	Kanüle zum Aufziehen von Kontrastmittel
7	Kanüle (Nr. 17) zur Lokalanästhesie
8	Spritze, 10 ml, zur Lokalanästhesie
9	Spinalkanüle zur Lumbalpunktion
10 + 11	Spritzen, 10 ml, mit Kontrastmittel
12	Handschuhe

Phlebografie

1   Venofix G 19
2   Spritze, 10 ml, mit
         NaCl 0,9 %
3 + 4   Spritzen, 30 ml / Luer-
         Lock für Kontrastmittel
5   Spritze, 10 ml,
         mit NaCl 0,9 %
6   Spritze, 20 ml, mit 1
         Amp. Liquemin (5 000
         I. E.) und NaCl 0,9 %
7   Kanüle zum Aufziehen
         des Kontrastmittels
8   Verlängerungsschlauch

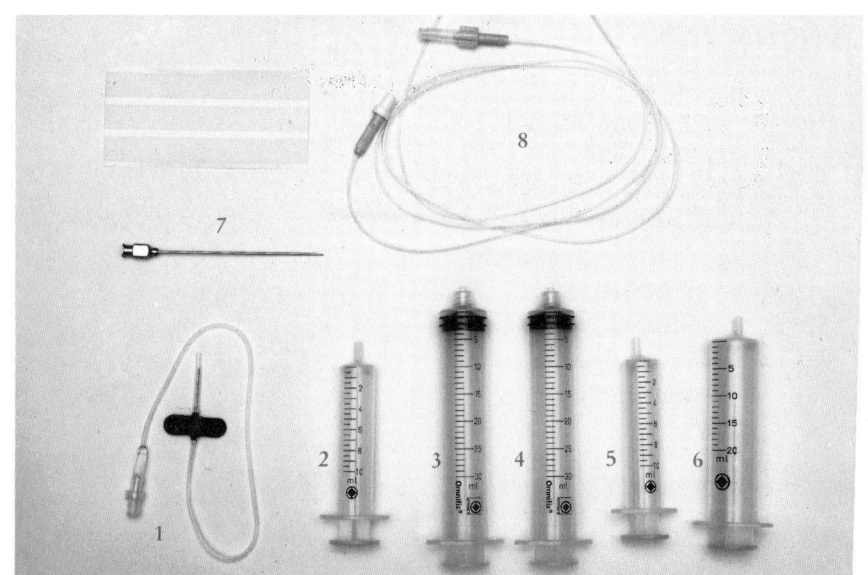

Arthrografie

1   Tücher und Kittel
2   Lochfolie
3   Watteträger
4   Spritze, 5 ml, für
         Lokalanästhesie
5   Kanüle (Nr. 12)
         für Lokalanästhesie
6   Kanüle zum Aufziehen
         des Kontrastmittels
7   Röhrchen für Punktat
8   Kompressen
9 + 10   Punktionskanülen
11   Spritze, 10 ml,
         für Kontrastmittel
12   Spritze, 5 ml, für Luft

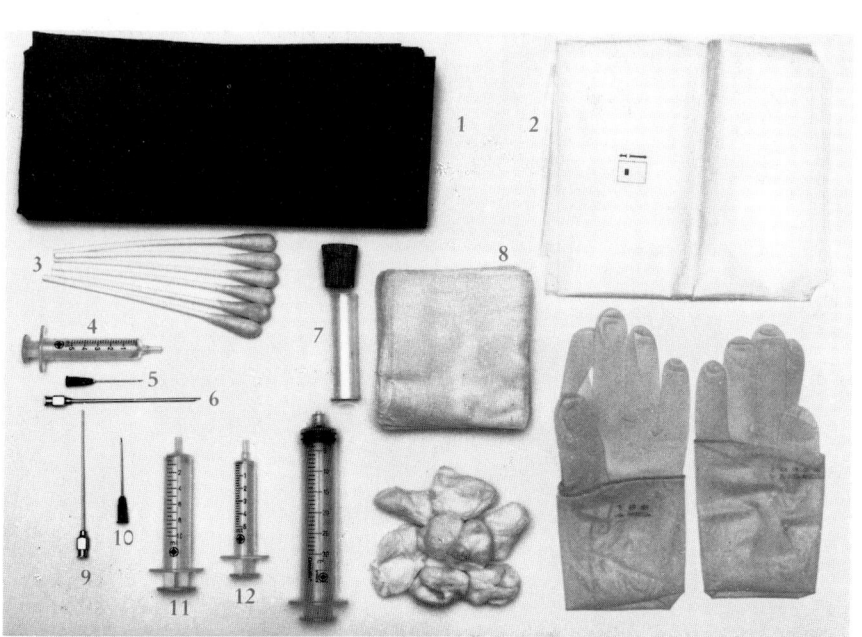

255

Angiografie

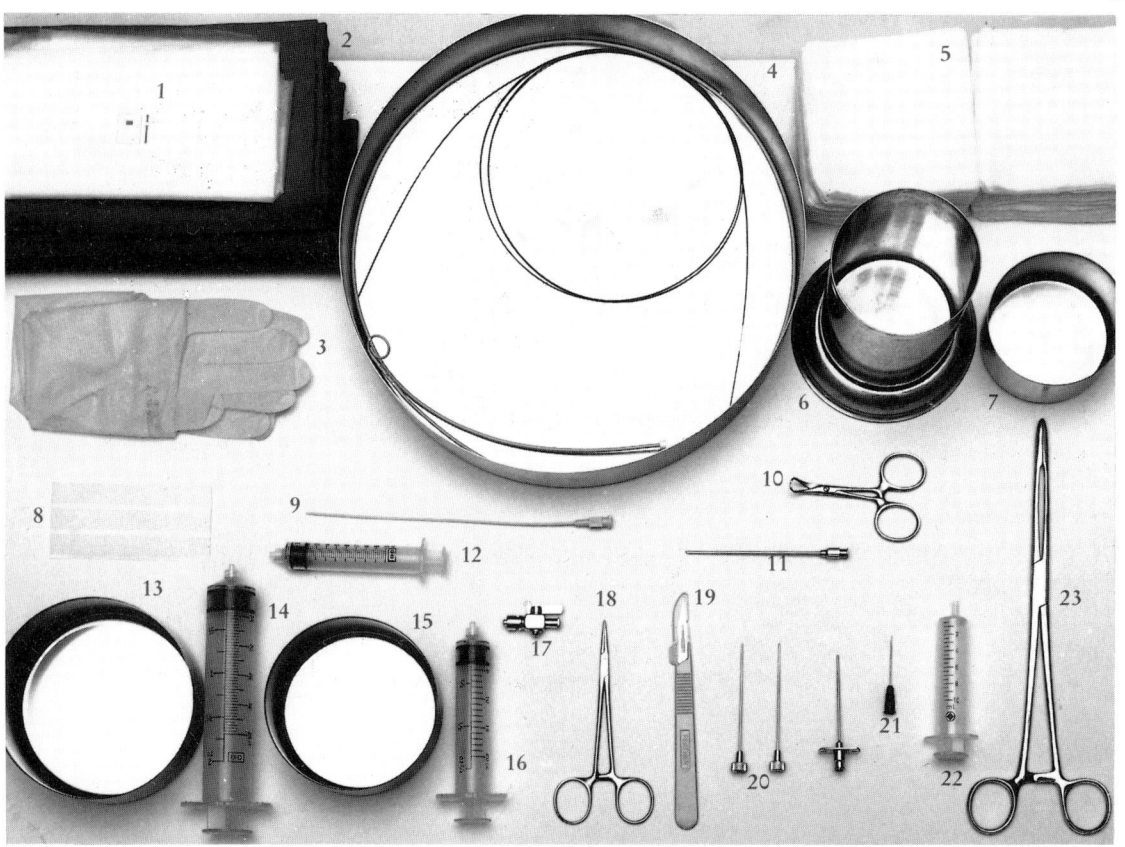

Angiografiekatheter
(von links nach rechts)
femoral-aortic flush (Pigtail)
femoral-cerebral (Sidewinder I)
femoral-aortic flush (straight)
axillary aortography (Sörensen)
femoral-visceral A-1 (Cobra) II

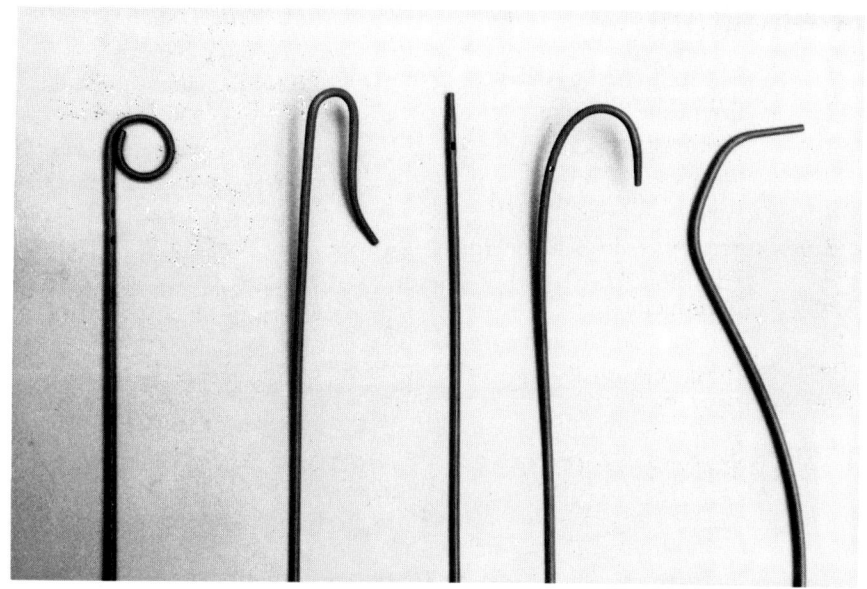

Katheteransätze

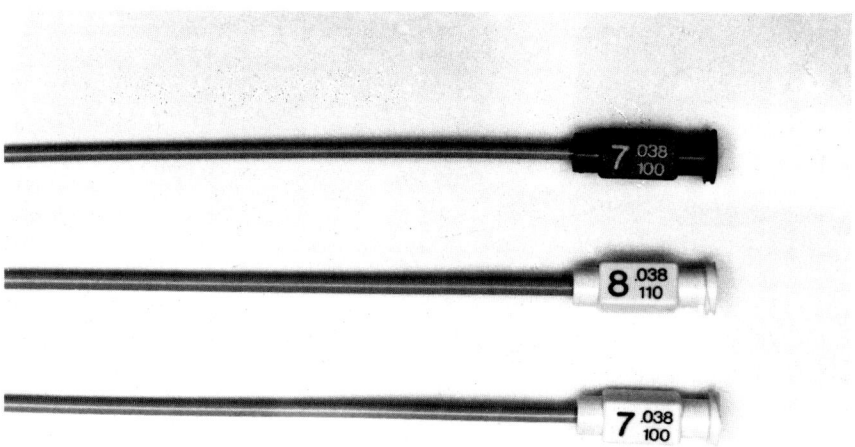

Lymphografie

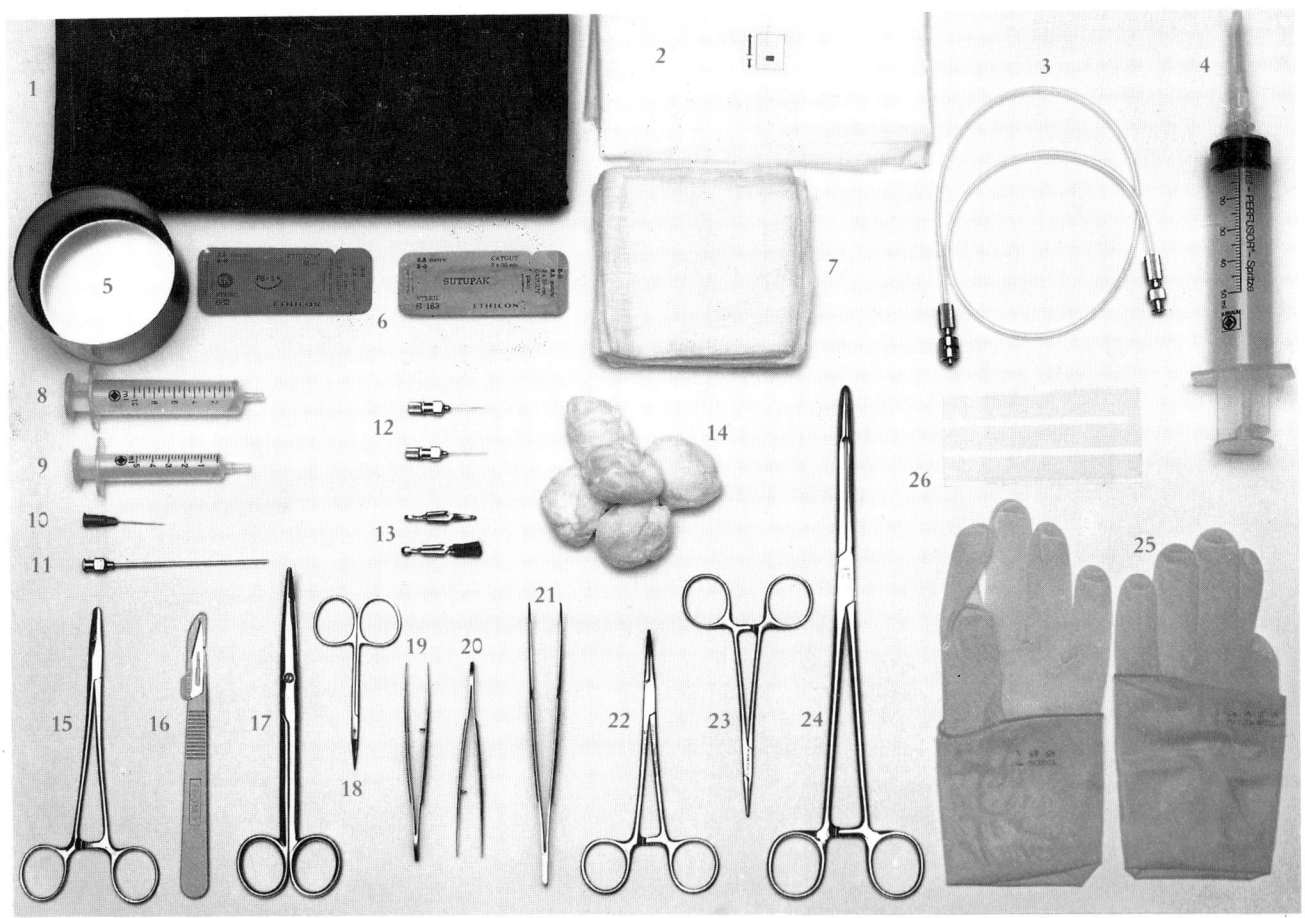

(noch: Lymphografie-Set)

19	anatomische Pinzette fein
20	chirurgische Pinzette fein
21	gebogene chirurgische Pinzette fein
22	feine Klemme nach Overholt
23	feine Mosquito-Klemme
24	Kornzange, Stieltupfer
25	Handschuhe
26	Steri-Strip

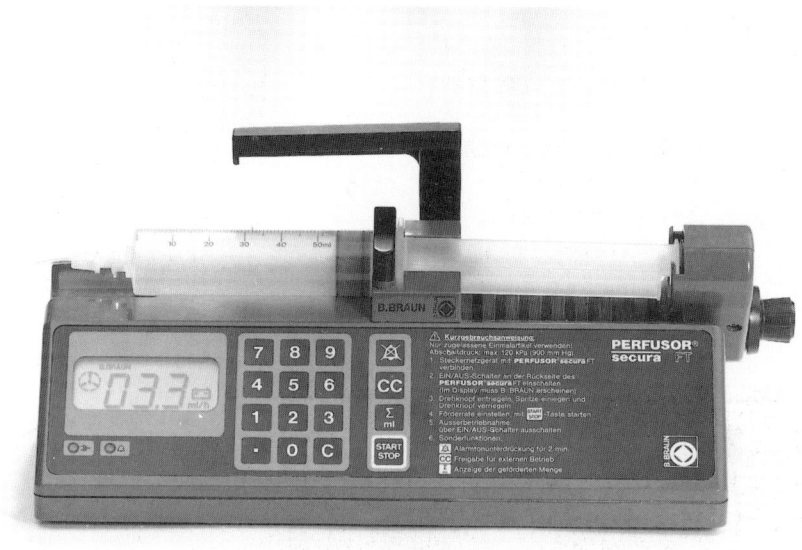

Perfusor zur Lymphografie

Notizen